悪魔のささやき医学辞典

the Devil's Medical Dictionary
Newly Revised Edition

新訂増補版

[編] 稲田英一
　　 LiSA編集部

メディカル・サイエンス・インターナショナル

The Devil's Medical Dictionary — Newly Revised Edition
First Edition
edited by Eichi Inada and LiSA editorial staff

© 2019 by Medical Sciences International, Ltd., Tokyo
All rights reserved.
ISBN 978-4-8157-0163-5

Printed and Bound in Japan

THE DEVIL'S MEDICAL DICTIONARY

NEWLY REVISED EDITION

悪魔のささやき医学辞典
新訂増補版

編　集
稲田英一
LiSA 編集部

執筆/編集協力
稲田　英一
上村　　明
大井由美子
落合　亮一
木山　秀哉
倉橋　和之
後藤　慎一
高橋　健二
田中　直康
津崎　晃一
内藤　嘉之
平田　道彦
平野真由美
福家　伸夫
藤本　一弘
水谷　　光
ほか
（五十音順）

【新訂増補版の凡例】

・本書は，『悪魔のささやき医学辞典』（1996 年刊）ならびに『続・悪魔のささやき医学辞典』（1997 年刊）の内容をまとめ，さらに，2016 年 4 月から“麻酔を核とした総合誌”LiSA に新たに連載された「21 世紀のための悪魔のささやき医学辞典」*を加えて一書となし，新訂増補版として再編集したものである。

・改訂に当たって，正編・続編の原典資料にもできるだけあたり（正編・続編の凡例の印影を参照），資料の誤記・誤植をはじめ，校訂作業で生じた判読ミスも逐一再検討し，明らかな誤りは訂正した。また，その作業中に新たに発見された異稿類や書写本から，これまで未発表であった項目もいくつか加えた。

・見出し項目および解説文の用字・用語に関しては，原則として，元となった 3 つの版の版行当時の歴史的な表記法を踏襲している。例えば，現行の『麻酔科学用語集』第 5 版（2018 年）では，spinal anesthesia は脊髄くも膜下麻酔（脊麻），endotracheal intubation は気管挿管とされているが，本書ではあえて脊椎麻酔，気管内挿管と，版行当時のままとした。また，各項目の解説中には，今日の人権意識に照らすと好ましくないと考えられる差別的・性的な語句・表現が含まれているが，それぞれが書かれた時代の社会的文脈・背景を損なうことなく読者に提供するという改訂方針の意図に沿って，そのままの形で掲載した。読者諸賢のご海容・ご理解を願うところである。

・項目の収載順は五十音配列とし，それぞれに対応する欧文（主として英語・医学ラテン語）を付した（それ以外の諸国語に関しては，（ドイツ）（フランス）（ペルシャ）などと註記した）。また巻末には，欧文索引を付し，検索の便を図った。

・文中に使用した符号について，

　　†：「21 世紀のための悪魔のささやき医学辞典」および，今回の校訂作業で新たに加えた項目・語釈であることを示す。

　　☞：同義語・対義語を含め，ほかに参照すべき別項目があることを示す。

　　＊：解説中の語句に関する註記・補足を脚注形式で示す。

・「あ行」「か行」など各行ごとの末尾ページには，日常診療の糧
　ともなるべき格言を配した。

※ "LiSA" 2016 年 4 月号に掲載されたお知らせ。
「この 20 年の社会ならびに医学における進展の速さには著しいもの
があります。しかし，急速に発展したことで，新たに誕生した言葉や
概念が，使う側の独自の意味・用法で用いられ，意見交換するうえで
混乱を引き起こしている事実があります。そうしたことを鑑み，かつ
て『悪魔のささやき医学辞典』およびその続編を刊行した LiSA では，
新たな辞典編纂の必要性を感じ，創刊から 4 半世紀を迎える 2018 年
を目標に，『21 世紀のための悪魔のささやき医学辞典』を刊行するこ
とにいたしました。つきましては，この辞典編纂事業への皆様方のご
理解ならびにご協力をここに願う次第でございます。

　また，地球外生命が飛来したことを示す古代の遺跡から発見された
碑文（マヤ文字，ルーン文字，線文字 A など）から，現代よりはるか
に進んだ医学知識に関する文書が発見され，その翻訳も徐々に進んで
おりますので，適宜この欄で紹介していきたいと考えております。」

新訂増補版の序に代えて

本書の元となった『悪魔のささやき医学辞典』初版を刊行して，はや四半世紀が経過しようとしている。頃は世紀末，悪魔が跳梁跋扈するにふさわしい時代の世相を反映したか，編集部に寄せられた膨大な数の投稿は，その切れのよい反社会的内容とも相まって，当時，悪魔に魂を売り渡した医師たちがいかに多かったかを物語るものであった。正編，続編ともに，版行するや否や，書肆の予想を超えて江湖に広く受け入れられた（つまりよく売れた）のは，その証左であろう。

我利に駆られた亡者どもに似つかわしくなく，不用意に実名で行われた投稿には，編集部の手によって，決して個人が特定されぬよう，巧妙に仮名を付したことは言うまでもない。万が一にも，勘の良い読者が，近年の麻酔科学の発展に功あった，あの人やこの人がもしや実作者ではなかろうか，などと想像を逞しくして詮索することがあってはならないからだ。

やがて，時は巡って千年紀（ミレニアム）も改まり，世紀初頭に当たる昨今は，どうにも悪魔には分が悪いようだ。仄聞するところによると，最近の若い者は本書の存在すら知らないらしく，それを嘆く古参の悪魔（Old Nick）たちのささやき声があちこちで聞かれるという。

どうやら「患者安全の最後の砦」とか称して，与えられた自らの役割を露も疑わず，裏方家業に専心し，日夜心を砕いて精勤する，そんな素直な医師が増えているのではあるまいか。しかし，そのような生活が果たして俗人に継続可能かどうか（サウイフモノニ　ナッテイイノダラウカ？）。ここはぜひとも悪魔の知恵を借りねばならない。不幸にして，たまたま時機を逸して魂を売り損なった医師，本書に巡り合い損ねた若者たちには，そんな生真面目な自分を三歩下がって笑い飛ばす，悪魔の妙技（心の余裕）を，新訂増補とあいなった本書によって学んでほしい。

待ちかねたよ，後輩諸君。悪魔の世界にようこそ。

LiSA 編集部

【凡例】

• 本書は，A. ビアス二世の『悪魔の医学辞典』*の部分訳（日米のユーモアのセンスの違い，医療事情の違いから，わが国にも受け入れやすいものを選択。また，言葉遊び的なものは，原文を離れ，ニュアンスが伝わるように意訳した）に，麻酔・集中治療医学雑誌 "LiSA" の投稿コラム「LiSA 医学辞典」に寄せられた作品を加えたものである。

 *A. ビアス二世の『悪魔の医学辞典』は，ハールツ市（旧東ドイツ）のブロッケン社から出版された Z. ヘール編『メフィストの医学用語辞典』の翻訳ということになっているが，どうもあやしい。第一，A. ビアス二世という名前からして，一筋縄ではいかない感がする。そのうえ，ハールツ，ブロッケン（魔女が集まる山），ヘール（地獄），メフィストとならぶと，もう『ファウスト』の世界である。ドイツ語からの翻訳というのは，シニカルな内容を受け入れさせるカムフラージュであろう。

• 同一語句に複数の定義がある場合は，各定義を，行をあけ併記した。

• 語順は五十音順とし，該当する英文をつけた。また，読み物としてだけでなく，実際の"辞典"としても活用できるよう，巻末には英文索引を付した。

iv

▲『悪魔のささやき医学辞典（1996 年刊）』凡例の印影

まえがき

今日における医療技術の進歩は著しい。しかし，医療技術の進歩は決して医療の進歩とは同義ではない。むしろ倫理的な問題は深刻化し，人心の混迷はその度合いを強め，私達の希求する文化の向上と人間性の回復は，挫折を余儀なくされている。現代日本の医療の荒廃を深憂し，深い人間性にもとづく医療の創出を願う編者らにとって，サラエボで行われた学会参加時に見出した，A. ビアス二世によって編まれた『悪魔の医学辞典』は，まさに神の福音であった。

本辞典は，『悪魔の医学辞典』の部分訳と，LiSA (Life Support and Anesthesia) 誌に掲載された「LiSA 医学辞典」を合わせて，編纂されたものである。価値観が多元化し，医療も多様化，複雑化している現代においては，病めるものと健康なもの，死者と生者の区別さえ不明確となりつつある。現状に即した明確な言葉の定義なしには，言語によるコミュニケーションは不可能である。

編者らは，本辞典が障害されつつある言語によるコミュニケーションの回復の一助となればと願っている。

1996 年 3 月

編者一同

▲『悪魔のささやき医学辞典（1996 年刊）』まえがきの印影

【凡例】

- 本書は、『悪魔のささやき医学辞典』の続編である。

　前著の成り立ち、また、実在が疑問視されるその著者A．ビアス二世については、前著を参照されたい。

　ここにその続編を上梓するに当たって、テクストについて紹介しておく。本書の底本テクストは英文およびオランダ語で書かれた断簡資料である。この断簡資料とは、さる古書肆から当編集部に持ち込まれた、江戸戯作本『地獄極楽蛮医道行』の表題をもつ書写本の紙背文書である。和綴じの当本を改装する際にこのテクストが発見されたもので、本文紙の裏に薄墨を用いて細字で書き込まれている。幕末の蘭学者高野長英が蛮社の獄で囚われた際の手すさびに書いたと伝える、この戯作本自体の価値については専門家の調査結果を待つほかない。問題となる紙背文書について言えば、シーボルトによってもたらされたオランダ本をはじめとする西洋医書のテクストの写し、あるいは抜き書きと思われるものが大半を占め、そこに伝歴どおり高野長英自身の手になるとも考えられる当時の世相を諷刺したメモ書きが随所にみられる。

　欠失した個所が多いこともあり、例によって、麻酔を核とした医学雑誌"LiSA"の投稿コラム「LiSA医学辞典」に寄せられた項目を加えて一書となした。

- 各項目は、見出し語の五十音順とし、対応する英文を付した。巻末には、欧文索引を付し、英語からの検索の便を図った。
- 同一項目に対して、出典あるいは執筆者を異にする複数の定義がある場合は、行をあけて併記した。
- 各頁の下段には、日常診療の糧ともなるべき格言を配した。

▲『続・悪魔のささやき医学辞典（1997 年刊）』凡例の印影

まえがき

前著『悪魔のささやき医学辞典』は，好評のうちに人間社会に受け入れられた。これは，人間が悪魔に憧れている証拠かもしれない。人間と悪魔とのつながりは深い。ファウストは悪魔のよき契約者であった。自分の息子に「悪魔」という名前をつけようとした親のニュースも，悪魔の世界にまで伝わってきた。さらにハロウィーンも，人間社会のお祭りになった感がある。

　人間社会の日々のニュースを見ていると，悪魔的事件の何と多いことか。魔女狩りと称して，どれほど多くの無実の人間が殺されたかを考えてみるとよい。魔女狩りは「いじめ」と姿を変え，今もなお行われている。人間社会の無秩序さ，節操のなさ，残酷さは，悪魔の世界にはないものである。悪魔には悪魔の規律がある。悪魔には悪魔の哲学や美学がある。悪魔は人間的になることを恐れ，人間社会との境界を犯そうとはしていない。しかし，人間は悪魔的になることを望み，その境界を平気で犯しているように見える。

　人間は，美しい自然環境を破壊し，あらゆる生物を破滅へと追いやってきたように，私たち悪魔の世界にまで侵入してきた。人間は"悪魔的"になることはできても，"悪魔"にはなれないことを，どうか理解していただきたい。

　本辞典は，前著に引き続き，悪魔の美学，哲学，エスプリを理解していただくために編集された。全国の悪魔ファンに贈るべく，質量ともにグレードアップされた本書が，前著に劣らぬ一大傑作であることを信じている。

　1997 年 11 月

編　者

▲『続・悪魔のささやき医学辞典（1997 年刊）』まえがきの印影

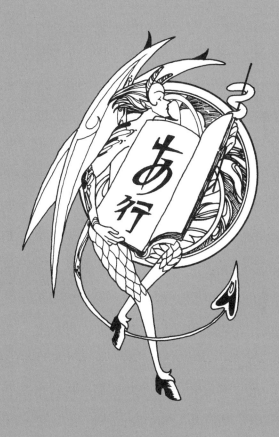

あ

あい【愛】love

❶「仁」とともに医学に不可欠とされていたもの。しかし，それは技術的にも未成熟な時代でのお話。さまざまな検査機器，モニター類に囲まれた現代医学では，そこから出てくる膨大な数値の山を処理して正しい治療を導き出すために，愛や仁よりも算術が不可欠となった*。　　　　　　（赤ヒゲ先生）

❷時には命よりも大切なもの。生体肝移植や生体腎移植を行う原動力でもある。ただし，心臓移植をするほどには至っていない。　　　　　　　　　　　　　　　　　（バテレンの子孫）

*AI 診断が日常化した現在，大量な情報に算術では対応しきれず，情報検索 information retrieval（IR）が重要になった。今，再び医療の現場にはアイ（が）アール。

アイシーユー【ICU】ICU　☞集中治療室

❶国際基督教大学 International Christian University の略称。キリスト教国でない日本でも，大病院の多くにその分校が設置されており，あまり宗教的ではない人々によって生死にまつわる儀式が執り行われている。世間では知られていないが，救急蘇生の ABC は，I＝ICU，J＝Jesus Christ によって締めくくるのが正しい。　　　　　　　　　　　　　　　（F 伸夫）

❷ invasive care unit の略。呼吸不全には人工呼吸器，循環不全には IABP や PCPS，腎不全には血液浄化装置と，大道具を用いた侵襲的治療がなされる所。大げさに騒いでいるが，基本的な肺理学療法や適切な循環血液量の維持ができていないことが多い。栄養管理はとるに足らないこととされ，患者は病院にいながら飢えと寒さに苦しんでいることもある。若い医師が，挿管し血管ラインをとって，患者と機械をつなぐことに情熱を燃やしているのに対して，熟年医師はそれに飽

きており，看護師は諦めている。なお，同じ略称で inten-
sive care unit があるが，こちらの意味で用いられることは
まれである。 (J)

アイシーユーしょうこうぐん【ICU 症候群】ICU syndrome

本来は患者に対して用いられる病名だが，麻酔科医も罹患す
ることがある。初期症状としては，忙しいなどと言いながら
サクションチューブでジュースを飲み始めたり，症状が進行
すると，16 ゲージの留置針を使ってダーツを始めたりする。
「穴があったら挿管したい！」*と言い出すに至ると，もはや
末期症状である。 (Blade Runner)

＊「穴があったら入りたい」は，末期症状がさらに進んだ徴候で，
　最近報告された。さらに進んで，「穴であればなんでもよい」
　という状態が起こるのではないか，と心配されている。

あいじん【愛人】lover

愛の対象とされた人。愛情が注がれる対象によって，愛の性
格が大きく異なることを示す好例。「愛猫」「愛犬」「愛車」
といえば，どこかほほえましいニュアンスがあるが，「愛人」
は，独特の陰のあるニュアンスで用いられることが多い。愛
犬や愛車を人に見られても「発覚」とはいわず，週刊誌を賑
わすこともないことから理解できる。また，複数の動植物や
物を愛しても一向にかまわないところが愛人と大きく異なる。
(週刊 Saturday)

あき【秋】☞四季

あくえきしつ【悪液質】cachexia

❶古めかしい表現であるにもかかわらず，状態の悪さを空恐
ろしいほどうまく言い表した言葉。 (腐った水)
❷身体の中に，たちの悪い液体が溜まってしまった状態。現

代医学において，このような古語が生き残っていることに驚嘆の念をおぼえる。 (歴史家)

あくせいこうねつしょう【悪性高熱症】malignant hyperthermia
「悪性があるなら，良性高熱症もあるのだろうか？」と思わせる，現象面にのみとらわれた因習的皮相的診断名の一つ。
(スキサメトニウム愛用者)

あくび【欠伸】yawn ☞空気
❶最も強力な伝染病の一つ。一人があくびをすると，周囲の人にただちに伝染するが，その媒体はいまだ明らかではない。空気伝染の可能性も否定できないが，視覚的伝染の可能性が強いとされる。「自分にはもっと別にしたいことがある」「いいかげんにその話は勘弁してくれ」「眠たい」などといった意思表示であることもある。脊椎麻酔や硬膜外麻酔中のあくびは，低血圧のサインであることがあるので，十分な注意が必要である。完璧に行われたあくびは，肺胞を十分に膨らませ，精神的にもきわめて満足度の高いものである。あくびを途中で邪魔された場合には，強い欲求不満をおぼえ，無気肺の原因になるほどである。なお，気持ちよく行われたあくびの合併症として，顎関節脱臼がある。 (Air Hunger)
❷あかの他人に，のどちんこまで見せる行為。 (露出狂)
†❸大きく口を開き空気を深く吸い込み吐き出すのは「あくび」，胃内に溜まったガスを吐き出すのは「おくび」であり，これは広母音「あ」と半狭母音「お」を用い，生理に即して区別した表現法。 (ご器用なお連れさん)

あくま【悪魔】devil ☞看護師
❶この辞書の真の編纂者。❷メフィストフェレスなど，どこかきわめて人間的で憎めない存在。また，女性なら魔女であり，『奥様は魔女』といったテレビ番組にもなるほど愛され

る存在でもある。10月31日はハロウィーンと呼ばれ，人間の祭りともなっている。❸「悪魔のような」といった用例では，そのユーモラスな面は失われ，暗い残虐なイメージとなる。❹「小悪魔」は，男性をだめにするコケティッシュな女性を想像させる。人間の中の悪魔的部分は，決して可愛くはないということであろうか。　　　　　　　　　　　（天使）

あくむ【悪夢】nightmare
❶現実のこと。　　　　　　　　　　　　　　　　（夢精）
❷現実に比べれば，精神的あるいは肉体的ダメージが少ない幻想体験のこと。悪夢からは覚めることができるが，現実から覚めることはできない。　　　　　　　　　（ケタミン）

あさ【朝】morning
一般には，1日の始まり。しかし，当直医にとっては，1日のおしまい。緊急手術の出血もおさまり，吸血鬼が姿を隠すとき。　　　　　　　　　　　　　　　　　（寝坊介）

あさんかちっそ【亜酸化窒素】　☞笑気

あせ【汗】sweat
皮膚から滲み出る，塩分を含む液体。スポーツドリンクとして，商品化もされている。　　　　　　　　　（小塚製薬）

あつとらんすでゅーさ【圧トランスデューサ】pressure transducer
その高さを調節することによって，血圧を自分の好きなように変動させることができるME機器。　　　（臨床工学偽士）

アトラス【図譜】atlas
人間の身体は絵のようにできていると錯覚させるもの。
　　　　　　　　　　　　　　　　　　　　（杉田玄白）

アトラス【環椎】atlas
頭を支える骨。頭でっかちほど，よく発達している。

(地球は重い)

アトロピン【典型的迷走神経遮断薬】atropine
心拍数増加と口渇を起こすために投与する薬物。硫酸アトロピン（atropine sulfate）として市販されているため "硫アト" と呼ばれることが多い。化学構造まで示唆するような薬物としては，ほかに塩酸パパベリン（塩パパ）がある。プロタミンには，硫酸プロタミンと，塩酸プロタミンがあるが，硫プロ，塩プロと呼ばれることはない。 (ナベ・プロ)

アポトーシス【予定脱落】apoptosis
プログラムされ，予定された死。予定どおり死んでくれないと困る場合もある。マクロ的に見た場合，自殺や戦争による死は，人類のアポトーシスかもしれない。 (阿呆と死す)

アポる【阿呆る】apo-ru ☞アポトーシス
❶脳に酸素や栄養を供給する主幹道路が，爆発や障害物により遮断されることで，酸素，栄養補給が途絶え，遠方の脳の機能が永久的あるいは半永久的に障害されること。apo- は，apoplexy の略。
❷最近では，細胞間同士でも，「おとなりさんがアポッた」などという会話が交わされているらしい。この場合の apo- は，apoptosis の略。
　こうした略語はよく用いられるが，言葉によっては不適切なものとなるので注意を要する。たとえば，anaphylaxis を起こしても，「アナる」などと略してはならない。 (CVA)

アラーム【驚愕装置】alarm
患者の覚醒時，抜管時などに，目覚まし時計のように一斉に鳴りだし，麻酔科医をパニックに陥らせる警報。各モニター

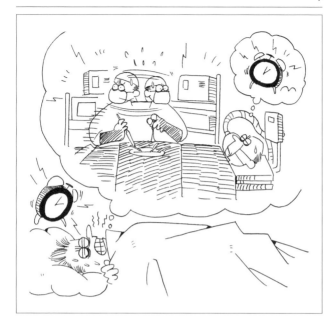

のアラーム音を識別できないと，すべてのモニターのアラーム停止ボタンを押すことになる。なお，すべてのモニターが鳴りだしたときは，心停止を疑ったほうがよい。（セイコー）

アルコール【気分昂揚飲料，酒精】alcohol ☞消毒
皮膚および消化管といった，身体の外面の消毒に用いられるもの。消化管は，頭側は口に開口し，尾側は肛門に開口する，外界と連続した管であり，皮膚と異なるのは，表層が粘膜であるという点である。消化管の消毒に用いられるアルコールには，飲み込みやすいように味付けしてある。何十年も置いてから用いるものもある。　　　　　　　　　　（ソムリエ）

あ

あるこーるいぞんしょう【アルコール依存症】alcohol dependence ☞禁酒

極度の潔癖症*。　　　　　　　　　　　　（聖なる酔っぱらい）

*彼らのなかには，血液検査の折，消毒用アルコールに対する過
　敏症やアレルギーの有無を看護師に尋ねられると，「毎日かな
　りの量で消毒していますが，翌日記憶がないくらいで，なんの
　問題もありません」と答える者がいるという話である。

アルバイト【副業的勤労】Arbeit（ドイツ）

本来は働くことを意味するドイツ語 die Arbeit であるが，実
際にも働くことである。たとえ本職はさぼっても，アルバイ
トに精をだす医師が多いという説もある。それもそのはず，
時給で考えればアルバイトのほうが本職で稼ぐよりずっとい
いからである。夏休み期間中も，アルバイトにだけは行くと
いう医師がいるという。　　　　　　　　　　　（sehr gut）

アレルギー【拒絶反応】allergy

身体的，あるいは精神的に受け入れがたいこと。ある薬物の
投与を受けたくない場合には，「アレルギーです」と言えば
よい。　　　　　　　　　　　　　　　　　　　（毛嫌い）

あんぜんきじゅん【安全基準】safety standard

それが必要とされることで，その行為が安全ではないことを
示す証拠。安全基準は，それを守らない者がいることを前提
としてつくられている。一方，たとえ安全基準を遵守しても，
100% 安全が保たれることを保証しない。何の基準がなくと
も，よりよい医療ができる環境をつくることが最も望ましい
ことを暗に示した言葉。　　　　　　　　　　　（無為の為）

あんらくし【安楽死】euthanasia ☞尊厳死，突然死

❶日本語のあいまいな表現が生んだ，重大な問題を内包する

言葉。大切なことは安楽にすることであり，死に至らしめることではないが，死なせることと安楽にすることが同一視されているふしがある。安楽死を「（私は）（彼を）安楽に死に至らしめた」と読む場合と「（彼は）安楽に死んだ」と読む場合では主語が異なり，そのもつ意味もまったく異なる。

　一般的に病死，事故死など，運命的な，ある程度不可避的なものと考えられる場合は“死”という言葉が用いられ，自分や他人の意志が加わっている場合には，自殺，他殺というように“殺”という言葉が用いられる。したがって，医師であれ，家族や本人の希望であれ，意図的に死に至らしめた場合には，「安楽死」ではなく，「安楽殺」という言葉を用いるのが妥当であろう。　　　　　　　　　　　　（刑事コロンボ）
❷患者の家族に安楽をもたらすための理由づけの一つ。

（F 伸夫）

い

い【胃】stomach　☞フルストマック

❶食道と十二指腸の間に存在する中空の臓器。マーゲン，ミノと呼ばれることもある。強い酸やアルコールに耐えうる強い壁をもつ。ときに壁が破れて，腹腔内全体で食べ物を消化する羽目になる。　　　　　　　　　（ホルモン焼き屋主人）
❷満腹とフルストマック full stomach の差がわかる医者を麻酔科医という。　　　　　　　　　　　　　（Mendelson）
❸液体から固形物，さらには薬から毒物まで，食道を通じて何でも送り込まれてくる臓器。ふだんは文句も言わず，せっせと消化して十二指腸に送り込んでいるが，宴会の後や，やけ酒を飲んだ場合は，ときに反乱を起こし，食べ物とアルコールの混合物を食道から外に撒き散らすといったこともやってのける。pH1〜2 の強酸にも耐える臓器。

（ごちそうさま）
❹食道と十二指腸の間に存在する中空の袋状をした臓器。内

腔に貯留する強い酸性の液体は，食物の消化，殺菌などに役立っているが，ときに自分自身も消化してしまうのでやっかいな代物である。英語では，はらはらしたり，苛々したりすることを，'have butterflies in the stomach' という。さらに，名詞は stomach なのに，形容詞になると gastric という似ても似つかない単語になってしまうので混乱を招いている。

（消化過剰）

イーアール【ER】ER（emergency room）

高度な医療設備とスタッフがそろっており，一見何でもできそうに思われる救急室のこと。ただし，実際に運ばれてくる患者の大半は死んでしまうことから，"end room" と呼ばれることもある。米国に限らず，わが国の救命センターにも絶命センターに近い施設が存在する。外傷患者が運び込まれると，「血算，生化，尿，胸部レ線，頸椎4方向！」などと叫びまわるのが流行しているようだが，そういう医師にはこう言ってあげてほしい。「グリーン先生に憧れるのはわかるけど，君はまだカーター君程度の実力しかないんだよ」と。

（Blade Runner）

†いいすぽーつ【e スポーツ】esports

体にいいスポーツのことではなく，electronic sports の略。自身の身体運動を伴わないようにみえる，このどこがスポーツなのかは不明。ゲーム中毒は，以前から中毒 110 番で取り扱われていたが，WHO がゲーム障害を疾病と認めたことにより，今後はスポーツ医学の対象となるのだろうか。（VR）

いえき【胃液】gastric juice

塩酸と蛋白分解酵素の混合物。食物を消化しているうちは問題ないが，自分自身を消化し始めると病院のお世話になる必要がでてくる。

（ストレス過剰）

【医学活用辞典】

ないかる（内科る）：体言，形容詞の連用形。漢語，外来語などと複合して動詞を作る「する」が「内科」を動詞化し，さらに音便で「す」が脱落したもの。「決断しない」「理屈ばかりで行動が伴わない」の意味。

げかる（外科る）：語源的には「ないかる」に同じ。「考えない」「反省しない」と同義。

ひふかる（皮膚科る）：語源的には「ないかる」に同じ。「ぬりつける」の意。

ますいる（麻酔る）：語源的には「ないかる」に同じ。しかし，この語には「か（科）」が付かないことに注意。「人を煙に巻く」の意。自動詞として「酔っぱらう」の意で用いられることもある（本来は誤用）。英語「smile」の逆読みによる隠語化で，「人を幸せにする」の意味があると主張する向きもあるが，俗説にすぎない。

ラジオる：放射線 radiation との複合語。語源的には「ないかる」に同じ。「現実をみない」「日和見をする」の意。

かける：他動詞カ行下一段活用。多義の動詞であるが，「他に向けてある動作・作用を及ぼす」という意味で，医学領域で使用する場合は，麻酔科関連領域に限定される。すなわち，「麻酔をかける」「鎮静をかける」「筋弛緩をかける」「レスピレータをかける」など（「インスリンをかける」や「手術をかける」といった用法がないことに注意）。「レントゲンをかける」は「まきそそぐ」「あびせる」の意味で別。唯一の例外は「透析をかける」である。おそらく，不利益，損害を被らせるの意味での「かける」（「迷惑をかける」「苦労をかける」など）との意味の重複があるためと思われる。

(F 伸夫)

いがく【医学】medicine
サイエンスになろうと，もがいている学問領域の一つ。しかし，それが正しい方向であるか否かには議論がある。医学の将来に見切りをつけ，安部公房や渡辺淳一のように文学の道を目指す者もある。ときには，個人的あるいは組織的殺人を目的とした非人道的領域に踏み込む輩もいる。

（マックス・ウェーバー）

いがくきょういく【医学教育】medical education
金と時間がかかる大学教育の一つ。教材として，主として生きている人間，または生きていた人間，ホルマリン漬けになった動物，麻酔をかけられた動物などが用いられる。

（内村肝臓）

いがくざっし【医学雑誌】medical journal
明らかに生命をもつ物体である。行動形態からみて草食動物と思われる。すなわち，こちらが求めていないときにはそのあたりをうろうろしているが，こちらが欲するときには，どこともなく消え失せている。あきらめて別の獲物を求めたあとになると，またどこからともなく現れる。　　　（F 伸夫）

いがくしょしゅっぱんしゃ【医学書出版社】medical book publisher　☞出版社
ヒトのふんどしで相撲を取るのが上手な会社。「世のため，ヒトのため，学問進歩のため」とヒトをおだてるが，締切り日を過ぎると，血も涙もない真の姿を現す。いい本であるかどうかの判断を何部売れたかという数値で測る点は，患者そのものよりもモニターからの数値を好む医師に近いところがある。最近の医師は本を買わなくなったと嘆くが，そういう出版社の人間がキオスク以外で本を買っている姿を見たことがない。

（幕下付けだし）

いがくはくし【医学博士】Medical Doctor（M. D.）
それを取得することで得られる収入より，得るためにかかる
費用のほうが多い，名誉ある資格。医学博士であることを強
調する人ほど，医学とは無関係な仕事をしていることが多い。
（Ph.D.）

いがくぶがくせい【医学部学生】medical student　☞学生
６年間も親の腟を噛ることが許される特権的大学生。人に
よっては，12年間も自由を享受することがある。ものを学
ぶということは金がかかるものであると，親に自覚させるが，
本人が自覚していることは少ない。記憶力を最大限に活用す
るために，想像力や創造力の欠如をしばしば起こす。医学知
識はあっても，医学や医療を理解していることはまれ。自分
で医学書を買わず，コピーですまし，教授連への経済的援助
に消極的な者も多い。大学受験生や，花嫁探しの女性にとっ
ては，ときに憧れの対象となる。　　　　（天下の遊び人）

いがくぶちょう【医学部長】Dean of Medicine
教授選の票読みと，票の取りまとめにたけた人。(清き一票を)

いかり【怒り】anger
自分の希望や意志とはそぐわない事態に遭遇したときに発生
する，強い，ときに破壊的な感情。周囲の目を気にせず，そ
の感情を発露させた場合には，「怒りの爆発」と呼ばれる。
一方，深く潜行する怒りの感情もあり，長時間持続するうち
に，怨み，怨念へと変貌することがある。　（スタインベック）

いかん【胃管】gastric tube　☞マーゲンチューブ
マーゲンゾンデとも呼ばれる（マーゲンゾンデは手術室にお
いて生き延びているドイツ語の珍しい例）。経口的あるいは
経鼻的に挿入される。ときには気管内に迷走し，吸引した途
端に人工呼吸器の低圧アラームが鳴ることがある。胃管が挿

入されていると，マスク換気が難しくなったり，吸引したも
のをこぼしたり，オペ着につけたりと，麻酔科医にとっては
やっかいなもの。柔らかい胃管の場合には，挿入に手間取り，
手は唾液や血液にまみれることになる。緊急で挿入する場合
には，その人の食生活や，食物の咀嚼具合を覗き見ることに
なる。 （遺憾に感じる男）

いきょくちょう【医局長】chief assistant
教授よりも権限をもつ助手，あるいは講師。医局という蛸壺
的組織の支配者。 （牢名主）

イギリス【英吉利】United Kingdom of Great Britain and Northern Ireland
❶日本語に訳すと北朝鮮よりも長い正式名称をもつ国。王室
のスキャンダルを通じて，王族であっても普通の人と変わら
ないことを世界中にアピールし，人に貴賤がないことを証明
した。 （パンチ）
❷かつては日が沈むことはなかったが，いまでは日も昇らな
くなり，何百万頭もの牛を虐殺しようと企んでいる女王陛下
の治める国。 （007）

いくじ【育児】child care, nursing
子供を産んだことを後悔しながら過ごす人生の一時期。
（意気地なし）

いけいきょうしんしょう【異型狭心症】atypical angina
運動時ではなく安静時に起こったり，心電図で ST 部分が上
昇したり，β遮断薬が禁忌だったりする，へそ曲がりの狭心
症。どうも，日本人に多いらしい。 （Prinzmetal）

いし【医師】doctor, physician　☞医者，患者

6年間の専門教育を受け，かつ，国家の認めるところとなった現代のシャーマン。ただし，何と落ちこぼれが多いことか。病んだヒトの身体に触れようとも，診ようともしない。

（祈禱師）

†いしうら【石占，医師占】stonology, differential diagnosis

❶持ち上げた石の軽重や，放り投げてどうなるかで吉凶を予測した古代の占い。❷鑑別診断の古称で，「当たるも八卦当たらぬも八卦」と同義。　　　　　　　　（新宿の父）

いしき【意識】consciousness

❶知らなくていいことまで知ってしまう状態。❷自分と他人の区別をつけるもの。　　　　　　　　　　（エゴイスト）

いしきそうしつ【意識喪失】loss of consciousness（LOC）

ときには，そういう気分のときもあるさ。　（眠れる森の美男）

いしこっかしけん【医師国家試験】National Medical Licensure Examination　☞研修医

❶医学部に6年以上在籍しないと受けられない試験。これに合格すると，医師免許証という1枚の紙切れがもらえ，低賃金，長時間労働，睡眠不足，人格否定などといった好条件の，研修医という新しい職名をもらう権利が与えられる。それが嫌さに，いつまでも医学部学生でいたり，国家試験にわざと受からない受験生もいるという。　　　（国試浪人）

❷2日間にわたって行われる，全国の医学部をランク付けするための試験。司法試験よりは容易である。　　（テコム）

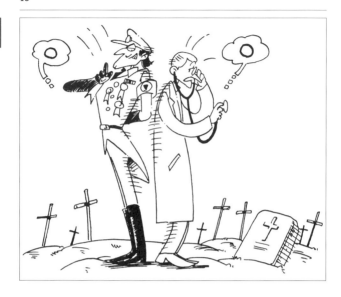

いしめんきょ【医師免許】medical license
どんなに患者が喜び,その人を名医だと呼んでも,これがないと偽医者として逮捕される。逆に,これがあれば患者を何人殺しても殺人罪になることはない。 (007)

いしゃ【医者】doctor, physician ☞医師,患者
❶病気に職業的興味のある人のこと。他人の病気については厳格であるが,自分の健康管理には無頓着であることが多い。良かれと思って治療するが,治療結果が良いとは限らない。
(紺屋の番頭)
❷脱税,宗教団体への決死的奉仕,医療事故,非加熱製剤の使用,治験の不正,ペースメーカをめぐる収賄などで摘発されることの多い専門家集団。苛酷な労働条件や,献身的な奉仕については無視されることが多い。 (青ヒゲ)

†いしゃのふようじょう【医者の不養生】'Physician, heal thyself！'

ルカ福音書（4-23）による言葉の，意図的な誤訳。ドイツ語訳 'Arzt, hilf dir selber！' が正しく内容を示す。残業上限年 2000 時間が救いとなるような環境では，自らを癒やすどころではなく，助けが必要。まず医療の環境を整えよという，厚生省がひた隠しにした警句。厚生労働省となることで表面化した*。 （労働者）

　*「病メル者ヲ見テコレヲ救ハムト欲スル情意，是卽醫術ノ由テ起ル所ナリ」（杉田成卿訳『医戒』）の言葉に踊らせて，劣悪な環境に耐え，長い期間働かせるために，医師になる資格を，男子であること，現役受験生であることを旨とした。しかし，生物学的に，劣悪な環境にも耐えうるのは女子であり，長命なのも女子，厚労省得意のアンケート集計ミスによるお粗末。とはいえ，警句の内容を的確に把握し，その真意が伝わらぬように誤訳する行為は，為政者ならではの狡猾さの現れであろう。

†いしょ【医書】medical book　☞医学書出版社

出版物の中でも異常に賞味期限の短い一群の書籍。足が早いものでは 1 年ともたない。したがって，版元は不良在庫を抱えぬよう発行部数を絞り，一方で利益を確保するために価格は高めに設定する。「たちまち重版，〇万部」の声は聞きたくても聞けない。読者も永遠の名作など待ち望んでいない。 （枕頭の書）

いしょうかかん【胃消化管】gastrointestinal tract（GI tract）

食物を糞便に変える，ぐにゃぐにゃと動く粘膜製の迷路。内容物を誤って気道内に入れたりすると，集中治療医のお世話になる。また，食物や糞便が迷ってその場にとどまってしまうと，消化器外科医のお世話になる。 （大迷路）

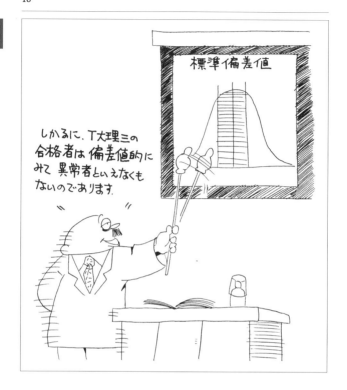

いじょうち【異常値】abnormal value ☞正常値
正常値から±2SD以上はずれた数値のこと。つまり，偏差値が70より大きいか，30より小さい場合。やっぱり俺は異常なのか!?
（大学浪人生）

**いしょくへんたいしゅくしゅびょう【移植片対宿主病】
graft-versus-host disease（GVHD）**
輸血をした際に起こることでマスコミを賑わした最近話題の病。宿主からすると，庇を貸して母屋をとられた状態であり，宿主を助けるために入った移植片が，逆に宿主を苦しめ，死に至らしめるといった点では，居直り強盗に近い。逆に，移

植片が宿主にいじめられる場合を，拒絶反応という。（BVD）

いせつじょじゅつ【胃切除術】gastrectomy
胃と十二指腸の連続性をいったん断ち，再び接続する外科手技。ときに，術後に連続性が失われる場合があり，「縫合不全」と呼ばれる。　　　　　　　　　　　　　　　　（お針子）

いぜんてきじゅつ【胃全摘術】total gastrectomy　☞フルストマック
❶人間，胃の一つくらいなくても大丈夫ということを証明する手術。❷胃全摘後の患者では，食道胃括約筋がないので手術中に誤嚥の危険がある。したがって，胃がなくても充満胃（フルストマック）扱いとなる。無為の為，ならぬ無胃の胃。老子の教えを体現したような手術である。　　　（無胃無策）

†**いたこらみん【イタコラミン】itacholamine**
神経ブロックをしたのに効いていない時に分泌される内因性ホルモン。血圧上昇や頻拍などの作用がある。　　（逢坂の光）

いたみ【痛み】pain　☞痛覚，ペインスコア
❶"コギト"以前に人間存在を無条件に証明するもの。「痛い個所」と「痛いと感じる個所」とが異なる二重構造をもつ。なお，「痛いと感じる個所」に「痒いと感じる個所」が隣接するため，痛みを痒みと感じることがときにある。生理学的不思議は，「痛いと感じる器官そのもの」が「痛い個所」にはならないこと。したがって，「我思う」器官と「我（存在）」とは別物になり，自己の存在は再び霧の中へと向かうことになる。　　　　　　　　　　　　　　　　　（デカルトの母）
❷当事者と非当事者とで評価がまったく異なる，侵襲的刺激に対する主観的反応。外科医が与え，麻酔科医が取り除くことが多い。ただし，下手な麻酔科医の場合には，硬膜外針を刺したり，点滴や動脈カテーテル挿入に失敗したり，果ては

脊椎麻酔が効いていなかったりと，本来期待されていない行為を行うことがある。こうした意味で，麻酔科医は外科系の医師といえるかもしれない。 （伊丹取造）

❸自己と他者を明らかに分ける事象。「君の痛みはよくわかる」と言ってはみるものの，他人の痛みは，どうしてもわからない。 （悩めるペインクリニシャン）

❹慢性痛の場合，ときにその痛みは人格の一部と化しており，これを治療することで当人の人格を否定することにもなるので，注意を要する。 （無痛の痛）

❺自分のものであれば，ほんの少しの間でも耐えられないもの。そうでなければ，当人が叫び声をあげたり，暴れたりしないかぎりいくらでも耐えられるもの。 （他人の顔）

†**いっさんかちっそ【一酸化窒素】**nitric oxide（NO） ☞笑気
大気汚染物質と思っていたら，実は体内で重要な役割を果たしていることがわかり見直された物質。亜酸化窒素（N_2O）と異なり麻酔作用はない。'Just say NO.' は，なんでも NO で説明がつくという意味。 （オーエヌ）

いっしょう【一生】life, lifetime
たった一度しかないもの。一度あれば，もう十分なもの。 （フォレスト・ガンプ）

いっそくはいかんき【一側肺換気】one-lung ventilation
☞開胸，ダブルルーメンチューブ
肺手術，胸部大動脈瘤手術，食道手術などで使用されるもの。これを用いると麻酔料が高くなる。ダブルルーメンチューブ，ユニベントなど特殊で高価なチューブが使用される。通常の手術で，シングルルーメンチューブを用い偶発的に一側肺換気となった場合には，外科医から冷たい視線を向けられることになる。信用回復には，少なくとも数か月はかかる。 （麻酔分離派）

いでんし【遺伝子】gene

「蛙の子は蛙」という現象を説明するもの。鳶が鷹を生んだ場合には，突然変異という言葉で説明される。

(おたまじゃくし)

いでんしっち【遺伝子っち】gene-chi

天界で人気の電子生物ゲーム。一種のコンピュータプログラム。神々が自分のプログラムした遺伝子っちを任意の星に移植し，どれだけ長く存続するかを競う。地球上で人気の「たまごっち」のように餌をやったりしなくてよいが，自己再生能，増幅能などのプログラムがうまく作動するかどうかがゲームのカギをにぎる。

[太陽系第三惑星の場合]

　遺伝子っちは，その集合体である「染色体っち」で増幅するようプログラムされている。これらの空間移動単位は「個体っち」と呼ばれる。

◇ゲームのコツとポイント

　それぞれの惑星の変化に対応できるようにプログラムすることが重要である。染色体っちによる増殖は，さまざまなバリエーションを生む可能性があるので，変化に対応するには好都合である。「恐竜っち」という個体っちが絶滅したが，偶然生まれた「哺乳類っち」により，いまだに遺伝子っちは存続している。逆に，あまりに増殖しすぎた場合，微調整が困難なため全滅する危険性もある。このあたりがプログラマーの腕の見せどころとなる。

◇個体っちの行動様式

　個体っちは，それを構成する染色体っちにより，「オスっち」と「メスっち」に区別される。一般にオスっちは，その遺伝子っちを不特定多数のメスっちに放出するようプログラムされているが，オスっち同士の競争，またはメスっちの受入制限により，放出は制御されている。また，オスっちに見向きもされないメスっちも存在し，この場合は，メスっちの

製造日や形態が大きく関与している。なお，これらの制御因子もプログラムされたものであるか否かは明らかではない。

◇他星の遺伝子っちの介入

　ゲームに勝つために，ときどき他の遺伝子っちを物理的に全滅させるようにプログラムされたものがある。太陽系第三惑星ではまだこのゲームが始まったばかりなので，個体っちの宇宙空間移動手段をもたない。ときどき他星の遺伝子っちらしいものが目撃されることがあるが，幸い，いまだ大きな攻撃は受けていない。　　　　　　　　　　　　　（おやじっち）

いないしきょう【胃内視鏡】gastroscopy

俗にいう胃カメラ。原理的には，十分な長さがあれば食道から直腸まで観察することが可能。しかし，直腸から口腔内まで引き出してくるときに患者が精神的苦痛をおぼえる可能性がある*ので，開発に乗り気な会社はない。　　　（のぞき屋）

*逆に，大腸の内視鏡検査に用いられる内視鏡（大腸カメラ）を延長し胃まで届かせようという試みも，2018年イグ・ノーベル賞を受賞した。痛みや不快感を減らす坐るという方法が見出されたものの，出口から入れるということへの恥ずかしさから，開発に乗り出す会社はない。

いなずま【稲妻】lightning　☞雷

次にくる大音響を予感させ，心拍数を増加させるもの。

（君の瞳は100万ボルト）

いぬ【犬】dog, canine　☞猫

❶医学研究に身を捧げている存在。その場合は「イヌ」と表記される。❷フィラリアの住み家。❸飼い主の手は噛むが，夫婦喧嘩は食わない動物。歩くと棒に当たることもあるが，切り株にぶつかってころげるウサギよりはましである。サルとはとても仲が悪いが，桃太郎とはとても仲がよいらしい。

江戸時代の一時期はお犬様と呼ばれ尊重されたが，現在ではウマの代用として競争させられたり，ソリを引っ張らされたり，互いに戦わされたりする哀れな存在。渋谷や東京タワーには，祟りを恐れて犬が銅像として祀られている。警察犬は犬そのものだが，「警察の犬」は犬以下の存在である。

（ハチ公）

いびき【鼾】snoring
可逆的部分的気道閉塞音。無呼吸発作の前兆であったり，無呼吸発作からの回復過程で聞こえる音。その音は他者の睡眠を妨げるが，音がしないともっと心配になることもある。

（騒音防止法）

いひろうせい【易疲労性】easy fatigability
金曜日の夕方の状態をいう。　　　　　　　　　　（花金は別世界）

いりょう【医療】medical care
❶ときに犯罪との区別が困難な，薬物投与や侵襲的行為などのこと。たとえば，麻酔をしてからおなかを切るのは医療だが，麻酔をせずにおなかを切るのは犯罪である。手術室で筋弛緩薬を投与するのは医療だが，自宅や一般病室で投与するのは犯罪である。また，癌患者に抗癌剤を投与するのは医療だが，健常者に抗癌剤を投与するのは殺人的行為である。

（灰色の脳細胞）

❷医学的知識と，人間関係，地理的事情，経済事情などが複雑に絡み合った，疾病の治療にかかわる行為。　（医事評論家）

いりょうそしょう【医療訴訟】malpractice suit
❶行われた医療行為が正しいものであったかどうか，何年もかけて法律的に論議すること。儲かるのは弁護士だけであり，失われた患者の時間，機能，生命などは戻らない。

（ペリー・メイスン）

【医療の下部構造】

医学生（医学進学課程）：人生の天国。きたるべき地獄を知らず。

医学生：人生の天国から地獄へ移る過渡的段階。病院内のヒエラルヒーの最下段（奴隷以下）に位置し，やることなすことすべて間違っているため，たえず罵られ，小突かれ，自信を失い，きたるべき奴隷としての人生に疑問をもちえなくなる存在。

研修医：地上に残る最後の奴隷制度。日本国全体が週間労働時間40時間以内を目指しているとき，週間労働80時間以内を目標にする社会階層である。（研修医の決断：自分がこうだと思った反対をやればたいていは正解である。）

指導医：実力のなさをいかにごまかすかという技術に精通した医者。（指導医の決断：そんなものはない。説明はあいまいとし，研修医が間違えたあとになってから，「あそこはこうすべきだった」と論評するだけである。）

看護師：ときにより味方，ときにより敵。自分たちが思っているほど患者は親密感をもってくれていない。

[付録]

給料：研修医の辞書にはない。

安眠：研修医の辞書にはない。

休暇：研修医の辞書にはない。

デート：研修医の辞書にはない。

回診：研修医には苦痛，指導医には娯楽，患者には単なるおまじない。　　　　　　　　　　　　　　　　（F 伸夫）

†❷医師の説明意図 vs. 患者側の熱望のミスコミュニケーションから生じる不幸な争い。❸医師が医療賠償保険に入る理由。❹海外留学のきっかけ。　　　　　　　　　　　　　（自己中）

†いりょうツーリズム【医療観光】medical tourism
　それまでは限られた領域内[*1]でのドクターショッピング[*2]
であったものが，交通網の発達，格安旅行会社の出現で実現
したグローバルなドクターショッピング行為。(てるむ倶楽部)

*1　せいぜい足をのばしても，秘湯と呼ばれる東北の山奥にあ
　　る温泉どまりであった。江戸時代中期の『湯治用心集』には，
　　効用のない秘湯や格安の講には気をつけよ，とある。
*2　とある大学附属病院の記録には，50代女性の精神科患者は，
　　各診療科のIDカードを持っており，持っていないのは小児科
　　のものだけだったとある。子供時代になぜ両親は別の大学病院
　　を受診させたのか，それを恨む記述がその女性の日記にみられ
　　ることから，ドクターショッピングというよりは，コレクトマ
　　ニアというべきかもしれない。

†いりょうみす【医療ミス】medical Miss
　医は仁術の甘言にのせられて，膨大な残業時間もものともせ
ず奉仕したことで，婚期を逸した女性。　　　　　　(男やもめ)

イレウス【腸閉塞症】ileus, intestinal obstruction
❶治療を必要とする高度の便秘。外科医が暇になった晩に手
術の対象となることが多い。手術室の吸引器がいくつも要る
手術。　　　　　　　　　　　　　　　　　　　　(コーラック)
❷外科医がほかにやることがないので，手術をしたくなると
つける診断名。常に緊急手術となる可能性をもつ。(暇つぶし)

いれずみ【刺青，入れ墨】tattoo
　墨を用いて，皮膚に永久的化粧をほどこすこと。肝炎，エイ
ズなどの感染経路でもある。あまりにもりっぱな刺青を前に
すると，外科医はどう切開を入れたものかと迷い，麻酔科医
はブロック針を刺す位置で迷う。　　　　　　　(谷崎潤二郎)

いんけい【陰茎】penis ☞子宮

❶男性の下半身に存在する棒状の突起物。伸縮性に富むが，高齢者ではその伸縮性，特に伸びる能力が失われる。

❷尿，精液そして膀胱鏡の通り道。趣味人はそこから泥鰌やメダカなどを膀胱内に放流し，膀胱鏡をのぞく泌尿器科医を驚かせることがある。

❸陽根と呼ばれることもある。陰茎という言葉との哲学的差異に注意。 (陰陽師)

インターネット【霞網】Internet ☞イントラネット

自分以外の人はみんなやっているのだと錯覚させ，コンピュータを使えない人間に疎外感を与えるもの。

(新差別主義者)

いんたい【引退】retirement

自分の人生は仕事のためにあるのではなく，自分自身のためにあると自覚するとき。優れた人物は，桜が散るがごとく，惜しまれながら引退するが，器の小さい人物は，やめさせようとしても引退せず，いつまでも権力や名誉，地位などに固執し，最後は引きずり下ろされて，老醜をさらす羽目になる。

(古参)

イントラネット【地引き網】intranet ☞インターネット

組織内ネットワークなどとも呼ばれる。多くの病院で普及し，薬のオーダーからレントゲンの予約まで，これなしには仕事が進まない時代になりつつあり，処方箋を万年筆で書いている医者を嘆かせている。本来，業務の効率を上げることを目的とするが，「どうやって取り消したらいいの？」「新しいオーダーの仕方はどうしたらいいの？」など，尽きせぬ疑問とトラブルに，仕事は停滞する一方である。若い医者ほど簡単に使いこなすので，医者の世界の下剋上にも一役かっている。

(新しもの好き)

インフォームド・コンセント【情報相互交換後受諾】in-formed consent ☞契約

❶患者に因果をふくめ，納得してもらうこと。(人権愛護協会)
❷医者が，病室や自分のオフィスで，患者の状態や今後の見通しについて，自分の説明したいように患者に説明し，同意させたうえで，所定の用紙に署名や捺印をしてもらうこと。クーリングオフ制度が適用されるか否かについての見解は定まっていない。　　　　　　　　　　　　　　(医療弁護士)
❸成人すべてに自己決定能力がある，という幻想に基づく流行思想。　　　　　　　　　　　　　　　　　　(F 伸夫)

う

ウインドウズ 95【窓達 95】Windows 95
最新のパソコン OS（Operating System）の一つ。旧バージョンの Windows 3.X が 3 年足らずの寿命だったことを反省して，今回は一気に Windows 95 と命名された。しかし，ビル・ゲイツ以外，誰も 95 年ももつとは思っていない。
　　　　　　　　　　　　　　　　　　(ビル・ゲイツⅡ世)

ウォーム・ハート・サージェリー【暖心手術】warm heart surgery
あたたかい心で行う手術。　　　　　　　　　　(冷血漢)

うし【牛】cow
外科医や救急医のような動物。赤いものを見ると興奮する。
　　　　　　　　　　　　　　　　　　　　　　(カルメン)

うそ【嘘】lie
真実とは異なることを言ったり，書いたりすること。紅白の色の違いがあることが知られている。罪のない嘘を "white lie"，悪質な嘘を "真っ赤な嘘" という。医師が患者に真実

を告げない場合，その嘘が何色であるかは未詳。人が嘘をつくことはまれであることから，4月1日は April Fools' Day と制定され，この日には必ず嘘をつくことが義務づけられている。

嘘をつきたくない場合は，「ノーコメント」または「記憶にございません」と言ったり，涙を見せたりすることが勧められており，さらに厳しく追及された場合には，偽証罪を避けるためにも「あっ，たった今思いだしました」などと言うことが最近の風潮である。　　　　　　　（真実よりも奇なり）

うそをつく【嘘をつく】tell a lie
現実に基づかない希望や理想について語る行為。たとえば，医師がインフォームド・コンセントを得ずに，患者に「私にまかせておけば大丈夫」と言うことや，入院患者が医者の顔色を見ながら，「元気ですから，ご心配なく」と言うことなど。　　　　　　　　　　　　　　　　　　　　（懐疑主義者）

うちゅう【宇宙】space
本を置くスペースにも困っている人にとっては，無縁の存在。
　　　　　　　　　　　　　　　　　　　　　　　　（向井千冬）

うつびょう【鬱病】depression　☞躁病
精神的冬眠。正常な感性をもつ人であれば，現代社会において必ず罹患する病気の一つ。　　　　　　　　　　（クレッチメー）

うぶごえ【産声】the first cry of a newborn baby
肺に初めて入った空気が吐き出されるときに発生する音。子供は，うるさいといっては叩かれるのが常であるが，産声をあげないと，泣かないといって叩かれることがある。
　　　　　　　　　　　　　　　　　　　　　　　　（アプガー）

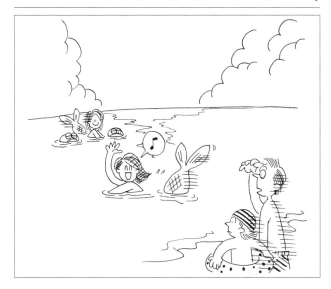

うみ【海】sea
生命が生まれ育ったところ。夏になると，人々は故郷を求め海に集まり，毎年のように何百人かは，母なる海に帰っていく。
　　　　　　　　　　　　　　　　　　　　　　　（海ゆかば）

うわさ【噂】rumor
人々が好んで口にする他人の不始末や不幸などのこと。生物の一種と考えられているが，動植物の区別は明らかではない。寿命は49日程度。「根も葉もない噂」や「噂の種」といった表現からその植物的な要素がうかがわれるが，「噂に尾鰭がつく」と動物的に表現されることもある。ペットの一種でもあり，その持ち主は「噂の主」といわれる。（三流週刊誌）

うんどう【運動】exercise
❶恣意的に設定した目標のために，無駄にエネルギーを消費すること。ヒト以外の動物は，生命を維持するために身体を

動かすが，運動はしない。運動は健康を増進する，などと考える輩がいるが，運動により身体が障害されることは，プロの運動選手をみていればよくわかる。　　　　（日陰のもやし）

❷身体に悪影響を与える身体的活動。狭心症発作，呼吸困難，筋痛，骨折，脱臼，肉離れ，内出血などを起こす。

（元スポーツマン）

うんどうせんしゅ【運動選手】athlete
スポーツ用品会社のために，走ったり，跳ねたり，球を投げたり打ったりする，動く広告塔。広告媒体としての寿命は短い。　　　　（自分を褒めてあげたい私）

うんどうふかしけん【運動負荷試験】exercise tolerance test
運動しても心臓が動いているかどうかを調べる検査。　　（ET）

うんめい【運命】destiny
「成り行きまかせ」を，格好よく言う言葉。　（ベートーベン）

え

†えーあいいし【AI 医師】AI doctor
自ら学習し電王戦を征した AI（artificial intelligence）は，ついに人間を評価する分野にまで進出した。診断分野でも，98％の確率で早期癌と悪性のポリープを発見するようになり，見落とし撲滅および人件費削減の目的で，診察室には白衣をまとった AI が座るようになった。しかし，黙って座ればぴたりと当たる易者には満足する患者にも，AI 医師は不人気であった。その理由を，計算機の生みの親パスカルは『パンセ』で，AI は動物のいかなる行為よりも思考に近い効果をあげるが，動物のように意志をもっていると思わせるようなことは何もしないからだ，と看破している。

（ジョン・H・ボナンザ）

エアコン【空気調節器】air conditioner

自分さえ快適ならば周りの人や環境がどうなってもよい，という思想を反映する機器。　　　　　　　　　　　（ビーバー）

エイ・アール・ディー・エス【成人呼吸窮迫症候群】ARDS（adult respiratory distress syndrome）

初めて報告されてからようやく半世紀を迎えた新参の呼吸不全の一病態。肺保護換気の生みの親。最近は急性呼吸促迫症候群（acute respiratory distress syndrome）と呼ぶのがトレンド。AIDS と書いてエイズとはいうが，ARDS と書いてアーズとは読まない。　　　　　　　　　　　（Mendelson）

エイ‐ヴイしゃんと【A-V シャント】A-V shunt

正しくは arterio-venous shunt。別に怪しげなシャントではない。腎不全患者の命の綱。　　　　　　　　　　　（AV 女優）

えいご【英語】English

平仮名，カタカナに加え，数千字の漢字を駆使して物事を表現する日本語に対して，たった 26 文字で対抗しようという無謀な言語の一つ。しかし，その単純さゆえに多くの国で用いられる。日本人のくせにちょっと英語ができるだけで大きな顔をしている人がいるのは，納得がいかない。

　英語の表現力の貧困さを表す一例に，人称代名詞 "I" がある。I が，その行動の主体が自分であるということを示しているにすぎないのに対して，日本語の場合には，「僕，私，俺，儂，我，余，おいら，あたい，あちき，拙者，…朕」など多くの言い方があり，性別，年齢，教養程度，地位までも予測できるだけでなく，ときには個人を特定できさえする。また，I という単語が常に大文字で書かれることで，英語が自己中心的な言語であることが推測できる。これに対して，

ドイツ語では控えめに小文字を用いて ich と書かれ，謙譲の言語である日本語の場合には，しばしば省略される。

(比較言語学者)

エイズ【後天性免疫不全症候群】AIDS（acquired immuno-deficiency syndrome） ☞結核，ヒト免疫不全ウイルス

❶ 20 世紀の花形。有名人の病気から，庶民の病気へと変化してきた。罹患した場合には，献血はしないほうが無難である。

(ロック・ハドソン)

❷ウイルスの感染により免疫機能が低下する病気。コンピュータウイルスに似て，なぜエイズウイルスが共存ではなく，宿主を死に至らしめるかはよくわかっていない。感染経路により"しょうがないエイズ"と"けしからんエイズ"とに分けられる。けしからんエイズに関しては，自業自得であり，診断を拒否してもよいのではないかという意見もあったが，治療する側にも，人には言えないことの一つや二つあることから，差別は一応回避されている。

(元副学長)

† **エス・エヌ・エス【SNS】SNS（social networking syndrome）**
ソーシャル・ネットワーク・シンドロームの略。インスタ蠅により媒介される感染症。食事前の感謝のお祈りよりも前に，まずスマホで料理の写真を撮り，見せびらかさなければ気がすまない病気。味よりも写真映りのほうが重要*。

(フジ希林)

＊学会発表がスライドであった昔，とある救命センター医局で行われた緊急オペ後の会話を思い出す。「心臓破裂，初めて見ました」「先生，早かったですね」「ほんと，心臓を両手で押さえて」「そうそう，研修医に指示した一言」「早くカメラを持ってきてくれ，って」「いや～，滅多にお目にかかれるものじゃないし，別角度から 2，3 枚撮っておかなけりゃ…」

† エス・エヌ・エス【SNS】SNS（social networking system）
☞免疫系

ソーシャル・ネットワーク・システムの略。イェルネのネットワーク理論とは異なる，自然免疫，獲得免疫に次ぐ三つ目の免疫系。人と人との関係が希薄になった社会で生き抜くための自己免疫システム。重要なのは，非自己の認識ではなく，仲間であるか否か。そのため，その日のランチの写真など，しょうもない情報を提示し，踏み絵のごとく，「いいね！」ボタンを押させて仲間の輪を形成していく。友達の友達は友達と広がるが故に，そこには非自己（仲間にあらず）をも取り込む恐れがある。　　　　　　　　　　　　　（ライティング・春）

エスカレーター【電動梯子】escalator
動く階段。下りエスカレーターを上ることにより，簡易運動負荷試験が可能である。　　　　　　　　　　　　　　　（貧乏病院）

エスケイしょうこうぐん【S-K症候群】S-K syndrome
医療を職業とする人間がパソコンに熱中した状態。最重症例では，ベストセラーを出して名声を博するほどの状態に陥るが，軽症例でも，本を出版する程度の症状を呈するのが普通。1990年代に新疾患として記載された。特に，麻酔科領域の医療に携わる者に多くみられ，電話線やFDを介したウイルスによる感染が疑われている。生命予後は悪くないが，長期予後は今のところ不明である。　　　　　（諏訪邦夫の弟子F）

エッセンする【秘匿的飲食】essen-suru　☞胃管，マーゲンチューブ
患者にわからないように食事に行くこと。医療行為の最中に，飲食，喫煙，排便など生理的欲求を満たすのは不謹慎であるという考え方から生まれた隠語表現。他にステル（sterben）など，現代医療においてドイツ語は，隠語的表現のなかにわずかに痕跡をとどめている。　　　　　　　　　　　（ヒ・ミ・ツ）

エーテル【古典的引火性麻酔薬】ether

昔は麻酔に用いられていたが，現在は採皮の際に用いられる可燃性の薬物。これを医療に持ち込んだ人は，すべて悲劇的な最期を遂げたと言い伝えられる悲劇の薬物。その名は，「エーテルネット」として，このコンピュータ時代にも生き残っている。　　　　　　　　　　　　　　　　　　（モートン）

エピスパ【硬脊麻】combined spinal-epidural anesthesia

全身麻酔をしたくない麻酔科医が始めた麻酔手技。これに用いるための1本で2度楽しめる針が発売されているが，ときどき"スパスパ"になることもあるので注意を要する。"エピエピ"になることはほとんどない。　　　（Blade Runner）

†エビデンス【根拠】evidence　☞締切り

❶医学の世界では，20世紀末頃からようやく人口に膾炙した概念。「有り難み」と同義で，そこから転じて「滅多にお目にかかれないこと」。　　　　　（もったいなさに涙こぼるる）
❷「歴史」は過去の出来事の一つ一つの積み重ねではなく，歴史家による取捨選択，意味づけである[1]。ならば，個々の科学的データが意味を発しているわけではなく，エビデンスに意味を与えるのは，「歴史」同様，それを発表する者である[2]。　　　　　　　　　　　　　　　　　（似非学者）

[1]　上村 静『宗教の倒錯—ユダヤ教・イエス・キリスト教』（2008年，岩波書店）
[2]　学会演題締切り前のとある救命センター医局での会話。「先生，あのデータのまとめ頼んでいい？」「OK，で，このデータ…どっちでまとめればいいの」「それもまかす…」

エフェドリン【簡易昇圧昇気分薬】ephedrine

覚醒剤の一種だが，手術室では自由に用いられている。麻酔科への勧誘に使えないかな？　　　　　　　（覚醒剤取締担当）

エム・イー【多才人】ME（medical entertainer）☞臨床工学技士

歌ってよし，踊ってよし，脱いでよしといった多芸多才の医師や，コメディカルのこと。お花見，歓送迎会，忘年会などでは人気者であるが，手術室や病棟での評判がそれに比例するわけではもちろんない。　（ザッツ・エンターテインメント）

エレベーター【電動昇降機】elevator

人やものを載せ，上下するが，横には動かない箱。デパートなどではしばしば女性の添乗員がついている。病院では，患者に付き添う医師か看護師の誰かが，ベッドと壁やドアの間に押し潰されることが多い。　（通過いたします）

えんげるけいすう【エンゲル係数】Engel's coefficient

❶家計費のなかに占める飲食費の割合。家計の富裕度の指標であり，所得が多くなるとその値は下がる。

❷一方，官公庁の場合には，一般予算に占める食糧費の割合をいい，汚染度が高くなると，その値が高くなる。

　（カンカン接待）

†エンディングノート【終活帳】ending notebook　☞突然死

好むと好まざるとにかかわらず，死ぬことが難しくなった現在，運動不足につながる本を置き，排気ガスいっぱいの皇居周囲のランニング，目覚めてすぐの早朝のウォーキング，炎天下のテニスなど，自分死のための活動を記すノート。

　（デスナビ）

えんぴつ【鉛筆】☞文房具

お

お【尾】tail

人間では，退化してしまったはずのもの。しかし，いまだに生えている人もいるらしく，警察によくしっぽをつかまれている。 　　　　　　　　　　　　　　　　　　　（カンガルー）

おうかくまく【横隔膜】diaphragm

ドーム型をした筋性の仕切り。腹部外科医が間違って胸腔内に入ってしまったり，胸部外科医が間違って腹腔内に入ってしまわないよう，各科の縄張りを守るためについている。 　　　　　　　　　　　　　　　　　　　　（38 度線）

おうだん【黄疸】jaundice

白人を黄色にし，黄色人種をより黄色くし，黒人をオレンジ色にする病態。 　　　　　　　　　　　　（人種差別反対）

おうと【嘔吐】vomiting 　☞悪心

❶酒を飲みすぎたあと，これが現実だと認識するとき*。 　　　　　　　　　　　　　　　　　　　　（サル・トル）

❷一度，胃の中に入った食物を，体外に強い力で押し戻すこと。拒否反応の一つ。しばしばアルコール，麻薬，抗癌剤などで惹起される。妊婦の場合には，胎児への拒否反応として悪心，嘔吐が起こる。 　　　　　　　　　（新入生歓迎会）

*フランスの哲学者ジャン=ポール・サルトルの小説『嘔吐』の原題は "La Nausée"。西訳 "La náusea"，英訳 "Nausea"，独訳 "Der Ekel" と，原題に即し「悪心/嘔気」と訳されているが，日本だけが「嘔吐」。吐いてしまわないと現実を認識できない国民性の違いだろうか。

†おうぼう【横暴】tyrannicalness

手術枠とは関係なく，長時間手術を入れるといった行為。

（A. ランボー）

おしん【悪心】nausea, nausée（フランス）　☞嘔吐

❶怒っているわけではないのにムカムカする状態。　（妊婦）
❷ただ気持ち悪いことを言うのであって，決して捻じ曲がった悪い心ではない。

（良心）

†オスキー【お医者さんごっこ】OSCE（objective structured clinical examination）

遊びを知らないお受験世代のために行われるおままごとで，いわゆるお医者さんごっこ＊がちゃんとできるかどうかを試す疑似臨床能力試験。"リアルおままごと"を超えることはない。

（ネネちゃん）

＊福井藩のお雇い教師として，1870年に自然科学を教えに来日したグリフィスは，その著書『明治日本体験記』（平凡社東洋文庫）に，「小さな子の遊びに病気のふりをし，"医者みたいに振舞う"のがある。おかしくなるほど几帳面に丸薬と粉薬の本物の医者のように，まじめくさって体層らしく振舞い，病人は苦しんで見せる」と記す。医者の振舞いもさることながら，模擬患者の演技の重要性がここには示されている。

†オスシー【お寿司屋さんごっこ】OSSEE（ika no OSuSEE）

❶子供自らが誘拐から身を守るための防犯標語「イカのおすし」の略。❷医師バージョンをカッコで示す。「知らない人（指導医）について**イカ**ない」「他人の（口）車に**の**らない」「（失敗したら）**おおごえ**を出す」「（危なそうなら）**すぐ逃げ**る」「（失敗したら）**すぐしらせる**」。

（イカ飯）

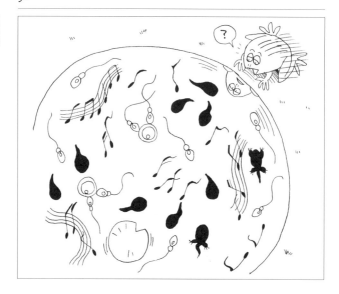

おたまじゃくし【御玉杓子】tadpole
❶カエルの子。❷音符。❸精子。おたまじゃくしの数が多いほど、音楽の難易度が増し、生物は繁殖力が増す。

(モーツァルト)

おっと【夫】husband ☞妻
妻たちの悪口の対象となることが最も多い男性。

(井戸端会議議長)

おもさ【重さ】weight
人格を判断する基準の一つ。重いほど重要度が増す。ある領域で重要な人物は重鎮と呼ばれ、だめな人間は軽佻浮薄と評される。思慮が浅ければ口が軽くなり、深ければ口は重くなる。さらに、大物は重い腰をあげることになっている。また、尻軽女は気の多い女性のこと。さらに独身女性が身軽なのに対して、妊娠した女性は身重である。 (存在のない軽さ)

おや【親】parent　☞移植片対宿主病

❶ PTA の構成員のこと。自分の子供に対して，馬鹿になったり，盲目になったりする存在。自らの子供時代の正確な記憶をもつことはまれで，それを悲劇化する人種と，美化する人種とに分類される。❷自分の血液を子供に輸血すると GVHD の危険が高いと納得するのに，苦労する人。

（戦争を知らない子供たち）

おやゆび【親指（母指）】thumb

英語ではなぜか一本だけ finger と呼ばない指。ぶきっちょな人では，親指しかない。　　　　　　　　　（All thumbs）

オリンピック【五輪競技会】Olympic Games

4 年に一度，国威高揚のため行われるスポーツの祭典。国民の血税と国家財産が総力を挙げて浪費される。参加することに意義があるというのは単なる方便で，メダルを獲得しなければ無意味だと思っている人が多いことは，マスコミの報道によって裏付けられている。かつてはアマチュアの無償の行為であったらしいが，現在では多額の報償金やコマーシャル出演などを伴う商行為となってしまった。　　（クーベルタン）

おんがく【音楽】music

個人的趣味が幅をきかせている芸術的分野。ある人にとっては天上の音楽でも，別の人にとっては騒音にすぎない。心電図やパルスオキシメータの音が音楽に聞こえてくれば，一人前の麻酔科医といわれる。一般に，小児麻酔科医は速いテンポの曲を好み，虚血性心疾患を扱う心臓麻酔科医はアダージョ adagio の曲を好むといわれる。　　　　　　（ジャズ愛好家）

お

·· ··· ··· ··· **格 言** ··· ··· ·· ·

「愛するより産むが易し」
愛することよりも，子供をつくるほうが簡単だということ。

「青は藍よりいでて，藍よりも青し」
ファロー四徴症の小児がスペルを起こすと，さらにチアノーゼがひどくなること。

†「顎で人を使う」
四肢麻痺の人でも，顎でコンピュータのキーボードを操作することで意志疎通ができるということ。

「朝立ちまぎれ」
朝起きたら元気だったものでつい…。

「足を洗う」
整形外科研修医の仕事。

「当たって砕けよ」
経皮的尿管結石砕石術，ESWL のこと。

「当たるも当直，当たらぬも当直」
当直の夜は，どんな患者が入ってくるかわからないこと。

「後の祭り」
大手術の終了後，外科医が酒盛りをすること。

「痘痕（あばた）もえくぼ」
美容整形医にとっては，あばた，あざ，ほくろといえども，よい収入源となること。

「言うは易く行うは難し」
予定時間どおりに手術は終わらないこと。

「移植足りて礼節を知る」
日本にもようやく臓器移植の時代が到来しつつある，という
期待を表した言葉。

「医心電信」
医者同士のインターネット遊び。

「痛み骨髄に達す」
複雑骨折のこと。

「一日の長」
一日駅長，一日病院長などのこと。

「一度あることは二度ある」
帝王切開を一度すると，次回も帝王切開になるということ。

「一難去ってまた一難」
下手な外科医の手術のこと。

「一年の計は肝胆にあり」
長生きしようと思えば，肝臓を大切にせよ，という訓戒。

「一宿一飯」
当直の夜，忙しくて一食しか食べられないこと。

「一瞬の無視にも五分の魂」
一瞬の不注意のために，患者を植物人間にしてしまうこと。

「一針一退」
研修医に縫わせると，いつまでたっても手術が終わらないこと。

「一針どうだい？」
ちょっと縫ってみないかと人に勧めること。

†「いつまでもあると思うなおやとかね」
「おや」は「なぜ」につながる好奇心，「かね」は研究資金のこと。結果のわかりきったことにしか助成金を出さない日本の基礎研究の場では探求心も萎えてしまうので，早く結果を出せということ。

「糸の切れ目が腸の切れ目」
縫合不全を嘆いた言葉。

「犬も歩けば棒に当たる」
働き者の外科医が病棟回診をすると，救急手術患者をみつけるという意。

†「命あっての創だねー」
大事故に巻き込まれるも，数度の手術により一命をとりとめた，その手術跡のこと。

「命あっての物だね」
危険な根治手術より，確実な姑息的手術のほうがよい場合があるということ。

「命の選択」
大手術を受けるかどうか決めるときの患者の気持ち。

「インキン無礼」

相手がいくら医者でも，いきなりインキンをだすのはあまりにも失礼である，という意。

「飢えをみればきりがない」
昔はエチオピア，今は北朝鮮を指す。「飢えには上がある」も同義。

「烏合の衆」
方針が対立したときの医師団。

「嘘からでた真」
うんと厳しいムンテラをしておいたら，本当に患者さんが亡くなってしまった，という意。

「嘘つきは医者の始まり」
わけもなく，やたらと厳しいムンテラをしたり，楽天的なムンテラをする医者になるな，という戒め。

「嘘も方便」
ムンテラのこと。

「歌は夜につれ，夜は歌につれ」
休日前のカラオケバーをいう。

「馬の骨」
馬の骨を用いた骨移植の意で，かなわぬ願いのこと。反対に，「馬の心膜」「豚の弁」などは現実となった願いをいう。

†「膿をにくんで人をにくまず」
どんなにいかがわしい行いで膿を出すような疾患にかかっても，医師たる者，病をもった患者に寄り添い治療に専念せよという，『医戒』に記された教え。

「円なき衆生は度し難し」
貧乏人は救うことができない，という意。

「同じ釜の飯を食う」
食中毒患者を見たら，同じものを食べた人を探せという公衆衛生学的常識。

「思い立ったが吉日」
緊急手術を行うのに迷ってはならないという教え。

†「親の淫果が子に報い」
STD 未治療の結果生まれた子供の疾患。

「親はなくとも子は育つ」
たとえ教授は留守ばかりしていても，研修医はちゃんと育つという意。

「親も親なら，子も子」
親が悪性高熱症ならその子供も悪性高熱症の疑いが強いという意。

†「終わりよければすべてよし」
家族が気持ちよく納得すれば，その途中がどんなにひどいことになっていても OK ということ。

「女三人寄れば姦しい」
産婦人科病棟の情景をいう。

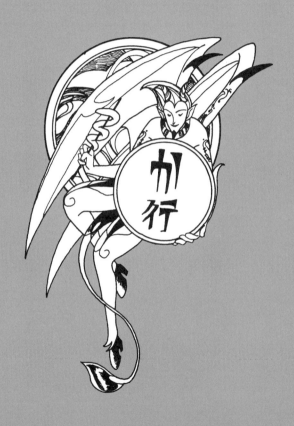

か

かいがいりゅうがく【海外留学】study abroad ☞留学
命懸けで，海外で学ぶこと。遣隋使，遣唐使の時代は海難や
疫病で命を落としたが，現在の留学生は，エイズに罹患した
り，銃で射殺されたりする。　　　　　　　　　　（小野妹子）

かいぎ【会議】conference, meeting
議論した結果に意味があるのではなく（結論はすでに決まっ
ている），議論をしたということに意味がある非生産的行為。
会議の何たるかを心得る者は息つく暇もなくしゃべりまくる
（もっとも，睡眠への恐怖からしゃべりまくっているだけで
ある，という説もある）。心得違いをしている者は，安眠の
場としたり，瞑想の場とする。会議の名人は，最初の 30 分
を人にしゃべらせ，その後は延々としゃべりまくる。
　　　　　　　　　　　　　　　　　　　（教授会メンバー）

かいきょう【開胸】thoracotomy ☞一側肺換気，ダブルルー
メンチューブ
胸襟を開いて語り合うこと，ではない。皮膚や肋間，ときに
は横隔膜を切り裂いて，胸腔内，肺まで見せること。肺が邪
魔で手術しにくいという理由だけで，とてつもなく太い二重
気管支チューブをごりごりと声帯を通過させ，さらに一側肺
換気などという荒業まで用いられることがある。しかも，そ
のために麻酔料が高くなるというすごい手術。　　　（アラー）

カイザー【帝王切開】caesarean sectiony ☞帝王切開
一般に，シーザー（カエサル）がこの方法で生まれたという
伝説が語源とされているが，実は，本邦初の帝王切開が正丸
峠の産婦人科医師により行われたときに，「腹を開けて生ま
れる也，これを開産（カイザン）と称す」というくだりが語

り継がれてカイザーになったことは，意外に知られていない。

(Blade Runner)

がいしょう【外傷】trauma

身体あるいは精神に外力が加わり，生体が傷害を受けること。
必ずしも，身体の外からその傷害部位が見えるとは限らない
ため，しばしば診断の遅れにつながる。学校生活においては，
いじめによる自殺の重大な原因となっている。 （いじめっ子）

かいしんじゅつ【開心術】open heart surgery

これで，心が治ったらなぁ。 （改心者）

かいとうじゅつ【開頭術】craniotomy

頭を開けて，その中身を肉眼的あるいは顕微鏡的に見ること。

(ベン・ケーシー)

† がいどらいん【ガイドライン】guideline

❶徒競走における白線同様，このラインをはみ出ると，よほ
どの説明がつかないかぎり失格になる。医師の裁量権はどう
なるのだと言う攻めのドクターには，ブレイクラインのない
足枷とも受け取られるが，専門職（プロフェッショナル）で
あることを考えると，これはゴールラインではなく，最先端
(top of the line) を行くためのスタートラインでありボトム
ライン。最近，アプリの"LINE"に取って代わられる傾向
があり，ガイドがとれた分，evidence も experience になり
つつある。 （診療室の歩き方）
❷これまで普通にやってきたことに根拠があるかどうかを確
認しようとしたら，何ら疑問をもたずに行われていた（そも
そもの前提であった）だけに，肯定的な根拠はもちろん否定
的根拠すら見つからず，根拠がない根拠をまとめることに
なったもの。 （大家）

かいふく【開腹】laparotomy

外科医が腹腔を開けるときは開腹，武士が腹腔を開けるとき
は切腹という。「腹を割ってよく話そう」とは，真実を述べ
合おうということ。　　　　　　　　　　　　　　　（赤穂浪士）

かいぼうがく【解剖学】anatomy

人間の場合には，死体を扱う。割烹店の場合には生きた魚介
類を，鰻屋の場合には生きた鰻を扱う。ただし，三流店では
冷凍ものを用いる。　　　　　　　　　　　　　　　（養老乃滝子）

†かいぼうがくしゃ【解剖学者】anatomist

ホラホラ，これが僕の骨だ…骨はしらじらととんがっている。
　　　　　　　　　　　　　　　　　　　　　　　　　（中也）

がいらいしゅじゅつ【外来手術】day surgery, ambulatory surgery

外科医が術後管理をしたくないときに行う手術。または，保
険会社が，術前からの入院や，術後の入院に対する支払いを
拒否したときに行う手術。　　　　　　　　　　　　（入院係）

かお【顔】face

❶頭蓋骨の尾側に位置し，複雑な隆起や陥凹をもつ部分。頭
との境は髪の生え際であるが，男性では年々顔面の面積が広
くなる傾向がある。「顔が広い」という言葉は慎重に用いる
必要がある。❷人類を美人と不美人，ハンサムと醜男に分類
する人類学上の一大基準。❸男性が不惑の年になったら責任
をもたなくてはならないもの。女性では，バンサンカンとな
ると，お肌が曲がってくる。油断して大きな顔をしていると，
泥を塗られたり，潰されてしまうことがある。一度潰れた顔
を立たせるのは難しい。恥ずかしいと火が出ることもあるの
で注意が必要。
　下手に切ると血が出るので，形成外科医や耳鼻科医以外は

手を出さないほうがよい。頬に斜めに切り傷がある場合には，警察にお願いしたほうがよい。　　　　　　　　　　（顔役）

がくしゅう【学習】learning
❶この外科医，この外回りのときに，こんなことをしたら叱られるということを学ぶこと。❷手術予定時間は単なる目標でしかないことを知ること。❸外科医の「すぐ終わりますから」は，「始めたらこっちのもの」と同義であることを知ること。　　　　　　　　　　　　　　　　　　　　　（研修医）

がくせい【学生】student　☞医学部学生
授業中に居眠りすることが許される人。教師の場合には，常に起きていることが要求される。　　　　　　　　　（天と地）
［小学生］pupil
大学生よりずっと勉強するし，授業の出席率も進級率もはるかに高い学生。　　　　　　　　　　　　　　　　（大学教師）
［中学生］junior high school student
二次性徴を謳歌する学生たち。　　　　　　　　　（青春時代）
［高校生］high school student
親たちを軽蔑しながらも，親の世話にならなければならない世代の学生。　　　　　　（ビーバップ・ハイスクール）
［大学生］college student
もう塾には行かなくていい，医学部以外の学生。　　（てこ無）
［大学院生］postgraduate student
いつまで学生でいられるか，限界に挑戦する学生。または，稼ぐより払うことのほうが好きな学生。　　　　　（勉強好き）

かくまく【角膜】cornea
眼球を覆う丸い膜なのに角膜と呼ばれる不思議な存在。外界と生体を隔てる，という意味で「隔膜」といったほうがいいような気がするが…。銀行に入れて貯めておくこともできる。　　　　　　　　　　　　　　　　　（アイ・バンク頭取）

かじょうはんのう【過剰反応】overreaction

作用・反作用の法則に反して，反作用のほうが作用よりずっと大きい反応。　　　　　　　　　　　　　　　　　（ニュートン）

かぜ【風邪】common cold

❶学校や職場をずる休みしたり，小児の手術をキャンセルするために，最も都合のいい疾患。されど万病のもと。（卵酒）
❷小児の手術を延期するかどうかで，麻酔科医と外科医がしばしば意見を異にする疾患。❸学校や会社を休むためのりっぱな理由。　　　　　　　　　　　　　　　　　（弁座エース）

かぞく【家族】family

所得控除の対象となる人間。　　　　　　　　　　　（税務署員）

がっかい【学会】society meeting　☞国際学会

❶学ぶことと，宴会が合わさったもの。お祭りの一種。学会の成功不成功は，学問的内容ではなく，参加者の人数と，収益により評価される。一種の興行。したがって，各セッションの司会を務める者は，芝居小屋よろしく座長と呼ばれる。座長には報酬として，感謝状と，学会名の大きく入った風呂敷など，非実用的なものが贈られるのが一般的。（どさまわり）
❷大手を振って病院や大学を休む口実。発表者にとってはお金を払って恥をかきに行くところ。学会の権威は「会場にいる人数/登録者＋登録者/学会会員数」で決定される。これが0.5に満たない場合には，学会の存続が危ぶまれる。（総会屋）
❸全国に散らばった友人たちと会うアカデミックな口実。
　　　　　　　　　　　　　　　　　　　　　　　（同窓会幹事）

がっかいさんかしょう【学会参加証】pass for the society meeting, receipt of the society meeting

専門医資格の更新に必要な紙切れ。学会中は，ただで飲み食いできるライセンスとなる。　　　　　　　　　　　（無銭飲食）

がっかいちょう【学会長】president of the society meeting
❶会場で一番大きな花を胸に付けている人。ときにはモーニングを着て結婚式に行く途中では，という様相の人もいる。実際，ホテルでは花嫁の父が会場を歩けば，会長並みの待遇を受けることができる。❷学会で，一番最初に挨拶する人。❸資金収集で一番苦労する人。学会出席者の顔がお札に見えることがあるという。 　　　　　　　　　　　　　　　　　　　（花嫁の父）

がっかいのしゅうきょくてきもくてき【学会の終局的目的】ultimate purpose of the society meeting
学会の目的は学問を究めることである。究め尽くせば，最終的には研究すべきことがなくなるはずである。したがって，学会の究極目的は，学会の消滅にほかならない。学会員が増えた，演題が増えたということは，それまでの活動がまったく目的にかなっていなかったことの証左であり，会長たるもの，それを喜ぶわけにはいかない。 　　　　　　　　（F 伸夫）

がっかいはっぴょう【学会発表】presentation at the society meeting
人前で研究成果のよいところだけを強調して話をすること。しかし，結婚式場で新郎新婦をほめるよりは嘘がない。
　特有の言い回しがなされる。以下に，特有の言い回しと，実際の意味の対比例を示す（特有の言い回し→実際の意味）。
・典型的な例→まともなデータがとれたたった一つの例
・文献によれば→私が読んだたった一つの論文によれば
・多くの例で→私の2例の経験では
・傾向がある→傾向があるとでも言わないと，格好がつかないので言いますが
・有意差がある→わけがわからないが，コンピュータを叩いていたら数字が出た
・スライドが見にくくて→都合が悪いデータなので見ないでほしいのですが

・抄録と違いがあります→どうせ，いい加減な報告ですから気にしないで下さい
・結語です→どうかみんな忘れて，質問などしないで下さい
・大変興味あるご発表です→いや，驚きました。さて，これからどうしたもんでしょうか
・貴重なご講演ありがとうございます→おかげさまで，よく眠れました
・教えていただきたいのですが→答えられるものなら答えてみろ，まいったか
・今後の成果を期待しています→こんな研究はもう終わりにして別のことをやって下さい

　なお特別講演では，聴衆が日頃の睡眠不足を解消できるように，講演時間は 30 分以上とし，ゆったりとした座席を用意し，適度な室温，適度な明るさとすることが重要である。
　スライドの色使いからは，発表者の色彩感覚がわかる。特別講演者や教育講演者の顔ぶれからは学会長の交友関係，および学会内の派閥の力関係がわかる。　　　（学会評論家）

かつどうでんい【活動電位】action potential
細胞膜を介したイオンの出入りによって発生する電位。たくさんの細胞がいくら活動電位を発生させても，感電することがないのは，生命の妙である。活動的でない人でも，静止電位のほかに活動電位が存在する。　　　　　　　（元活動家）

†かっぽうぎ【割烹着】traditional Japanese cooking smock, Rikei female uniform　☞ STAP 細胞
家事の際に着用する，着物の上からでも着られる上っ張り。洋風にいえばスモック。前掛け，エプロンも同じ。理系女子が ambitious な実験をするときに，白衣ではなくこれを着用したことで，その価値が再発見され，一時ブームとなる。
　　　　　　　　　　　　　　　　　　　　（TV・スタッフ）

カニスター【白色顆粒含有瓦斯吸収器】canister
麻酔回路のなかに組み込まれた空気清浄器。　　（サンスター）

かね【金】money
天下の回りものといわれるが，こないところには，いつまで
待っても回ってこないもの。　　　　　　　　　　　　（旅烏）

カプノメータ【炭酸瓦斯測定器】capnometer
呼気中の排泄物を測定する装置。メインストリームがよいか，
サイドストリームがよいか議論がある。　　　　　　（主流派）

かみ【神】god
❶日本では，仏と区別がつきにくい。いずれにしろ，苦しい
ときに頼るもの。❷物事の説明がつかないとき，その原因や
実行者と考えられるもの。「Oh my God」と，驚いたときに
突然出現するもの。❸一部の人にとっては，価値観の頂点に
位置するもの。バチを与える存在。
　手術の超上手い外科医に対し，その腕前を「神の手」と賞
することがあるが，これは本来，「手術の成否は神のみぞ知
る」，「手術の成否は神の手に委ねる」に由来する。（貧乏神）

かみ【髪】hair
❶頭部に生えている毛で，加齢に伴い，変色したり，数が減
少する。黒くても「緑の黒髪」という。若い人でも変色が著
しい場合には，「チャパツ」という。「ヘア」という場合には，
別のものを指すことが多いので注意。いわゆるヘアヌード写
真集の出現により「恥毛」という言葉は死語となった。すべ
てをさらけ出す現代社会では，陽毛と呼ぶほうがふさわしい
のではなかろうか。　　　　　　　　　　　（ウールマーク）
❷伸びれば散髪に行かねばならず，伸びなければ養毛剤が要
るし，流行に応じてスタイルや色も変えねばならない，維持
費用の高い皮膚からの突出物。❸大学受験でよくでる問題。

hair-hare-heir のうち,同じ発音のものはどれですか？(原仙)

かみなり【雷】thunder　☞稲妻
物や人に通電する天然のカウンターショック。

(サンダーバード)

カメラ【写真機】camera　☞写真
主として,美容整形外科や形成外科領域で使われる医療機器の一つ。自分の手術結果を自画自賛するための記録機器,または手術時間を延長するための医療機器でもある。下手な外科医ほど高級なカメラを使用する傾向にあるが,その出来栄えはともによくない。

(激写)

かようきょく【歌謡曲】popular song
[M・O・F]
昭和歌謡史の伝説ともいうべきピンク・レディーの大ヒット曲。深い味わいがある。
♪お床（とこ）は狼なのよ,気をつけなさい

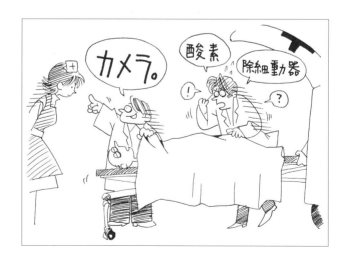

病人になったなら用心なさい

　綺麗なふりしていても，ICU じゃ

　バイキンが牙をむく

　そういうものよ

　この医者だけは大丈夫だなんて

　うっかり信じたら

　ダメ，ダメ，ダメ，ダメ，ダメよ

　エム・オー・エフ，エム・オー・エフ

　ほらほら呼んでいるわ

　今日もまた誰か，患者のピンチ

［勝手にしやがれ］

ジュリーこと沢田研二のヒット歌謡曲。“オペ台に寝返り打たせ，背中を切っている”というフレーズは，腰痛もちで手術するに至った中年男性のやけっぱちな悲哀をよく表している。

［脳外科医に捧ぐ］

ジュディ・オングのヒット歌謡曲。彼女はなまって「エーゲカイ」と発音していたが，正しくは「脳外科医に捧ぐ」である。“頭の骨に窓を開け，黙って見ている膿の色…”という冒頭部は，脳膿瘍の強烈さを表現して印象的。

［左開胸冬景色］

石川さゆりのヒット歌謡曲。絶望的な胸部大動脈瘤手術を歌っている。1 番の“止まりそうなヘルツ見つめ泣いていました”とか，2 番の“さよならあなた，私は帰ります”など，術中死が確実な開胸手術に当たってしまった麻酔科医の虚しい思いが，哀切なメロディによって見事に表現されている。

［麻酔科宣言］

さだまさしの現代版説経節ともいうべきヒット曲。

♪お前がオペを始めるまえに言っておきたいことがある

　かなり厳しい話もするが，俺の本音を聞いておけ

　予定どおりに来なきゃいけない，予定どおりに終わらにゃ

　　いけない

血は上手く止めろ，傷はきれいに縫え

できる範囲でかまわないから

忘れてくれるな，仕事もできない男に

患者を守れるはずなどないってことを

お前にはお前しかできない事もあるから

それ以外は口出しせずに，黙って俺についてこい

♪お前のオーベンも俺のオーベンも，どちらも同じだ，うる
　　さいばかり

教授，助教授，賢くこなせ，たやすいことだ，おだてれば
　　いい

麻酔の悪口，言うな，聞くな，それからつまらぬ文句は言
　　うな

俺はミスはしない，たぶんしないと思う

しないんじゃないかな，まちょっと覚悟はしておけ

手術はみんなが協力してできるもので

誰かが苦労して繕うものではないはず

お前はメスをとって，切開を始めたのだから

もうあと戻りはできないと思え

これから俺がお前の見張り　　　　　　　　　　（F 伸夫）

カラオケ【幻楽団】karaoke

harakiri や geisya などと並び，英語でもよく用いられる日
本語の一つ。騒音公害を起こすほか，ときに声帯ポリープの
原因となる。　　　　　　　　　　　　　　　　　（町の音楽家）

カラーコーディング【色分的麻酔薬誤用防止法】color-cod-ing

医療用ガスや麻酔薬の誤使用を防ぐための認識システム。

子供「ねえ，パパ，麻酔に使うお薬って，みんなきれいな色
　　がついているんだね」

父「そうだよ，よく気がついたね。酸素は緑だからいつでも
　　使えるけど，ハロタンは赤だから使っちゃいけないし，セ

ボフルランは黄色だから注意して使えってことさ」

(警察病院麻酔科)

カルディオバージョン【瞬間不整脈治療法】cardioversion

❶「全員，せいれーっつ」と心筋に号令をかけること。

(鬼軍曹)

❷それが行われている時間とその効果から考えると，コストパフォーマンスが天文学的によい医療手技。　　　　(医事課)

かれい【加齢】aging

❶加齢とは誕生した瞬間から始まり，死へと続く行程。生とは死へと至る過程にすぎない。人間の生理的能力はある年齢までは進歩するが，そこから後は退化するのみである。ついには，はじめと同じ無に戻る。　　　　　　(昭和かれすすき)

❷ 100% の死亡率をもつ正常な状態。　　　　(死にいたる病)

かろうし【過労死】death due to overwork, karoshi

仕事中毒人間が望む理想的な死に方。　　　　(ワークホリック)

かわ【川】river

「かわ」といえば皮や河しか思い浮かばなかった人は，親子3 人「川の字」になって寝るのに苦労する。(ムーンリバー)

かわさきびょう【川崎病】Kawasaki's disease（syndrome）

KAWASAKI，YAMAHA，HONDA などのオートバイを乗り回す暴走族の病気ではなく，ましてや川崎市で流行している病気ではない。1967 年に川崎医師により報告された疾患。別名 mucocutaneous lymph node syndrome。しばしば冠動脈瘤を合併する。　　　　　　　　　　　(モトクロス・ファン)

がん【癌】cancer, carcinoma, malignancy, neoplasm

❶悪性腫瘍，悪性新生物とも呼ばれる。患者に対しては，

「潰瘍」,「悪いものになる可能性があるできもの」などと説明されることもある。体内の生命力の強い細胞が自立的に,自由に増殖する状態。多くの場合,生命力の弱いホストの命を奪ってしまう。❷生命保険,入院保険の保険金を高くする条件。癌になったものは保険金を受け取ることができるが,癌にならなかったものは掛け金を失うことになる。どちらを幸福と考えるかは,その人の人生観による。

(ニッセイのおばちゃん)

❸本人よりも,家族に知らされることのほうが多い診断名の一つ。 (非告知主義者)

がんかい【眼科医】 ☞元医師

がんかしゅじゅつ【眼科手術】ophthalmic surgery
盲目的,近視眼的手術。 (偏見)

かんき・けつりゅうひ【換気/血流比】ventilation/perfusion ratio
肺胞にも出来・不出来があることを示す指標。 (コムロー)

がんきょう【眼鏡】eyeglass (es)
❶耳を支点として,眼球の前に装着するガラスないしプラスチックをはめ込んだ多目的器具。視力矯正のほか,汚染物の眼内侵入阻止,変装,おしゃれなどの目的で用いられる。

(ブルース・ブラザーズ)

❷見えなくてもいいものを,見えるようにしてしまうもの。ぼーっとにじんだ印象派の世界から,現実の世界に引き戻すもの。コンタクトレンズは限りなく眼球に近いところに存在する眼鏡である。 (目利き)

がんぐ【玩具】toy ☞ポケットベル
人間の想像力,創造力,情操を高めるためのおもちゃ。最近

は，麻酔科医のための麻酔シミュレータが開発されているが，個人で購入するにはまだ少しばかり高価である。（人形の家）

かんこうへん【肝硬変】liver cirrhosis ☞肝臓，肝不全
❶硬く縮んで，食用には向かなくなった肝臓。（人喰い人種）
❷肝臓が本来もっている特有の色艶や軟らかさが失われ，いかにも硬くてまずそうになった状態。凝固因子が少なくなったり，血小板数が減ったり，薬物作用が遷延したり，ろくなことがない。　　　　　　　　　　　　　（飲み過ぎちゃった）

かんごし【看護師】nurse
白衣の天使という美名のもとに重労働を強いられる女性，と

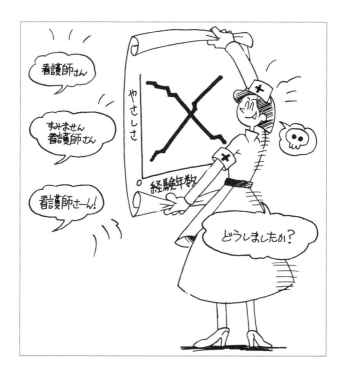

きに男性。医師や患者の機嫌により,「看護師！」,「看護師さん」,「すみません, 看護師さーん！」と呼び分けられる。病院内におけるセクハラの被害者, ときに加害者。研修医よりはずっと偉い人。やさしさと経験年数は反比例することが多い。　　　　　　　　　　　　　　　　　　　（傷だらけの天使）

かんごぶちょう【看護部長】 ☞総師長

かんし【鉗子】forceps ☞摂子
物をつかむもの。「鉗」という漢字を一生書くことのない人もいるかもしれない。　　　　　　　　　　　　　　　　（漢子）

かんじゃ【患者】patient ☞医者
語源はラテン語の patior（苦しむ）。形容詞となれば, 忍耐強い, 辛抱強いの意味。patent とは異なることに注意。患者とは, 本来は病や苦しみに耐え忍ぶ人のことであった。患者と病人の区別は, 前者が収益のもとになるのに対し, 後者はただの厄介者になること。医者がいて, はじめて患者というものが存在する。したがって, 患者は医者の従属的存在といえる。治療費が払えなくなると, 患者は病人となり, 医者との関係は清算される。逆に, お金があれば, 病気でなくても患者となることができる。
　最近では, 患者でありながら医者を相手に訴訟を起こす者があり, 患者の定義もまた変遷してきている。患者にとって, 医者は訴訟の対象であり, 収益のもとになるものであり, 金のない医者は, ただの厄介者である。医者は患者の従属的存在となった。経済学的定義にのっとれば, 医療費を支払うのが患者, 賠償金を支払うのが医者である。一般的には, 後者のほうがはるかに高額である。　　　　　（エコノミスト）

かんじょう【感情】feeling
傷つきやすく, 目に見えない血を流したりするかよわい存在。

時間と友情と愛情のみによって癒されるという。一方，金で
癒すことができるものは，勘定と表記される。　　（弱きもの）

かんせい【慣性】inertia
慣れ親しんだものから，なかなか離れられなくなる性質。別
にセックスに慣れるわけではない。　　　　　　（ニュートン）

かんせつ【関節】joint
蝶番になっている軟骨が擦り切れたり，安定性を保っている
袋や靱帯が切れたり，潤滑油が不十分で障害を起こしたりす
る身体の一部分。股関節や膝関節では，しばしば外科的に部
品の交換が行われる。普通，修理には数時間かかる。

（人間修理工場）

かんせつじょじゅつ【肝切除術】hepatectomy
肝臓のおいしくない部分を切り捨てること。　　（レバ刺し）

かんぜんじょうみゃくえいよう【完全静脈栄養】total par-
enteral nutrition（TPN）
食べるのもおっくうな人に行う栄養補給法の一つ。

（ものぐさ太郎）

（かん）ぜんじょうみゃくますい【（完）全静脈麻酔】total
intravenous anesthesia（TIVA）
麻酔科学領域において，ガスか液体か，肺か血管か，気化器
かポンプかといった哲学的問題を提起するに至った麻酔法。

（セネカ）

かんぞう【肝臓】liver　☞肝硬変，肝不全
❶古来より重要な臓器と考えられ，精神や勇気が宿るとされ
た。その名残は「肝に銘ずる」，「肝をつぶす」，「肝がすわ
る」，「肝が太い」といった言葉に残る。アルコールによる障

害を受けやすい臓器。ハロタン肝炎によりハロタンの名前を一躍有名にした。食用にする場合には，レバーと呼ばれる。

(肝っ玉かあさん)

❷アルコールを代謝するための臓器。 (呑んべえ)

かんどうみゃく【冠動脈】coronary artery ☞心臓外科医
心臓へ行く動脈。主要な枝には，番地のように番号がつけられている。冠動脈造影を見ながらこの番号をすらすらと言えるようになると，一人前の循環器内科医と呼ばれる。定められた番号のところに，動脈や静脈を正しくつなげられるようになると，一人前の心臓外科医と呼ばれる。番号を言われてもキョトンとしていると，馬鹿と呼ばれる。 (郵便配達人)

かんどうみゃくれんしゅく【冠動脈攣縮】coronary artery spasm
原因の多くが麻酔法にあるとされる病態。「術中に coronary spasm が生じました」などと用いられる。学会では，麻酔管理の不手際をいかに正当化するか，という点がポイントである。シンプルな麻酔を行っていさえすれば，まずお目にかからないという不思議な病態でもある。 (Blade Runner)

かんふぜん【肝不全】hepatic failure ☞肝硬変，肝臓
❶肝がつぶれた状態。 (レーネック)
❷酒をやめるりっぱな理由。 (ABCD)

かんぺきなますい【完璧な麻酔】perfect anesthesia
手術が終わって目が覚めた患者さんが，「え，今から手術ですか？」と驚いたように尋ねること。麻酔科医は自分で行った硬膜外麻酔の効き目にうっとりとし，一方，主治医は，「おや，さっそく見当識障害か…」とがっかりする。(西の涯)

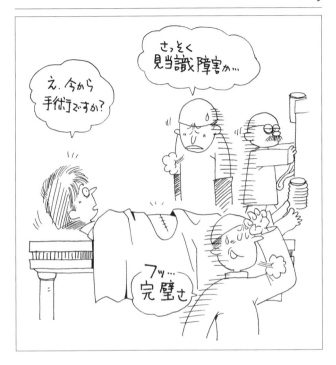

かんぽうやく【漢方薬】herb medicine, Chinese medicine
別名：ツムラ，カネボウ，コタロー。薬理学書では，通常，向精神薬のなかの精神安定薬に分類されている。薬名の読み方が難しく，番号で呼ばれることが多いが，ときに正確に発音できる医師がいると，周囲から驚嘆の眼差しで迎えられる。劇的な効果を認めない代わりに副作用が少ないことは，乳糖に匹敵する。使用法を誤れば，小柴胡湯のように致死的な副作用をあらわすこともある。　　　　　　　　（プラセボ）

かんやく【監訳】responsible translator　☞翻訳
他人の翻訳の後始末をすること。語学試験なら採点するだけでよいが，監訳では直す必要があるので面倒。　　　（完訳者）

き

きおく【記憶】memory ☞逆向性健忘

何かいいことをしたときに，他人に求めるもの。忘却の対語。

（愛は忘却の彼方に）

きかき【気化器】vaporizer ☞麻酔器

ダイアルをひねると，ガスのにおいの濃さが変化する器具。麻酔器から取り外した古い気化器は，ウェイトトレーニング用として人気が高い。

（ペンテック）

きかんしぜんそく【気管支喘息】bronchial asthma

空気吸入に対する拒否反応。気管支は収縮し，空気の出入りを許さない。ましてや，麻酔科医がチューブを気管内に入れることなど，許すはずもない。

（許されざる者）

きかんせっかい【気管切開】tracheostomy

喉頭鏡が見つからないときに行われる気道確保法。

（喉頭教信者）

きかんないそうかん【気管内挿管】endotracheal intubation
☞喉頭鏡，食道挿管

❶麻酔科医の飯のたね。気管内全身麻酔のため，あるいは救命的な処置として行われる。肺合併症の原因と信じている外科医もいる。人生最後のセレモニーと考えている内科医もいる。救急救命士にとっては，高嶺の花であった。未熟なものが行うと，抜歯も同時に行ってしまうことがある。最大の適応は，口うるさい患者。愛犬家殺人にも用いられるスキサメトニウムの助けを借りて行うこともある。根性のある患者の場合には，人工呼吸器とファイティングする。

（隣の食堂のおばちゃん）

❷気管の中に異物をつっこむ乱暴な行為だが，呼吸管理に必要であるという言い訳によってかろうじて許されている。特に研修医は，この大義名分により，喉頭鏡という鎌状の武器で歯を折ったり咽喉頭を傷つけたりできることに大変関心をもつ。なかには，気道侵襲を避けるため，わざと食道に挿管する気の優しい人もいる。うまくできない場合，患者は黒くなるが，それよりも鋭敏な指標に，麻酔科医が青くなることがある。　　　　　　　　　　　　　　　　　　　　（陰中米渡）

❸周囲の環境を汚染することなく，有毒ガスを患者の体内に効率よく送るために，気管内にチューブを挿入すること。❹気道への圧のかけ方で，肺におけるガス交換がどのように変化するかを検討するために行う操作。　　　（マッキントッシュ）

❺気管内腔にチューブを入れ，その内腔を狭める手技の一つ。成人では，気管内腔でバルーンを膨らませ，さらに気管内壁を圧迫する。どう考えても身体にはよくなさそうな行為である。　　　　　　　　　　　　　　　　　　　　　（ジイド）

❻患者にそれ以上文句を言わせない方法。　　　（シェリダン）

きかんないそうかんのエー・ビー・シー【気管内挿管の ABC】ABC of intubation

A：assistant（介助者）
B：battery（喉頭鏡の電池）
C：compression（喉頭圧迫）　　　　　　（スーパーバイザー）

きかんぶんきぶ【気管分岐部】carina　☞ダブルルーメンチューブ

麻酔料および麻酔科医の評判の分かれ目のこと。ダブルルーメンチューブを気管分岐部を越えて正しい位置に挿入し，一側肺換気を行うと，麻酔料がグンとアップする。一方，シングルルーメンチューブを気管分岐部を越えて挿入したままにしておくと，麻酔科医の評判はグンと低下する。（麻酔追分）

ききかんり【危機管理】crisis management

麻酔指導医実地試験の際に，食道挿管してしまったり，ルンバってしまったときに要求されるもの。　　　　　（認定委員）

ききょう【気胸】pneumothorax

胸腔内の入ってはいけない場所に，空気が入り込んでしまうこと。いくら自然気胸といっても，あまり緊張すると命の危険がある。また，内頸静脈穿刺，鎖骨下静脈穿刺，肋間神経ブロックの手技の一部として，作成されることもある。

（侵入禁止）

ぎし【義歯】false teeth, denture

人間の歯は，ほかの哺乳動物と異なり，3度生え変わるという。乳歯，永久歯，そして義歯である。義歯には以下のような長所がある。(1)下手な麻酔科医に挿管されても，折れる心配がない，(2)下手な歯科医に削られても痛む心配がない，(3)虫歯になる心配がない。　　　　　　　　　（義士）

きじゅんち【基準値】　☞正常値，異常値

キスマーク【強力陰圧的内出血】kiss-mark　☞接吻潰瘍

皮膚に対する強力な吸引による陰圧で，血管内容物の漏出が起きた状態*。皮膚表面上から変色部が観察される。　（熱愛）

*昔の日本では，キスのことは「口吸い」「口印（こうじるし）」といい，「口付け」「接吻」などという生やさしい行為でも，公の場で行えるような儀礼的な行為でもなく，激しいものであった。

きせいちゅう【寄生虫】parasite

give and take の概念をよく理解していない生物。

（パラサイト・イブ）

†きたい【期待】hope ☞不安

不安とともに錯綜するもの。よほどの楽天家でない限り，期待は一瞬にして不安に取って代わられる。　（キョルケゴール）

きつえん【喫煙】smoking ☞禁煙

❶煙を気道内に吸い込み，楽しむ行為。気管内挿管や気管切開が行われていると，楽しむことができない。中学生，高校生から喫煙し始めることが一般的。最初は上気道内でふかすだけのことが多い。しばしば学校のトイレなど密室で行われる。成人したのを機会に禁煙を誓う者もいる。上級者になると，気管，気管支内，さらには肺胞内まで吸引する。最近は，駅ホームの一角や航空機内の特別な座席や，特別な車両内で楽しまれることが多い。さらに上級者になると，何本も連続して吸う技を身につける。　　　　　　　　（chain smoker）
❷パッケージに印刷された"身体に有害"という言葉をものともしない勇気ある行為。しかし，煙草の煙を吸い込むほうが，火事の煙を吸い込むよりは害が少ない。　　（ケムンパス）

きぼう【希望】hope ☞絶望

失望したり，絶望したりする権利を有すること。（Bob Hope）

ぎやく【偽薬】placebo

薬物の真の効果を判定するために投与する，本来は作用，副作用をもたない物質。ときには，対象となる薬物よりもよい効果が得られるので始末がわるい。プラセボというと格好がよいが，にせ薬というと，患者のひんしゅくをかうことは疑いない。　　　　　　　　　　　　　　　　　　　（にせ医者）

†ぎゃくそう【逆走】reverse run

高齢者の度胸試し。　　　　　　　　　　　（田舎のライダー）

ぎゃっこうせいけんぼう【逆向性健忘】retrograde amnesia
☞健忘

自分が失敗したときに，人に求めるもの。 （水に流して）

きゅういん【吸引】suction

出血が麻酔科医にバレないように，術野をドライにしておく道具。出血量が多いことを麻酔科医に責められた場合は，尿が混じっているとか，洗浄液が混じっているといってごまかす傾向がみられる。 （尿量込み）

きゅうか【休暇】vacation, holiday

日頃の疲れをとるのに数日，部屋の片付けと掃除に1日，家庭サービスに数日を用い，そろそろ休みが欲しいと感じたころ終わってしまうもの。 （V・A・C・A・T・I・O・N）

きゅうかく【嗅覚】olfaction, smell

どこに蓋をしたらよいか，その場所を見分ける感覚。また，儲けになるものを探す感覚。 （警察犬）

きゅうきゅういがく【救急医学】emergency medicine

❶急病人やけが人がいないと商売にならない専門診療科。

（119）

❷「先生大変です」という患者側の "救急" と，医学的意味での何とかしなければならない "救急" との間には，埋めることのできない大きなギャップがある。 （医師疎通）

きゅうきゅうそせいのエー・ビー・シー【救急蘇生の ABC】
ABC of resuscitation

A：Avoid meeting the situation （そんな場面はあわぬが一番）

B：Blame the patient （患者を罵れ）

C：Call another doctor （医者を呼べ）

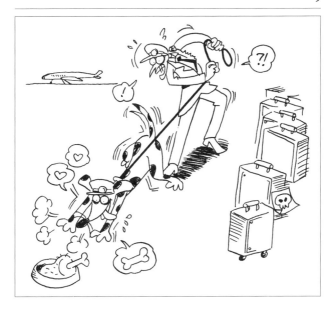

D：Deny your responsibility （俺のせいじゃない）
E：Escape as soon as possible （三十六計逃げるにしかず）
F：Fight against the sue （訴訟に備えよ）
G：Gag witnesses not to tell the truth （目撃者の口封じ）

(F 伸夫)

きゅうせいあるこーるちゅうどく【急性アルコール中毒】 acute alcohol intoxication
大学新入生でよくみられる病態。ときに死亡する。何度かこの中毒を起こさないと，一人前の社会人にはなれないのが普通。　　　　　　　　　　　　　　　　　　　　　　　　　（三鳥居）

きゅうせいじんふぜん【急性腎不全】acute renal failure（ARF）
突然の原因で，血液が肥だめ状態となること。　　　　　（trf）

きゅうりょう【給料】salary
労働，苦痛，疲労，自己嫌悪などの代償として，預金通帳に定期的に記載される数字。 （銀行員）

きゅうりょうび【給料日】payday
お金が自分を通過して右から左へと移動する日。給料を労働時間で割ってみようなどとは決して考えてはいけない。

（給料泥棒）

きょういく【教育】education
❶自分と同じ過ちはしないよう指導すること。❷自分ができもしなかったことを子供に要求すること。 （教育ママ）
❸実社会では必要とされない情報を教授すること*。したがって，学ぶ側，教える側ともに強い忍耐力を要求される。

（透明な存在）

* 子供自身が受ける権利をもつ義務教育は，社会人として生きていくうえで必要な基礎知識を与える普通教育（初等・中等教育）であり，その後に受ける教育は高等教育，すなわち教養（ドイツ語の Bildung）教育であった。専門的な技術を授ける専門学校は別として，高等教育機関，すなわち教養教育機関には大学があったが，202X 年の教育改革以降は，企業のための人材育成下請け機関に成り下がることとなった。

きょうかしょ【教科書】textbook
❶著者が，どの派閥に属しているかを示した本。また共同執筆の場合，著者の選定に当たっては，その専門領域も参考にされるが，あまり当てにはならない。
❷ 10〜20 年前の知識の集大成。歴史的価値をもつ知識の宝庫。一言一句が重要なので，1 ページの校正に数か月を費やすこともまれではない。
　睡眠作用をもつ。夜になって，布団にもぐり込み，目覚まし時計をセットしてから読み出すのが望ましい。不眠症の治

療にも用いられる。著者の家計を潤すことはまれである。

(家永教科書出版)

ぎょうこいんし【凝固因子】coagulation factor

生体の内在的記憶能力を示す一例。何因子が何因子を活性化させ，血を固まらせるかを覚えている生体というのは，大したものである。私などあのカスケードを何十回見ても覚えられないというのに。 (公文式)

きょうし【教師】teacher

尊敬されるか，馬鹿にされるか，無視されるかのどれかに必ず分類される人たち。 (日教祖)

きょうじゅ【教授】professor ☞座長，麻酔科教授

講座内における名目上の最高の地位，およびその地位についた人。この地位につくと，教授会に出席し，居眠りができる。また，医局員を連れて，週1回ほど回診すればよくなる。学会では，発表するより，座長をすることが仕事となる。新しく学会を作ったり，学会の会長になりたがることが多い。公費で秘書をもつことができる。教授が，最高責任者であることを自覚させられるのは，トラブルが起きたときである。なお，そのトラブルが起こるときには，必ずといっていいほど学外にいる。 (個人教授)

きょうじゅせん【教授選】professor election

大学内における勢力分布図の書き換え作業の一部。ときには，大学間の力関係が決定的な影響力をもつ。自らの嫉妬心をかきたてないように，学問的業績はあるが人格的に問題がある，学問的業績はあるが臨床能力が低い，風采が上がらない，金銭感覚がない，あるいは金銭欲，名誉欲が異常に強いといった，なんらかの重大な欠点をもつ人が選ばれることが多い。

(欠陥人間)

きょうしん【狂信】fanatic

宗教体験の一種。ともかく信じている間は救われている状態。ときに麻酔薬などを密造することがある。　　　　　　（新興宗教）

きょうしんしょう【狭心症】angina pectoris

心が狭いことではない。糖尿病，高血圧，ストレス，肥満など，現代病の粋を集めて作った最高峰の病気の一つ。心臓にいく血管が狭くなっているために起こることが多い。ひどくなると，いわゆる心臓麻痺となる。心電図上の ST 部分が 1 ～2 mm 上下しただけで，循環器内科医を一喜一憂，右往左往させる。　　　　　　　　　　　　　　　　　　　（狂信者）

きょうせん【胸腺】thymus

❶ T 細胞の誕生の場であり，墓場でもある臓器。❷開心術の際の障害物。❸重症筋無力症の原因。❹生命の体内時計。思春期に最大となり，あとは萎縮するのみである。

（Helper & Killer）

きょうふ【恐怖】fear

Pierre-Robin 症候群の妊婦が，夕食直後に脳動脈瘤破裂によってくも膜下出血を起こし，緊急開頭クリッピング術を行う，という申し込みがあったときの麻酔科医の心境。

（ヒッチコック）

きょうぶエックスせんしゃしん【胸部 X 線写真】chest roentgenogram, chest X-ray film

❶肺炎や急性呼吸促迫症候群の治療として毎日撮影される。撮影をしないと，治療を放棄されたのではと，患者の不安が高まるので，できれば 1 日 2 回は撮影するのが望ましい。術前は，術後合併症を減少させるために，年齢を問わず予防的に撮影される。術前に胸部 X 線写真の異常がいくらあっても，手術キャンセルの対象となることはないが，予防的撮

影を行っていない場合には，手術キャンセルの重大な理由となる。ときに，診断のために用いられる。胸腔内にガーゼや針を残していないかを診断するための有用な手段。小学生では，毎年，成長の記録として撮影される。

撮影は決死的であり，手術室においては，最も勇気のある麻酔科医が患者と運命をともにして撮影に立ち会う。ほかの医療関係者は職務を放棄し，手術室外に脱出することが多い。それらの人々を手術室につれ戻すには，必死の努力が必要である。集中治療室においては，最も足の速い者が遠くまで退避し，その寿命をまっとうできる。

最も恐れられる合併症に，技師が「息を吸って，はい，とめて」と言ったあと，患者に呼気を促さないことによる失神発作がある。　　　　　　　　　　　　　　　　　（陰翳礼賛者）

❷心臓や肺が存在するかどうかを確認する検査。(レントゲン)

きょしょくしょう【拒食症】anorexia nervosa　☞食欲不振
あらゆる物を食し，究極の美食とはカスミであることを理解した食通が至る悟りの境地。現代西洋医学は，東洋の神秘を拒否すべく，ピーマンを食べられない子供さえも，ストレスという原因を作り上げ，仙人に仕立てている。　　（セリエ A）

きょじんしょう【巨人症】gigantism　☞トラコーマ
❶下垂体前葉から分泌される成長ホルモン分泌過剰により生じる，体制に組する疾患。思春期以前に発症する。特に男性の場合，環境因子を含めて，遺伝する傾向が強い。昭和 40年代の全国的な流行時には，大鵬，卵焼きを好むという症状を併発した。サッカーブームにおされ，最近その勢いは衰えつつあるといわれているが，「巨人症は永遠に不滅です」とする説はあいかわらず学界では根強い。

　　　　　　　　　　　　（アンドレ・ザ・ジャイアンツ）

❷全国的に蔓延している流行病。典型的な症状として，いつかきっとミラクルが起きると期待する，スポーツニュースを

見ない，スポーツ新聞を読まない，週末になると憂鬱になる，といったものがある。何年かごとの周期で流行するが，最近はその周期が短くなっているようである。　　　　　（レオ）

きりょく【気力】guts
体力の限界以上に頑張ってしまう力。体力のように測定することはできない。　　　　　　　　　　　　　　　　（精神一倒）

きん【金】gold
キンというと豪華なイメージだが，カネというと途端に汚いイメージとなる貴金属の一種。リウマチの治療で用いられることがある。いかにも歯が抜けそうな老人に，すべての前歯を包み込む金を見せられると，気管内挿管をする勇気がなくなってしまう。　　　　　　　　　　　　　　　（錬金術師）

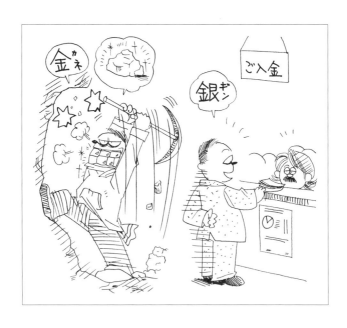

ぎん【銀】silver

貴金属の一種。金が明快で，軽薄なイメージであるのに対し，銀は好感をもって扱われることが多い。「いぶし銀」「ロマンスグレー」などという言葉にそれは現れている。あのエリート意識の強いバンクでさえ，"金行"とはいわず，"銀行"と名乗るほどである。 　　　　　　　　　　　　　　　（バンカー）

きんえん【禁煙】abstinence from smoking, smoking cessation ☞喫煙

喫煙意欲を最大限に高めるための行為。禁煙後の煙草ほどうまいものはない。患者には勧めるが，自分では決して実行しない行為。「今，禁煙してるんですよ」という自分の意志の強さを見せるための自慢のたね。なかには，何十回と禁煙しているという強者もいる。 　　　　　　　　　　（紫煙団体）

きんきゅうしゅじゅつ【緊急手術】emergency surgery

❶日曜，休日など，暇をもてあましている麻酔科医のために外科医がわざわざ呼んでくれる催し。普段オペをさせてもらえない欲求不満の外科レジデントが術者となり，全身状態の悪い患者のため，予定手術の倍以上の時間をかけて懇切丁寧に手術をしてくれる，大変ありがたいオペ。術前に，景気づけに酒を飲んできたり，盛り場で暴れてお腹に包丁を立ててくる剽軽な患者もいる。 　　　　　　　　　　（お祭り男）

❷外科医が夜中や休日に思い立って行う手術。麻酔科医にとっては，都合の悪い時間に行われることが多い。

　　　　　　　　　　　　　　　　　　　　（寝惚まな子）

きんけつしょう【菌血症】bacteremia ☞敗血症

細菌が血液中に浮くほどに増殖し，組織に酸素が十分に供給されなくなった状態。一方，お金が十分に供給されなくなった状態を金欠症という。 　　　　　　　　　　　（サラ金）

ぎんこう【銀行】bank

研修医にとっては，縁遠い場所。行ける時間には仕事は終わらないし，第一，銀行に入っているべきものがない。縁があるのは血液銀行くらいなもの。ただし，血液銀行には，いくら預けても利息はつかない。 （税務署員）

きんし【近視】near-sightness, myopia

進化の一徴候。遠くにいる獲物を探す必要もなくなり，ショーウィンドーや，目の前のディスプレーや，テレビ画面だけが見えればよい現代により適応した状態。近視の人の頻度を考えれば，現代において近視は正常と呼ぶべき状態である。「近視眼的」は近くのものがよく見えるので，当面は失敗しないという誉め言葉。 （ダーウィン）

きんしかんやく【筋弛緩薬】muscle relaxant

❶医療目的のほか，しばしば殺人のために用いられる。愛犬家を殺すためには，スキサメトニウムを用いるのが一般的。ストリキニーネを用いることもある。どちらも獣医に頼めば手に入る。愛犬家殺人事件のおかげで，サクシニルコリンではなく，スキサメトニウムという用語が市民権を得た。集中治療室などでは，戦う（ファイティングする）患者に対抗するため，看護師が医師にその処方を要求することがある。筋弛緩薬投与後に警報（アラーム）は解除され，ようやく看護師・医師はファイティングしていた患者に近づけるようになる。筋弛緩薬のシリンジを手にするたびに，殺人を犯すのではという恐怖感に麻酔科医はおそわれる。その恐れが現実のものとなることも，まれにある。 （ふぐちり屋）

❷しつこい詐欺師のような薬物。アセチルコリン受容体に，自分があたかもアセチルコリンであるかのように見せかけておいて，いったん受容体にひっついたら，なかなか離れようとしない。アセチルコリンにすれば，庇を貸して母屋を取られたという心境であろう。 （クリーンオフ）

きんしゅ【禁酒】abstinence ☞アルコール依存症
消化管内のアルコール消毒を禁ずること。某国ではかつて，国をあげてこの問題に取り組んだことがあった。
（エリオット・ネス）

きんせんよく【金銭欲】desire for money
金持ちであるほど強い欲望の一つ。きりがない。　　（税務署）

きんだいいがく【近代医学】biomedicine, modern medicine
黙っていたって治るものさえ，その原因となる病原体を見つけだし，ヒトが本来もつ自然治癒力すらも管理しようとする力。この力には製薬会社をはじめ，さまざまな職種が荷担している。
（ヘルス産業）

きんだんしょうじょう【禁断症状】withdrawal symptoms
やってはいけないと思うと，なおさらやりたくなる状態。
（イブ）

きんちょう【緊張】tension
初めて一人で麻酔をかけにいき，顎が小さくて出っ歯の患者を見たときの感覚。
（ちびりそう）

きんにく【筋肉】muscle
❶二つ以上の骨を接続する赤褐色の弾力性に富んだ蛋白質の塊。肉屋の家計を支える部分。　　　　　（筋金入り）
❷筋弛緩薬を投与すると，収縮しなくなってしまう組織。「筋肉の発達と，脳の発達は反比例する」という学説があるが，その真偽は明らかではない。
（ボディビルダー）

きんむじかん【勤務時間】working hours
一般に医師の勤務時間は長く，かつ区切りがないといわれて

いるが，その使われ方をみると，次のようなことがわかった。

研修医の1日：勤務時間の50％はモノ探しとヒト探し（あのカルテどこにいった？　ここに置いといた検査データ知らない？　○○先生どこだか知らない？…），あとの半分のうち25％は上級医からの指示待ちで，24％は伝票書きとカルテ書き，結局，患者をみているのはわずか1％である。

指導医の1日：勤務時間の50％はモノ探しとヒト探し（文献検索，電話＝勤務先に電話しても捕まえられる確率はごく低い，あーあペンがない！　ここにあった抄録はどこいった！…），あとの半分のうち25％はドジな研修医を罵るのに費やされ，残りの25％は論文書きである。患者をいつ診るかって？　そんなものちっとも診やしない。　　（F 伸夫）

く

くうかんせんきょせいびょうへん【空間占拠性病変】space-occupying lesion（SOL）
❶買っただけで使っていないデスクトップ型コンピュータや，百科事典など。他に，❷定年後の亭主，❸満員電車で新聞を大きく広げて読んだり，足を思いっきり広げて座っている人など。
（室内装飾家）

くうき【空気】air　☞欠伸
❶人間が必要とする酸素より，不必要な成分である窒素をずっと多く含むガス。体内に溜まっているとき，亜酸化窒素を用いるとその体積を増すことができる。黄色いタンクに詰め込まれているガス。都会の空気は，最近大流行の一酸化窒素を大量に含んでいるらしい。流石というべきであろう。
（空元気）
❷生物の作り出す排泄物と，工場の排気ガス，煙草の煙が重要な構成成分となっている気体。
（智恵子）

くうきそくせんしょう【空気塞栓症】air embolism
血管内に空気が侵入すること。血液は肺胞を介して空気と接触するべきものであり，空気を血液中にいくら注入しても，ガス交換が改善するわけではない。 　　　　　　　　（水車音）

くしゃみ【嚔】sneeze
コショウや，人の噂，あるいは上気道感染症などによって誘発される，鼻腔より鼻水と細菌を噴出する行為。満員電車の中で行うと白い目で見られる。 　　　　　　　　（ルル3錠）

くすり【薬】drug, medicine 　☞毒
毒のこと。老人は，食事代わりに薬を服用し，死期を早めることがある。クスリではなく，ヤクを用いると，医師ではなく警察官のお世話になる羽目に陥る。 　　　　　（クスシ）

くだもの【果物】fruit
果物屋で売られているもの。ときに八百屋でも売られているから，野菜との区別がむずかしい。一般に野菜より種が多く，種がない場合には種なしとことわってある。長い間，果物だけがジュースになると思われていたが，最近では野菜もジュースに加工されるのでさらに区別が難しくなった。
　　　　　　　　　　　　　　　　　　　　（TO・MA・TO）

くち【口】mouth
❶顔面の下方に存在する穴。肛門に通じる。消化管内に溜まったガスが口に出ればげっぷとなり，肛門側に出れば屁となる。
❷禍のもとになるもの。拷問の対象となり，悪いことをしたと白状させるために，割られたり，裂かれたりすることもある。腐ってしまうこともある。通常は一つだけ存在するものだが，すぎてしまい，口々となったり八丁となったりすることもある。しゃべっていれば口は減らないが，死ぬとなく

なってしまう。舌を2枚含むこともある。叩いたり，滑ったり，干上がったり，尖ったり，合わせたり，走ったり，喧嘩もしたり，三味線をひいたり，鼓をならしたりもする芸達者。重くなったり，軽くなったりもする。

❸食物の通過点。味覚にも関係する。苦い薬は良薬である。辛口の批評には，耳を傾ける必要がある。甘い言葉と，夜道には気をつけなければならない。　　（口から先に生まれた男）

❹顔面下方に存在する穴。人間には，たくさんの穴が開いているが，口ほどいろいろなものを通過させる穴も珍しい。酸素，窒素，二酸化炭素だけでなく，一酸化窒素のような公害物質だか治療薬だかわからない物質や，亜酸化窒素，セボフルランなどの吸入麻酔薬などのガス類が，出たり入ったりする。飲み物，食べ物，唾液，吐物，気管内チューブ，ラリンジアルマスク，エアウェイ，食道聴診器，歯科用ドリル，吸引器など，挿入されるものは枚挙に暇がない。　　（ルツボ）

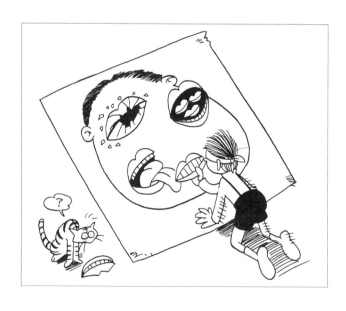

くつ【靴】shoe

足の裏を掻くときに邪魔になるもの。靴の製造会社では，人間の足は 0.5 cm ずつ大きくなるものと信じているらしい。

（アディダス）

グラフ【図表】graph

実験の苦労を集約した線や点の集まり。　　　　　（点と線）

クリップ【医療用微細洗濯挟み】clip

脳動脈のこぶの根元で，ああでもない，こうでもないと出し入れし，こぶの首根っ子を挟むための脳外科医の玩具。さんざんいじくりまわしたあげく，動脈のこぶを突つき，出血させて，確かに血管であることを確認する慎重な脳外科医もいる。やたらと小さく，紙 1 枚まともに挟めないにもかかわらず，値段だけはやたらと高い。　　　　　（文具愛好家）

グルメ【食通】gourmet（フランス）

❶おいしいものを食べても，素直に「ああ，おいしい」と言えず，つい素材や味について解説してしまう人。病院食では，とても生きていけないと思われる。　　　　　（道馬二五郎）

†❷寄生虫感染のリスクをものともしない食の求道者のこと。ただの食道楽（gourmand）と同一視されることを極端に嫌う。陶芸（魯山人），絵画（ロートレック），小説（池波正太郎）など，多芸に秀でていることが多い。　　　　（美食三昧）

クレジットカード【なしくずし手形】credit card

衝動買いの後悔を 2 か月後，あるいはボーナス時まで延期させることのできる薄いカード。ただし，死ぬ直前に使用すれば，決して一生後悔することはない。　　　　　（JCB）

け

けいえんする【敬遠する】avoid with respect
敬い，遠ざけること。たとえば，得点圏にランナーがいるときに，強打者にわざと四球を与えること。また，もう家に帰ろうと思っているときに重症患者が来た場合，他の医師に受け持ちを譲ること。　　　　　　　　　　　　（ピッチャー出身）

けいこつ【脛骨】tibia
❶膝関節と足関節双方の構成成分となる骨。腓骨 fibula とペアになっている。❷子供に囓らせる部分。脛に傷があっても，必ずしも整形外科医に治せるとはかぎらない。❸ぶつけると目が飛び出るほど痛む部分。あの弁慶でさえも泣いていたという。この骨の周囲の筋肉は硬いが，よく煮込めばよいスープがでる。　　　　　　　　　　　　　　　（脛かじり）

げいじゅつか【芸術家】artist
複雑心奇形をいともたやすく修正できる心臓外科医，または，どんな不美人も美人に仕上げる形成外科医のこと。（ロダン）

けいせいげか【形成外科】plastic surgeon
「プラスチックでできている外科医」ではない。限りなく小さな創を，限りなく細い糸で，限りなく長い時間をかけて縫い上げることに情熱を傾ける医師。ちまちましたことにこだわる反面，少しでも皮弁の色が悪いと，やっと吻合したばかりの血管を，一刀のもとに切断する大胆さをみせ，麻酔科医を啞然とさせる。また，時間の感覚が欠如しており，麻酔科医のことを昼夜にわたって付き合ってくれる長〜い友達のように思っているが，麻酔科医のほうではそう思っていないことが多い。　　　　　　　　　　　　　　　（プラモ愛好家）

けいたいでんわ【携帯電話】cellular phone ☞女子高校生,
スマートホン

❶持ち運びできる小型の電話機のこと。料金値下げなどによ
り，利用者が激増した。以前は一種のステータス・シンボル
でもあり，憧れの目で見られた携帯電話も，今や暇な人たち
の遊び道具となって，迷惑そうな軽蔑の目で見られることが
多い。　　　　　　　　　　　　　　　　　　　　　　（NTT）

†❷今やスマホに取って代わられ，ポケベル同様，過去の遺物
と化しつつある道具。もはやガラパゴス諸島のみにしか存在
しない，絶滅危惧種。ただし，遊び道具となり，迷惑そうな
軽蔑の目で見られことはスマホにもちゃんと引き継がれてい
る*。　　　　　　　　　　　　　　　　　　　　　　　（AU）

＊なお，『続・悪魔のささやき医学辞典』では別項目「女子高校
　生」も見よとしているのだが，そこに示されたイラスト（144
　ページ参照）をみるとルーズソックスのコギャル，そのうえ著
　者ブルセラによる解説は「女学生」には触れるものの「JK」に
　は触れていない。1997年初版の『続』ならではの前世紀90
　年代風俗が偲ばれる。

けいちょくちょうてきとうよ【経直腸的投与】per rectum
（P. R.）
直腸を逆行性に用いるのは，もっぱら医者とホモに限られる。
　　　　　　　　　　　　　　　　　　　　　　　　　（大痔主）

けいひてきかんどうみゃくけいせいじゅつ【経皮的冠動脈形
成術】percutaneous transluminal coronary angioplasty
（PTCA）
❶循環器内科医が行う形成術の一つ。心臓外科医をハロー
ワーク（職安）に並ばせることになった一大原因。一方で，
心臓外科医の淘汰にも役立ち，優れた心臓外科医だけが残る
ようになってきている。ときどき失敗して，心臓外科医に患
者を回す温情もみせることがある。　　　　　　　（職安職員）

❷循環器内科医の危険なフウセン遊び。狭くなった冠動脈の中に風船を入れ，いつ破れるかと耳をふさぎ，目を覆いたくなるような心境で風船を膨らませ，冠動脈内腔を拡げる，スリル満点の内科的手技。冠動脈が破れたり裂けたりすると，心臓外科医の登場となる。　　　　　　　　　（バルーン屋）

†❸過去の風船遊びは，経皮的古典的バルーン血管形成術 percutaneous old balloon angioplasty（POBA）と，情け容赦なく古典的と名づけられた。現在は，経皮的冠動脈インターベンション percutaneous coronary intervention（PCI）と呼ばれ，風船では歯が立たないほど硬い部分を削り取ろうとして穿孔したり，再狭窄を防ぐ金属製網状内張りが閉塞をまねいたりと，スリルは数倍高度に進化した。また，その後の抗凝固療法の必要性から非心臓手術が先行される傾向にあり，血行再建されていない患者の非心臓手術という新たな麻酔のスリルも生まれた。　　　　　　　　　　（大阪の光）

けいやく【契約】contract　☞インフォームド・コンセント
「嘘ついたら針千本飲〜ます」という主旨を，より現実的な法律用語で書いて約束すること。インフォームド・コンセントは，こういった点では契約とは言いがたい。医師と患者がより現実的な関係を結ぶためには，インフォームド・コントラクトが必要である。　　　　　　　　　　　　（甲と乙）

げかい【外科医】surgeon　☞好ましからざる人物，元医師
❶腕か口，どちらかが立つ。　　　　　　　　　（大阪の光）
❷手でものを考える医師。手は身体からでた脳であるという説を信奉するカント学派。床屋になろうかどうしようか迷って，外科医を選んだ人も多い。　　　　　　　（トールワルド）
❸消毒さえ済めば，麻酔がかかっていようがいまいが，メスで切り始めていいと信じている医師。　　　　　（せっかち）
❹手術患者の運命を決める医者。「人はいいが腕の悪い外科医」と「人は悪いが腕のいい外科医」，「手術時間は短いが出

血量が多い外科医」と「手術時間は長いが出血量は少ない外科医」など，患者・麻酔科医にとって究極の選択を迫られる場合が多い。 (帯に短し)

❺理想の外科医とは，切らずに直す外科医である。よい外科医とは，切って患者を生かす外科医である。悪い外科医とは，切って患者を殺してしまう外科医である。最悪の外科医とは，切らずに患者を殺す外科医である。理想の外科医と最悪の外科医との区別は，ときに難しい。 (松竹梅)

げかいとますいかいのかんけい【外科医と麻酔科医の関係】
relationship between surgeon and anesthesiologist
外科医と麻酔科医は，以下の点で亭主と女房の関係に似ている。

1. 亭主は，女房が出した料理に対して，「準備に時間がかかりすぎる」「肉が硬い」，そのうえに「料理が下手だ」と文句をつける。

2. 子供に何か不慮の事故があると，「おまえがついていながら」と責任をなすりつける。

3. 女房には，自らの労働の代価に対する独立請求権がない。

4. 女房の実家のおやじに権威があると，表面上は丁寧に扱われる。

5. 1日1回，亭主は，「愛しているよ」とは言わないまでも，「お疲れさま」ぐらいは言ったほうが，二人の関係はうまくいく。 (働く妻)

げきりん【劇淋】fulminant gonorrhea
劇症淋病の略。非常に強い感染力をもつことから「劇淋に触れる」ということわざが生まれた。 (俺，淋しい)

けしょう【化粧】makeup
最も確実なペインスコア。VASより確実な評価法であり，回復のバロメータでもある。「蒼白→すっぴん→薄化粧→厚

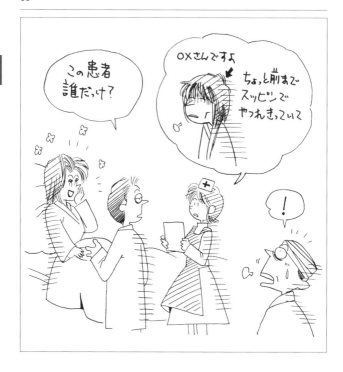

化粧」となってくると治療は終了である。退院後，初の外来通院となったとき，誰だかわからないほどに変貌をとげる人は予後良好。欠点は，今のところ成人女性にしか使えないこと。

（変身願望太モモ大明神）

けつあつ【血圧】blood pressure（BP） ☞高血圧

❶麻酔科医や看護師の聴力が正常かどうかを判断するもの。研修医には，握力をつけさせるために，血圧測定は手動で行わせることが多い。握力増強のためには，5分ごとに運動を反復することが望ましい。聴力が低下し，筋力の増強が期待できないベテラン麻酔科医の場合には，自動血圧計を用いることが許される。麻酔科医が覚醒しており，正しく血圧測定

運動が反復された証拠を残すために，どこまでマンシェット
の圧力を上げられたかを記入する。患者の血圧と麻酔科医の
血圧には，密接な関係があることが証明されている。

（トリチェリー）

❷高すぎても低すぎても問題がある数値。さらに難しいのは，
何が高すぎて何が低すぎるかの確固たる基準がないことであ
る。下手な麻酔科医の麻酔チャート上の血圧は，株式相場の
ように変動する。血圧が急落したときは，麻酔科医の株も暴
落する。しかし，血圧が上がったからといって，麻酔科医の
株が上がるわけではもちろんない。　　　　　　　（仕手）

けつえき【血液】blood ☞酸素化

❶血管内を流れる赤色で粘稠な液体。水よりも濃い。出血性
ショックなどで，限りなく水に近づくこともある。腎臓を通
過すれば尿，肝臓を通過すれば胆汁というように，変身能力
をもつ。肝炎，AIDS などの感染症伝染の媒体となる。

　血も涙もない人にかぎって，血で血を洗うような血なまぐ
さい抗争をしがち。本来，血は争えないものである。

　売買の対象となり，貧しい人の懐を潤わせた。ベニスの高
利貸しであったシャイロックは，血液を流さずに 1 ポンド
の肉を切り取れなかったことで涙をのんだ。今なら，血液回
収装置があるのに。　　　　　　　　　　（ベニスの商人）

❷人工心肺中に，全身を温めたり，冷却するのに用いる液体。

（熱血漢と冷血漢）

❸血管内を流れるべき液体。赤血球や白血球のような色付き
の細胞を含んでおり，信号機のようにその色を変化させる。
酸素を取り込めば赤くなり，酸素を放出すれば青くなり，黄
疸になれば黄色くなる。恐怖を感じたときには，蒼白な血が
流れる？　　　　　　　　　　　　　（コーザ・ノストラ）

けつえきがす【血液ガス】blood gas

数字とアルファベットの羅列にしか見えないが，見る人が見

れば，ちゃんと意味をもっているらしい。　　　（アストラップ）

けつえきがた【血液型】blood type
占いや性格判断，親子鑑定のための材料。初めての血液型検査のあと，親の血液型を聞くのは，なかなかスリリングなことである。結婚を決める場合の，重大な因子。輸血を行うときにも参考とされる。いくら立派な人の血液でも，型が合わないと，とんでもない反応を起こす。　　　　　　　（占師）

けつえききしゃく【血液希釈】hemodilution
血液を水増しして，倹約すること。　　（暴力バー経営者）

けつえきとうせき【血液透析】hemodialysis
腎不全の人が，週に３回程度仲間うちで集まる理由。

（臓器移植医）

けっかく【結核】tuberculosis（TB）　☞エイズ，ヒト免疫不全ウイルス
❶一世代前の病気のトップスター。現在は，癌と AIDS にその座をあけわたしている。結核にかかり，サナトリウムに入ることが流行であり，そこにはそこはかとないあこがれが漂っていた。したがって，結核からは文学が生まれた。一方，癌や AIDS からはホラーは生まれても，純文学は生まれない。

（堀 龍雄）

❷抗酸菌により起こる疾患。一時は下火になっていたが，最近また増加傾向を示している。フランス，中国など，今も核実験を繰り返す核保有国の間を結び付けているわけではない。

（沖田総司）

けっかんぐらふと【血管グラフト】vascular graft
１cm いくらの値段がついている高価な裁縫用の管で，丈夫な布でできた動脈の代用物。ただのまっすぐな管のほか，Y

字型をしていたり，ときには弁までついている。下手な外科医が縫うと，大量の血液が漏れ出るようにつくられている。

（クーリー）

けっかんげかい【血管外科医】vascular surgeon

動脈や静脈にできた瘤を取ったり，細くなった個所を修復する人。ベテランは「瘤とり爺さん」と呼ばれる。血行再建に失敗した場合には，下肢の短縮術が行われる。（小肥り爺さん）

げっけい【月経】menstruation, period ☞生理学

しばしば生理という，きわめてあいまいな言葉で置き換えられる。妻が台所の整理中に，夫に「すぐに部屋に来てくれ」と言われ，「いまはセイリ中だからだめよ」などと言うと，わけのわからない会話になってしまう。英語では，period（これでおしまい）ともいわれる。　　　　　（生理学者）

けっこん【結婚】marriage

❶10年間耐え抜くと，ダイアモンドがもらえるほどにつらいこと。❷妊娠とわかったとき，産婦人科医が「あめでとうございます」と言うか，「どうしますか？」と困ったような顔をして聞くか決めるときの判断材料。　（スウィート・10）

けっしょうばん【血小板】platelet

❶細胞の切れ端。寿命は短い。アスピリンは天敵。

（プレッツェン）

❷非核三原則を地で行くような細胞。　　　　（ヒロシマ）

けってきびょう【血敵病】hemophobia ☞血友病

血友病 hemophilia の新しい呼称。非加熱製剤によるエイズ感染が明らかになるにしたがって血は憎まれるようになった。血液製剤に対する敵愾心は，患者のみならず，一般市民，医師にまで拡がっている。　　　　　　　（旧友の会会員）

けつゆうびょう【血友病】hemophilia ☞血敵病

血液を友とし，また敵とする伴性遺伝性疾患。（第4ルート）

げり【下痢】diarrhea ☞便秘

❶大腸が水分の吸収をさぼった状態。 （コレラ）
❷トイレに行く回数と，トイレットペーパーの使用量，そのうえ上下水道料金が増加する状態。 （弁形成術）

けんけつ【献血】blood donation

何百ccかの血液と引き換えに，カルピスを一杯飲ませてもらうこと。 （日赤）

けんこう【健康】health ☞病気

❶病気と対立する言葉・状態。本来，病気になるとお金がかかるのだが，現在では，健康でいることのほうがお金がかかる。健康な若い女性を見て，「ヘルス嬢」などという表現はしないほうが無難である。 （ソープ嬢）
❷学校や会社を休むための理由が見つからない状態。❸せっかくお金を払い込んでいるのに，健康保険や生命保険が使えない状態。 （タフマン）

† **けんこうしこうびょう【健康志向病】health-conscious disease**

かつては一部の特権階級にのみ許された"不老長寿"が，今や"アンチエイジング"として一般庶民の手にも届くものになった。そのことから，誰もがもつ健康でありたいという願いが，誰にでも実現可能なごとく思われるようになり，さまざまなメディアを通して垂れ流されるウェルケア情報に対する執拗な依存状態が生まれ，「健康のためなら死んでもよい」と言う者も現れるようになったことで，最新のDSMで新たな疾患として分類された。

　いわゆる西洋医学を拒否し瀕死の状態になる者もいるが，

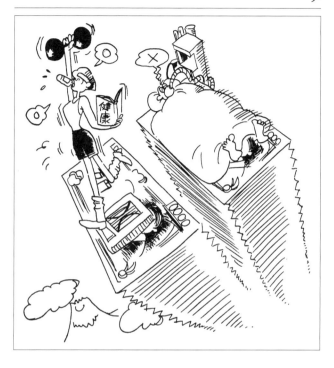

それは，不健康であることを認めると，健康でありたいという日々の願いのよりどころを失うことをおそれているからであり，彼らを救えるのは精神科医ではなく宗教家であるという宗教家もいる。近々，大規模比較試験が仏教・回教・耶蘇教合同組織の主導で行われるという。 （神秘の治療士）

けんこうしんだん（ていきけんしん）けっか【健康診断（定期検診）結果】result of medical examination（checkup）
何も気にせず健康でいた人を，定期的に診察して，病人にするもの。「異常というわけではないのですが，ちょっと血圧が高いようですね」とか，「わずかに異常ですが，日常生活には問題ありません」などと，正常値という統計学を巧みに

用いて，何ら問題がなかった日常生活に不安を植えつける。

（気で病む人）

けんこうほけんしょう【健康保険証】health insurance card

健康なときには不要な証明書。病気になって，病院に行くと，初めて役に立つもの。健康保険証を健康保証書と勘違いしている人も多い。 　　　　　　　　　　　　　　　　　（会計事務員）

げんこうりょう【原稿料】pay for writing

その論文が，学術的なものでなく，業績にはならないことの証。 　　　　　　　　　　　　　　　　　　　　（ひねくれ者）

けんしゅうい【研修医】resident, house officer ☞医師国家試験

❶ 6年間の医学部教育後に医師国家試験に合格して，ようやく手に入れることのできる地位。人によっては，その地位につくために，10年以上かかることさえある。国立大学の場合，非常勤国家公務員という特権的立場を保持するため，年1日，無給で働くことを強要される。病院長直属の医師であり，夜間の急患では，一番初めに起こされる。

　研修内容は，研修科によって多少異なる。麻酔科では，電力や圧縮空気も必要ない“人工”呼吸器としての研修から開始される。内科では，伝票作成と，その結果をカルテに貼ることが主な研修内容である。外科の場合には，鈎引きが主たる仕事で，研修後半になると，術野を覗き込むことが許されるようになる。整形外科の場合には，足もちに始まり，足もちに終わる。板前への修業が皿洗いから始まるように，耳鼻科では耳洗い，眼科では洗眼（洗顔ではない）から，研修が開始される。できるだけ長時間，飲食もせず，トイレにも行かない訓練は，外科系各科に共通する。自主的判断は尊重されない。

　上級医の欲求不満のはけ口としても，重要な役割を果たし

ている。

　時給はあまりに低いので，応募要項には記載されない。ただし，餓死したり，凍死した例は報告されていない。給料は，学費と反比例する。　　　　　　　　　　（平成研修医教育委員会）
❷家で過ごす時間よりも病院で過ごす時間のほうが圧倒的に長く，しかも，もらう給料より払った学費のほうがはるかに多い若葉マークをつけた医師のこと。

　　　　　　　　　　　　　　　　　（いやいやながら医者にされ）

けんぼう【健忘】amnesia　☞逆向性健忘
生きていくための防御本能の現れ。嫌なことは忘れて明日に向かって生きるという，人間のたくましさを表す能力。

　　　　　　　　　　　　　　　　　　　　　　　（心の旅路）

こ

こうあつさんそしつ【高圧酸素室】hyperbaric oxygen therapy room
絶対に禁煙したい人におすすめの部屋。　　　　（旧専売公社）

こうがいすい【口蓋垂】uvula
のど×××と言ったほうが，素人にはわかりやすい。

　　　　　　　　　　　　　　　　　　　　　　（女だって）

こうがくのうぜいしゃ【高額納税者】high tax payer
一般庶民の年収をはるかに上回る税金を納める愛国者。開業医や病院経営者に多いが，年度によっては同一人物が高額脱税者となることがある。　　　　　　　　　　　　（税務署長）

こうかろりーゆえき【高カロリー輸液】intravenous hyper-alimentation（IVH），total parenteral nutrition（TPN）
強制的栄養強化法。しかし，どんな高カロリー輸液も，ビッ

グマック，フィレオフィッシュ，チキンナゲット，Lサイズのポテトフライ，マックシェイクにチョコレートケーキという昼食にはかなわない。 （栄養不良）

こうがん【睾丸】testicle
ぶつけると，おなかが痛み，息もできなくなる臓器。初めて野球のボールがぶつかったときは，玉がおなかの中にまで上がってしまったと心配になる臓器。女性には理解不可能な臓器の一つ。 （デッドボール）

こうきしん【好奇心】curiosity
医学進歩の原動力。「一等賞 first prize」と結びついたとき，その力は威力を倍にする。 （出歯亀）

こうきゅうかんりょう【高級官僚】executive bureaucrat
特定の大学を卒業したいわゆるエリート集団の一つ。公僕の名に恥じず，積極的にアプローチしてくる産業界の少数意見をよく聞き入れ，それを国政や地方行政に反映させる労を惜しまない。また，後進の道を妨げないように「天下り」のシステムが完備されており，万一，余剰人員が生じた際にも，自ら政治家として野に下ることを躊躇しない。
（政府関連団体役員）

こうけつあつ【高血圧】hypertension ☞血圧
血管内の圧が上昇した状態。興奮したりすると血圧はさらに上昇し，脳の血管が切れたり，心臓に痛みをおぼえることがある。たとえば，患者の血圧が異常に下がったり，上がったりしたときに，麻酔科医は高血圧，頻脈となる。ただし，この反応は麻酔科医の経験が長くなると，次第に弱まってくる。
（テンション民族）

こうこうせい【高校生】 ☞学生, 女子高校生

こうじょうせん【甲状腺】thyroid, thyroid gland ☞副甲状腺

❶副甲状腺を隠しておくための臓器。気管切開のときの障害物。 （Basedow）
❷粉末を痩せ薬として用いることがある組織。ここから出るホルモンが足りないと, 粘液水腫という, 何とも水っぽい名前の病気になる。❸ちっとも進歩しない人のこと（向上せん）。 （グレブス）

こうじょうなんこつ【甲状軟骨】thyroid cartilage ☞林檎
Adam's apple のこと。昔, アダムがあわてて飲み込んだために食道異物となったリンゴが変質したもの。輪状軟骨のおとなりさんで, 両者の隙間は, 気道確保のための穿刺の目標となる。 （イブ）

こうすい【香水】perfume ☞毒
悪臭を隠すために用いられる, 悪臭よりさらに臭いの強い揮発性の液体。揮発性麻酔薬よりも高価である。 （ミツコ）

こうせいしょう【厚生省】Ministry of Health and Welfare
国の中央行政機関の一つ。国民の健康増進, ときには疾病増加に直接関与する官僚組織。一説によると, 医学部出身者でも何とか勤まる省庁であるという。書類の審査にはこの上もなく慎重を期し, 懸案の決裁も担当者一人の判断に任せるようなことは決してしない。 （エイズ問題研究会）

こうつうじこし【交通事故死】death due to traffic accident
❶天国まで超スピードで行ってしまうこと。 （白バイ警官）
❷移植用臓器の生産工程の一つ。 （工員）

こうつうじゅうたい【交通渋滞】traffic congestion

❶スピード違反や交通事故を防止するための，自然発生的予防法。❷道路と駐車場の区別がつかなくなった状態。

（白バイ警官）

こうとうがい【喉頭蓋】epiglottis ☞気管内挿管

気管内挿管時の目標物。 （エピグロ）

こうとうきょう【喉頭教】Laryngoscopism ☞宗教

信者数 6,593 名，うち指導幹部 3,543 名からなり，全国に約 80 宗派が存在する。現在のわが国の喉頭教は外国，主に米国から伝わったものであり，世界的な規模を誇っている。法衣を着て活動し，主な教義は，密室にてさまざまな管を挿入し，夢や無痛を提供して人々を救うことである。

　また，近年は活動の場を広げ，最も高額な部屋を提供したり，突然襲われた不幸に儀式を執り行ったり，さじを投げられて見放された人々のたまり場をも解放している。普段は日中に活動するが，深夜，突然信仰心をかきたてられて修行に励みだす信者も珍しくない。

　古くからの教典が数種存在し，信者の筆による呪文の集合形態をとる。わが国の信者は，自らの呪文が海外の教典に収められることで教団内の地位向上を狙う。毎年全国集会がもたれ，各宗派の教主たちはその顔を立て合い，末端信者たちは指導幹部となるために紙芝居の色彩を競う。

　その宗教活動の知名度はいまだに低く，存在さえもほとんど知られていない。毎年，各宗派内でごく閉鎖的に布教活動が行われ，信者数は増加しているが，その数は海外に比べてまだかなり少ない。現在，各宗派教主の世代交代が進んでおり，斬新な教典を刊行するなど，その活動が期待される。

（大阪の光）

こうとうきょう【喉頭鏡】laryngoscope ☞気管内挿管

口咽頭内を覗き，気管内挿管を助けるための器具。ときには前歯の抜歯のために用いられる。喉頭鏡というが，鏡がどこについているか知る者はいない。左手に持つべきものを右手に持ってしまうと，どうしたらよいかわからず，茫然とすることがある。　　　　　　　　　　　　　　　　（マックとミラー）

こうとうしもん【口頭試問】oral examination

面と向かって相手を罵る代わりに，黙って不合格点をつけるための儀式。　　　　　　　　　　　　　　　　　（新米試験官）

こうふく【幸福】happiness

度重なる不幸の合間に存在するごく短期間の状態。人生の小春日和。　　　　　　　　　　　　　　　　　　　　（新婚さん）

こうふせいみゃくやく【抗不整脈薬】anti-arrhythmic agent
☞不整脈

それ自身が不整脈を起こしやすいという皮肉な薬物。
　　　　　　　　　　　　　　　　　　　　　（作用と副作用）

こうまく【硬膜】dura ☞ドゥラパン

脊椎麻酔と硬膜外麻酔を区別するために存在する膜。名前ほど硬くないので，しばしば硬膜外針が貫いてしまい，問題を起こす。　　　　　　　　　　　　　　　　　　　　（硬派）

こうまくがいますい【硬膜外麻酔】epidural anesthesia
☞ドゥラパン

❶硬膜外腔に局所麻酔薬やオピオイドを注入する麻酔法。硬膜外に薬物を注入するのではないことに注意。単に硬膜外に薬物を注入した場合には，その局所の麻酔しかできない。初心者は力あまって，ときにくも膜下腔にまで到達する。その場合には，脳脊髄液が赤面するほどの勢いで流れ出てくるの

ですぐにわかる。思わず針を指先で抑えて流れを止め，周り
を見回すという行動をとる。これを「ドゥラポンした」，「ル
ンばった」などと表現し，研修期間中のポピュラーな話題の
一つ。血管内に入ったり，胸腔内に入ったりすることもある。
なかなか硬膜外腔が見つからない場合は，看護師や外科医の
冷たい視線に耐えなければならない。　　　（黄靭帯突破困難症）
❷脊椎麻酔に用いるものよりも，もっと太い針で背中を刺す
麻酔。カテーテルを硬膜外腔の血管内やくも膜下腔に挿入す
ることで，全身麻酔にも兼用できる便利な麻酔。（ブロマージ）

こうれいしゃ【高齢者】the aged
自己を基準とした，年齢に関する相対的概念。高齢者とは，
自分より 10 歳以上年上の人をいう。または，単に「最近の
若者は…」とか，「あの若造が…」と言いだす年齢層のこと。
　　　　　　　　　　　　　　　　　　　　　　　（養老の滝）

こうれいしゃますい【高齢者麻酔】geriatric anesthesia, geroanesthesia
引退寸前の教授や，麻酔部長がかける麻酔のこと。彼らがト
レーニングを受けた当時に行われていた伝統的な麻酔法が用
いられることが多い。　　　　　　　　　　（片足をつっこみながら）

ごえんせいはいえん【誤嚥性肺炎】aspiration pneumonia
☞肺炎
気管や気管支内を，空気ではなく，吐物や胃液で満たすこと
で起こる肺炎。麻酔科医が見る悪夢の一場面。　　（入れ違い）

コカイン【経鼻的密売局所麻酔薬】cocaine
局所麻酔薬の一つ。医師が使うと安価だが，素人が使おうと
するととてつもなく高価になる薬物。単に白い粉と呼ばれる
こともある。日本では，個人輸入が主。　　　　　　　（売人）

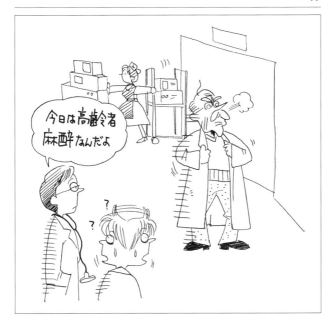

こきゅう【呼吸】respiration
人生とともに存在するもの。医学的には独立呼吸を開始したときを出生とする。ただし，刑法上は，胎児が母体から完全に露出分離したときを出生とする「全部露出説」をとり，民法上は，胎児の一部が母体から露出した「一部露出説」をとっているので，呼吸の有無は考慮されていない。無呼吸は脳死判定の重要な条件。　　　　　　　　（優性保護法指定医）

こきゅうていし【呼吸停止】respiratory arrest
息の根が止まること。呼吸は，吸気に止まるのだろうか，呼気に止まるのだろうか，考え始めると眠れない。

（あうんの呼吸）

こきゅうふぜん【呼吸不全】respiratory failure
煙草や葉巻の代わりに，気管内チューブをくわえた状態。

（禁煙席）

こくさいがっかい【国際学会】international conference
☞学会
国際的に恥をかいてきても，本国にはばれないようになっている学会。

（旅の恥）

こくち【告知（癌の）】truth telling
患者に対し診断名を正直に伝えること。すなわち，癌の患者に対しては「あなたは癌でした」，また，癌でなかった患者には「癌ではなかったですよ」と告げること。しかし，自分は癌ではないかと疑っている患者に，癌でなかったことを正直に伝えても，そのまま受け取ってもらえることはまずない。

（私は嘘つきであると言う嘘つき）

ごじゅっパーセント【50%】fifty per cent
❶八百長がないかぎり，さいころ賭博で丁か半の出る確率。
❷吸入麻酔薬の MAC で麻酔をかけているときに，皮膚切開が加わって，患者が動く確率。これは，麻酔のギャンブル性をよく示している。

（オペ室のギャンブラー）

ごしょく【誤植】misprint, typo
探しているときには見つからず，探していないときに見つかるもの。印刷所が最後に意地悪をしたのではないかと疑うことがしばしばである*。例外のないルールはないがごとく，誤植のない本はない。

（小悪魔）

＊巷ではこれまで，グリコ・森永毒物混入事件はじめ，さまざまな毒物混入事件が報道されてきた。ここに，報道はされなかったが，模倣犯による誤植混入事件があるので紹介する。某出版

社に怪人 21 面相を名乗る男（と思われる）から，1,000 万円ほどを要求する脅迫状が届いた。要求を拒むと，今印刷している書籍に誤植を混入する，と言うのである。その某出版社社長は少しも慌てることなく，犯人の要求を無視した。しばらくすると犯人から電話があり，再度の要求があったが，それに対して社長は「入れられるものなら入れるがいい」と応じ，電話を切った。かくして書籍は上梓され，そこには誤植があったのだが，果たしてそれが犯人によるものかどうか，誰にもわからなかった。

ごしん【誤診】misdiagnosis　☞診断
医者が患者にお金を払う理由。単なる見立て違いのこと。診断をつけようとさえしなければ起こらない現象で，誤治療と同義。正しい診断は法廷でつけられることが多い。（弁護士）

こっせつ【骨折】fracture　☞整形外科医
送り仮名があるかないかで，大いに意味が異なる単語の一つ。「骨折」した場合には整形外科医のお世話になるが，「骨折り」の場合にはおせっかいのお世話になる。

（くたびれもうけ）

こつせめんと【骨セメント】bone cement
骨の接合の強化に用いる発熱物質。その臭い自体は不快だが，整形外科手術の終わりを予告するという意味では，嬉しい臭いをもつ物質である。（左官屋）

†こっとうきょう【骨董鏡】antique scope　☞喉頭鏡，喉頭鏡
1940 年代に発明された，口の中を覗き見る道具。近年発達著しい小型カメラと液晶画面を備えた新型に駆逐されていないのは，骨董級の麻酔科医がまだ多いからか。（逢坂の光）

こつばん【骨盤】pelvis
❶性別により内側に含む臓器が異なる骨。骨盤内臓器全摘出

後は，性別による差はなくなる。❷ベルトがずり落ちないようにしている骨。肥満していると，この機能は低下する。かのエルビス・プレスリーも若い頃は，派手な骨盤の動きで人気を博したが，晩年は，肥満した身体をもてあましていた。

（ペルビス・プレスリー）

こていしさんぜい【固定資産税】the fixed property tax
政府の土地政策のまずさによって上下する税金。

（もてるものの悩み）

こども【子供】child ☞小児
❶時には大人よりよほど大人的であり，大人の弱点を知り抜いている存在。大声で泣きながらも，薄目をあけて大人の反応を見る冷静さを忘れない。鋭い観察眼と，素直さに裏付けられた辛辣さをもつ。❷死の意味を理解しないがために，生命のはかなさを理解せず，どこまでも冷酷になれる存在。

（子供の情景）

†このはげ【この禿】This Baldy
腹腔鏡下手術やロボット手術を受けた者に残る烙印。手術創は小さく目立たないが，思わぬところにその証拠は残るものである。七福神の一人，布袋さまは，ダビンチで肥満手術を受けたが失敗したのだろうとの噂がある。 （流行後大症）

このましからざるじんぶつ【好ましからざる人物】persona non grata ☞外科医，麻酔科医
❶手術時間が長く，出血量も多く，そのくせ文句ばっかり言っている腕も人柄もよくない外科医。
❷麻酔導入が遅く，術中はバッキングし，覚醒が遅く，ちっとも術後鎮痛には役立たない硬膜外カテーテルをやたら時間をかけて入れようとする麻酔科医。
❸麻薬を投与したらナロキソンを，ミダゾラムを投与したら

フルマゼニルをと，拮抗薬を投与しないと気がすまない麻酔科医。

❹コンサルトをしても，「手術，全身麻酔とも大丈夫です。低血圧，低酸素血症に注意し，念のためニトログリセリンの持続点滴をしてください」としか書かない循環器内科医。

❺患者と面接しているとき，ちょっと見ただけでは，どちらが医者か患者かわからないような精神科医。

❻未破裂の脳動脈瘤を，わざわざ破裂させる脳神経外科医。

（好感度ナンバーワン）

ごパーセント【5%】five per cent
5%と聞いて，消費税しか思い浮かばない人は，生活にどっぷりとつかりすぎている。統計学的有意差しか思い浮かばない人は，世間を知らなすぎる。　　　　　（大蔵官僚）

コーヒー【珈琲】coffee
どろをお湯で溶いたような黒褐色をした苦い飲み物。名高い山の名前がついているものは，値段も高い。覚醒効果があることから，食事をして眠気がでてきたときにしばしば飲まれる。西洋漢方とでも呼ぶべき飲み物。　　　　（ブルマン）

コピー【複製】copy
人間が生まれ，生きていくうえで不可欠なもの。人生はまずDNAのコピーから始まる。その結果，生まれてくれば，親に "瓜二つ" といわれる。ノートのコピーなしでは，学校の卒業は不可能である。しかし，試験中に他人の解答をコピーするのは推奨できない。何のコピーであるかを明確にしておかないと，著作権の問題が生じるので注意。　　　（隠し子）

†こみゅりょく【コミュ力】communication ability　☞口頭試問
「こみゅか」と読んではいけない。コミュニケーション能力

の略。大学受験時点における男女差を測る能力。女性のほう
が精神的な成熟が男性より早く，相対的にこの力も高いとさ
れる。まあ，周りを見渡せば誰もがわかることで，学術誌を
持ち出すこともないこと*。　　　　　　　　（こましゃくれ）

*沈黙が美徳とされていた日本では，「男は黙って」麦酒を飲む
　ことを美徳としてきた。麦酒の国，ドイツのことわざに 'Ein
　Mann, ein Wort - eine Frau, ein Wörterbuch.' があるように，
　「武士に二言なし」にプラスの意味をもたせ誤魔化してきた男
　社会が崩壊した今，このことわざも，そのままの，語彙力のな
　さを示すものとなった。

こゆび【小指】little finger
❶小さなお母さん指。すぐにお父さん指とひっつきたがる。
❷指切りをするときに用いる指。❸グラスを持つときに，1
本だけ立てておくべき指。　　　　　（これで会社をやめました）

ゴールデンウィーク【黄金週間】golden week
❶国民の多くが，交通渋滞や行楽地の混雑に巻き込まれる期
間。❷日雇いの研修医にとって，受け取る給料が少なくなる
期間。❸原稿が遅れている人の場合には，なんとかその遅れ
を取り戻そうと思わせる期間。❹ふだんの仕事でいかに多く
のストレスを与えられていたかを自覚する期間。　　（赤と黒）

ゴルフ【十八穴球】golf
❶ 18 ホールに及んで行われる精神的ストレステスト。運動
負荷量は大したことはないが，パットの際に，特に心筋虚血
を起こしやすいらしい。❷静止したボールを，高価な棒を
持って追っかけ回し，穴に入るまでたたくゲーム。たった1
回で穴に入ってしまうと，楽しみが少ないだけでなく，アマ
の場合には周囲の人にお祝いをださなければならないという
理不尽なゲーム。　　　　　　　　　　（ジャンボ御前崎）

こんしんかい【懇親会】reception

❶学会で，会員が最も多く集まり，途中退席者が最も少ない
セッション。❷仲間を集めて，遊びに行くところを決める場
所。❸スポンサーの会社の人と名刺を交換する場所。(政治家)

コンピュータ【金銭吸収的電脳】computer　☞ノートブック
コンピュータ，パソコン，パーソナル・コンピュータ

薬物と同様に，アレルギーと中毒の存在が知られている。

　アレルギーは比較的高年齢者に多く認められるが，若年者
を侵すこともある。性差は不明であるが，女性に多いという
説も有力。原因の大部分はキーボードにあると考えられてお
り，コンピュータへの新しい入力方法の必要性が叫ばれてい
る。特効薬はなく難治性であるが，原稿用紙と鉛筆さえあれ
ば症状は寛解する。さらに算盤や方眼紙，定規などが有効な
場合もあり，準備しておくとよい。

　中毒はアレルギーと異なり，若年男性に多く認められるの
が特徴的である。原因はゲームにある場合が多いとされてい
るが，必ずしもそうとは言えず詳細は不明。ゲームが原因の
場合には，キーボードのテンキーあたりが黒ずんでいるので
診断は容易である。やはり有効な治療法を欠いているが，究
極的にはシステムフォルダをゴミ箱へ捨ててしまえばよい。

(ビッグ・アップル)

コンピュータおたく【電脳御宅】computer mania

電子的に開かれた世界と孤独に付き合う方法を心得た人。

(喧騒のなかの孤独)

格言

こ

†「戒より始めよ」
うまくいったことを思い起こすのではなく，まず失敗したことを思い起こし，治療を始めよ，という教え。

「鏡を見てものを言え」
美容形成のうたい文句。

「駆け付け三杯」
ショック患者が搬入されてきたら，とりあえず3本分くらい急速輸液をしなさいという教訓。

「各科騒様」
臨床各科が身勝手なことばかり言って，騒いでいる様子。

「我流天性を欠く」
才能がないものは我流となって，進歩しないという意。

「枯れ木も山の賑わい」
老人医療をいう。

「肝胆汝を玉にす」
胆石ができやすい人のこと。

「堪忍袋の緒が切れる」
長年強いストレスに耐えてきた大動脈や脳動脈が破れること。

「聞いて極楽見て地獄」
医者の世界をいう。

†「規矩は一時の恥，効かぬは末代の恥」
　治療法がわからず手引き書に頼るのはベテランにはちょっと
　恥ずかしいことだが，ヤブと言われ続けるよりはましという
　教え。

「雉子も泣かずば打たれまい」
　子供も泣き叫ばなければ，ケタミンは筋注されないという意。

「切ったきり雀」
　無責任な外科医をいう。

「木で鼻をくくる」
　鼻骨骨折整復術のこと。

「昨日は人の身，今日はわが身」
　癌を宣告された医師や，同僚の医療事故の話を聞いた医師の
　心境。

「救急に一生を得る」
　ホットラインで入院してきて，命が助かること。まれである
　ことの譬え。

†「灸すれば通ず」
　お灸で便秘が解消されるという中国伝来の教え。

「教祖猫を噛む」
　邪教集団の恐ろしさを譬えたもの。

「兄弟は他人の始まり」
　血縁者間の輸血では GVHD が起こりやすいという教訓。

「清水の舞台から飛び降りる」
古典的投身自殺法の一つ。

「Coors 嫌い」
人によってビールにも好みがある，という意。

「ぐうの音もでない」
消化管手術後，なかなかおならが出ないこと。

「薬を以て薬を制す」
ある薬の副作用を抑えるために，別の薬を服用させ，さらに
新たな副作用がでてしまうこと。

†「くだをまく」
わけのわからないことを行う集中治療医のこと。

「口は禍の門」
食中毒やA型肝炎など，経口感染に注意しなさいということ。

「国破れて産科あり」
敗戦国の復興のためには，なにより子づくりが大切であると
いうこと。

「群盲象をなず」
独断的研究者に対する戒めの言葉。

「経口となるも経腸となることなかれ」
術後経過を順調にするためにひたすら努力せよ，という意。

「形成の空涙」
手術時間を大幅に超過してごめんなさい，と涙を流している
形成外科医をいう。

「ゲイは身を助く」
同性愛も，悪いことばかりではないという意。

「外科医にも三分の理」
下手な外科医の言い分でも，少しはまともな部分があるということ。

†「けがの光明」
ちょっとした怪我で受診したことがきっかけで，死に至る病が発見されること。

「嫌煙の仲」
❶たばこ嫌い同士，仲が良いこと。
†❷喫煙者が大手を振っていた時代の弱者（非喫煙者）の共同体意識。喫煙者を取り締まるべく嫌煙犬が市中を巡回（パトロール）する現在，弱者の共同体意識は「喫煙の仲」と変化している。

「荒淫矢のごとし」
すさんだセックスはあっという間にすんでしまうということ。

「広報も筆の誤り」
広報部が誤った報道をしてしまうこと。

「呉越同舟」
普段は仲の悪い二つの科が合同手術をする羽目になったさま。

「虎穴に入らずんば虎子を得ず」
重症の便秘患者で摘便をすること。

「五十歩百歩」
リハビリテーションのこと。

「子供の喧嘩に親がでる」
研修医同士の争いに，教授がでてくること。

「子供は風邪の子」
せっかく予定手術を組んだのに，子供が風邪をひいたために
延期になること。

「転ばぬ先の杖」
大腿骨頸部骨折をしたおばあちゃんに贈る言葉。

「転んだらただでは起きぬ」
老人が転んだら，骨折を疑えという教訓。

†「子を知るは母にしくはなし」
その子の本当の父親を知っているのは母親だけということ。

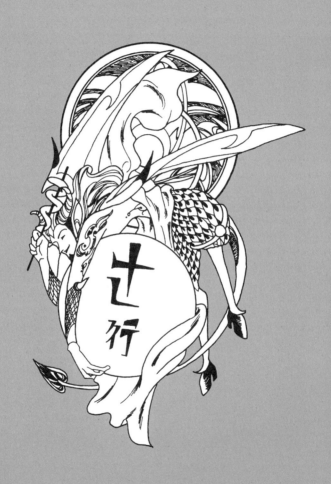

さ

さいそうかん【再挿管】reintubation
一度きりの挿管では満足できないときに行われる操作。患者
自身が抜管して，再挿管を希望することもある。　（バツイチ）

さくらん【錯乱】confusion
いつもどおりの状態。　　　　　　　　　　　（カッコーの巣）

ざちょう【座長】chairman　☞学会，教授
❶学会発表という舞台の，向かって右手に座っていることが
多いが，ただ椅子に座っている人のことではない。学会セッ
ションのマネージャー。❷自分ではもう発表することがなく
なった人のために設けられた職。学会長に気に入られている
人が誰だかわかるシステムになっている。❸座が白けないよ
うに注意する人。ときには，自分で座を白けさせてしまう人
もいる。❹時間調節のために質問をする人。　　（座長経験者）
❺演者のまとまりがない話や，どうしようもない研究成果に，
何とか格好をつけてあげる人。　　　　　　　　　　（苦労人）

ざっし【雑誌】journal　☞医学雑誌
毎月，ときには毎週送られてくる種々の記事を含んだソフト
カバーの本。いつか読もうと思い，はじめは机の上に重ねて
置くが，スペースをとるようになると次第に机のわきに置か
れ，年末になると，くずかごに入れられるもの。
　女性週刊誌は，見出しを見ればすべてがわかるが，医学雑
誌の場合には中身まで読んでも内容がわからないことが多い。
警察や税関の検閲を受けるような雑誌ほど熱心な読者が多い。
　　　　　　　　　　　　　　　　　　　　（LiSA 編集部）

さつじん【殺人】murder ☞自殺

❶自発的に，あるいは人からの指示を受け，無料あるいは有料で人の命を奪うこと。大規模に行われる場合には，倫理的な評価が極端に分かれる。戦争における大量殺人は，戦勝国では合法的かつ英雄的行為として表彰され，敗戦国では非合法的かつ非人道的行為として処罰されることがある。

(巣鴨プリズナー)

❷人間がいかに壊れやすいものであるかを確かめるために行われる実験。実験者が未成年の場合には，その名前を伏せるのが原則である。個人的な実験は controlled study ではないうえ，未遂例についての報告が欠けることもあり，人間の壊れやすさを統計学的に検定するのは困難である。

　二輪あるいは四輪で高速疾走する容器に人間を乗せて衝突させたり，円筒状の密閉された容器に詰めて，空中から高速で墜落させる比較的規模の大きい実験が，毎年のように全世界で行われている。

　また，multicenter study として，各国間で行われるものがある。日本では 19 世紀末から 20 世紀初頭にかけて，清やロシアを対象として行われた。その後も，さらに大規模なものとして，米国，フランス，イギリスなど欧米各国群と，日本，イタリア，ドイツ群との間で行われた実験がある。このように長期間かけて，各国で人間がいかに壊れやすいものであるかを決定するための実験が行われてきたが，残念ながら決定的な結論がでていないために，実験はさらに継続されている。

(SKKBR)

❸人のもの（命）は俺のものという発想が極端化したもの。監察医や法医学者の活躍の場を提供する。　(刑事コロンボ)

サボる【木靴る】sabotage（フランス）

生産妨害や破壊活動のこと。木靴職人が労働争議で，木靴 sabote を製作機の中に投げ込んで抗議したことを語源とする。現在では木靴を履かなくなったことから，そのような積

極的な行動よりも，単に無気力な拒否行動を指すことが多い。

（靴職人）

さんえんきへいこう【酸塩基平衡】acid-base balance
麻酔科領域において，珍しく対数などという高級な数学が要求される分野。アルカリ食品や，酸性食品はあまり関係していないらしい。酸性のときには，メイロンが効くらしい。

（数学嫌い）

さんかますいかい【産科麻酔科医】 ☞麻酔科医の分類

サングラス【色眼鏡】sunglasses
目に自信がない人がかける眼鏡。ときには変装にも使われるが，かえって目立つことも多い。 （ブルース・ブラザース）

さんこうぶんけん【参考文献】reference article
有名な人が書いた論文のこと。それ故に，読まなければいけないなぁと思いながら，読まずにいる文献のこと。

（特別参考人）

ざんこく【残酷】cruelty
自らの楽しみのために，人や動物を傷つけ，命を奪ったりすること。川を上ってくるシャケをクマがつかまえ腹を食いちぎっても，生存のために不可欠な殺生なので，残酷とは言わない。では，外科医が手術をして患者の命を奪ってしまった場合はどうだろうか？ 外科医だって生活のために手術をしているのだから，それは残酷な仕業ではないといえる。

（世界残酷物語）

さんそ【酸素】oxygen
昔は毒ガスであったが，今は悔い改め，動物にとって必須の存在となったガス。でも，いまだにやりすぎると身体に害が

あり，中毒になるらしい。ただし，いくら中毒になっても精神的依存症とはならないようである。　　　　　　　（高圧酸素室長）

さんそか【酸素化】oxygenation　☞血液
血液に赤い色をつけること。　　　　　　　　　　（紅の豚）

さんそほうわど【酸素飽和度】oxygen saturation
ヘモグロビンの満足度を表す指標。パルスオキシメトリーのように，2波長の光で身体を貫き，*in vivo* で動脈血酸素飽和度を測定する方法。　　　　　　　　　　　　　　（アオヤギ）

ざんにんせい【残忍性】cruelty
麻酔が十分に効いていないのに，切開を加えること。
　　　　　　　　　　　　　　　　　　　　（マンハンター）

†さんびょうそくさい【三病息災】'Well people have much illness. Three illness are in good health.'
「最近調子が悪くてネ〜」，と100歳に手が届く祖母がよく言うが，高齢化が進む現代，80，90歳になっても悪いところが一つもないなんて…。21世紀の"息災"とは，准高齢者は一つ，高齢者は二つ，超高齢者は三つの疾患をもち，それらと上手につきあうこと。かつては無病息災がもてはやされていたが，高齢者の無病状態は，加齢を考えるうえで非生理的状態であり，現在は，不二の病と忌み嫌われつつある。
　　　　　　　　　　　　　　　　　　　　　（特養老人）

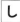

し【死】death
❶財産の所有を放棄した状態。❷武士道の根本（『葉隠』）。
心臓死をもって死とするか，脳死をもって死とするかには議論があるが，とにかく人間は死んでいく。最後の飲み物は水

と相場が決まっている。キリスト教ではワインを飲むことが許される。仏教の場合は，残った者が酒やビールを飲んで騒ぐことが多い。

　死ぬべきときに死なないと，生き恥をさらしたうえ，死に損ないとあざけりをうけることになる。しかし，下手に死ぬと死に恥をさらすことになる。死に花を咲かせることもあるが，死んで花実が咲かないこともある。上手に死ぬのは至難の技である。しかし，一生に一回しか死ねないので，失敗しても取り返しがつかない。ファウストは悪魔に魂を売り，グレートヘンを死に追いやったが，自分は救われ昇天した稀有な例である。　　　　　　　　　　　　　　　（メフィストレス）

❸本人にとっては，恒久的な平和。戸籍からの消滅。このような状態になると，焼かれ，ばらばらに砕かれ，金歯などの金目のものだけをとり除いてから，壺に詰められ土の中に埋められることが多い。残された者にとっては，葬式饅頭を平らげ，酒を飲み，その勢いで遺産争いに臨むとき。

　　　　　　　　　　　　　　　　　　　（ほっとけさま）

❹病院から退院する理由の一つ。正面玄関からではなく，地下道から退院することが多い。救命センターに超短期間入院するためにつけられる病名だが，この場合にはちょっとしゃれて DOA と呼ばれることが多い。　　　（霊安室の住人）

❺人が死ぬということは誰でも知っている。そして，多くの人が死を体験している。にもかかわらず，その体験を語る者はまだ現れない。したがって，それが何であるかは，いまだに解明されていない。人には知られたくないほどいいものなのかもしれない。　　　　　　　　　　　　　　　（ダンテ）

じ【痔】hemorrhoid
排便という行為そのものの重大さを改めて認識させる疾患。治療は外科的に行う。また，ヒサ屋おおくろ堂の薬がよく効くという。　　　　　　　　　　　　　　　　　　（大痔主）

しあわせなあさ【幸せな朝】happy morning ☞不幸な晩

❶当直だったのに一度も起こされずに迎えた朝。

❷目覚まし時計をセットしないで迎える朝。

❸満員電車でたまたま前に座っていた人がすぐに降りて，座れた朝。

❹点滴も動脈カテーテルも，硬膜外カテーテルも，肺動脈カテーテルも一発で入った朝。

❺ICU 当直だった晩，一人の患者も死亡させずに迎える朝。

❻研修医，最後の日の朝。

❼遅刻したと思ってとび起きたら，今日は日曜日だったと思い出した朝。 （レナード）

しいん【死因】cause of death

❶死に至る原因。キルケゴールの場合は絶望であった。野球選手の場合には，ピッチャーゴロ，センターフライ，三振など，いろいろと絶望的な原因がある。しかし，身体に球が当たって死球となっても，死ぬことはない。力士の場合は，爪先が上を向いて足の裏が返り，立直しがきかない死に体*も死因となる。 （巨人の星）

❷人間をやめるに至った理由。 （人間失格）

*もちろん，当の力士は「死にたくない」とあがいているのであるが…

†シェヘラザード【暴夜輔導改善師】شهرزاد（ペルシャ），**Scheherazade**

アラビアの正当派カウンセラーで，ナラティブ・メディスンの元祖。正しい発音*1 はシャハラザード。現在の精神科診療では，医師は何もせず，患者に自らの物語を語らせることで治療費を取るが，彼女の場合は，自らが語り，患者は聞くことで心の病を治す*2。ペルシャのパーソナリティ障害の王を 3 年弱で完治させたことは，その症例報告書『アルフ・

ライラ・ワ・ライラ（千夜一夜物語）』*3 に詳しい。診療に
ベッドを用いたのも彼女が最初。　　　　　　　　（夜とぎ係）

*1 「ブルータス，お前もか」と言ったシーザーはカエサルが正
　　しい。そのブルータスもブルートゥスである。英語が世界共通
　　語になるとともに英語読みが一般になったことによる弊害。ド
　　イツ人医師の名前の付いた疾患名でも，その由来を知らない世
　　代では英語読みされる（毛沢東をモウタクトウと言うに同じ）。
*2 　その内容は多岐にわたり，総合診療の分野にも応用され，
　　それまでの閉じられた（closed）クエスチョンから開かれた
　　（open-ended）クエスチョンへと診療方法が変化した。とりわ
　　け開業医では，「今日はどうなさいました？」と患者自らの診
　　断を問うこと（問診）が重要になった。
*3 　世の常だが，膨大な報告の中のセクシャルなものを強調し
　　た『アラビアの夜』『アラビア寝物語』など，ちょっとどぎつ
　　いイラストつきで，一般向けにまとめられたものまで出現した。

ジー・オー・エスますい【GOS 麻酔】nitrous oxide-oxy-gen-sevoflurane anesthesia

亜酸化窒素・酸素・セボフルラン麻酔の通称。何も考えず成
り行き任せの麻酔，すなわち GOK（God Only Knows）麻酔
と言葉のうえでは類似している。血圧の低下にもかかわらず
手も足も出ない麻酔科医を指す場合には，God Only Saves
麻酔を意味する。　　　　　　　　　　　　（イエス・キリスト）

しかい【歯科医】dentist

❶人の口の中に，水だの管だのを入れ，声も出せなくさせて
おいて，「痛くないですか？」とやさしげに聞く医師。歯痛
さえも，やがては快感に変わるといったドストエフスキー
（『地下室の手記』参照）が歯科医に通ったかどうかは，いま
だ明らかではない。　　　　　　　　　　　　　　　　（金馬）
❷歯を削ったり抜いたり詰めものをしたり，入れ歯をつくっ
たりする医師。保険外診療の場合には，白金やプラチナなど
高価な貴金属を詰め込んだり，陶器を用いたりして，芸術家

にも変身する。 （奥歯に物のはさまった人）

じかせん【耳下腺】parotid gland
耳の下にないのに，なぜかこう呼ばれる唾液腺の一つ。成人男性が耳下腺炎にかかると，不妊症になるという不思議な臓器。 （おかめひょっとこ）

しき【四季】four seasons
［春］spring
花粉症の季節。 （おスギ）
［夏］summer
皮膚のメラニン色素が増加する季節。 （松果堂）
［秋］fall, autumn
一方で春の学会の抄録を書きつつ，その一方で秋の学会での発表の準備を進める多忙な季節。 （枯れ葉）
［冬］winter
スキーで骨折する季節。 （ユキ）

しきもう【色盲】color blindness　☞盲目，チアノーゼ
❶黄色信号なのにスピードを出したり，赤信号なのに止まらない人。また，チアノーゼを見ても気がつかない人。
（色にいでにけり）
†❷色は色事，女色の色である。盲は目はあるものの「能く見ること無き者」（『淮南子』）である。すなわち，泰西の諺 'Love is blind.' の漢語訳。また，「色の道は分別の外」の諺があるように，情を交わせるのであれば誰でもよいという色情狂をもいい，こうなると風流どころではなくなる。（色好み）

しきゅう【子宮】uterus　☞陰茎，妊娠
❶女性の下腹部に存在する臓器。愛の結晶の宿るところ。妊娠時には上腹部まで進出する。Mr. レディーには存在しない。10 歳から 50 歳程度まで，妊娠時以外には定期的に出血を

繰り返す。初めて出血した場合には，日本では赤飯を炊く風習がある。出血中は休暇をとることができる。更年期後はナプキン代が節約できる。女性は子宮で思考する場合もある。情緒不安定の根源でもある。ヒステリーはギリシャ語のhysterikos（子宮の）に由来する。

（シュワルツェネッガー・ジュニア）

❷女性の会陰部より体内に陥入した，平滑筋を主成分とする臓器。内膜は陰暦のごとく 28 日周期で時を刻んでいる。

（生理通）

†❸俗にこぶくろ（子袋）というが，日本のフォークデュオとの関係は不明。女性の中にいる，子供をつくる欲望をもった生きもの[*]。

（コブクロ）

[*]プラトン〔『ティマイオス』（91C）〕によると，この生きものは，長い間，実を結ばないでいると，手がつけられないほどにいらだち，身体中いたるところを彷徨し，ありとあらゆる病気をもたらす，という。

しきゅうぜんてきじゅつ【子宮全摘術】total hysterectomy
☞子宮，精管結紮術

腟を盲端にし，妊娠しないようにする手術。ヒステリーの治療のために行われることもある。

（袋小路）

しけつ【止血】hemostasis

手術助手の仕事。これに対して，術者の仕事は出血させること。手術は，こうした美しいチームワークをもって行われる。

（指揮官）

しけん【試験】examination

教師の教え方を評価する方法の一つ。

（塾教師）

しけんかいふく【試験開腹】exploratory laparotomy
手術前に診断がついていない患者でも，手術を承諾させる強力な診断名。腹膜をちょっと開いた瞬間に手術室中に便の典雅な臭いが充満して大騒ぎになるものから，何の異常もなく外科医が余興に正常な虫垂を取ってみせたりするものまでさまざま。お腹の中に昨夜の夕飯などが散乱していると，患者の食事の好み，はては財布の中身まで想像されて趣の深いものがある。 （腹の虫）

じこ【事故】accident
自分のせいではないことを説明するときに多用される言葉。偶然の出来事であるかのように見えるが，実は必然的な結果であることが多い。 （ブラックボックス）

じこけつゆけつ【自己血輸血】autologous blood transfusion
他人の血に対する拒否反応の現れの一つ。 （純血主義者）

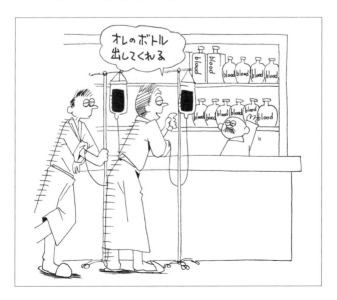

じさつ【自殺】suicide　☞殺人

❶究極の自己表現。ふつうの人間はその誕生も終止も，自分の意志で決定することはできない。自殺するものだけが，自分の人生の終止点を決定することができる。「自殺行為」は，そういった固い決意のない無思慮な行為を指しており，自殺とは本質的に異なるものである。　　　　　　（芥川竜之介）

❷あまりにもいろいろな方法があるために，いざ死のうとすると，死ぬほど悩んでしまう行為。やはり，自然に任せるのが一番である。　　　　　　　　　　　　　　　（川端康成）

❸人に殺されるくらいなら，と自分で始末をつけること。
　　　　　　　　　　　　　　　　　　　　（朝に道聞けば…）

じさぼけ【時差ぼけ】jet lag

飛行機に長時間乗っていることにより，ぼけてしまうこと。夜と昼の区別がつかなくなり，寝てはいけない時間に寝てしまったり，逆に寝なければいけない時間に起きだして，ものを食べたりする。治療には，日光浴がいいとされている。ある科の教授などは，時差ぼけが長いなと思っていたら，本当にぼけてしまっていたらしい。　　　　　　　（パイロット）

しじ【指示】order

指導医「指示，書いて！」。
研修医「尻，掻いて？」。　　　　　　　　　（Blade Runner）

しじゅうかた【四十肩】frozen shoulder

50 歳の人が肩が痛いと訴えた場合に，「まだお若いですよ」という意味を込めてつけられるお追従的診断名。　　（肩書き）

じそんしん【自尊心】self-respect

❶社会生活を正常に営むために必要な意識。❷記録が破られるためにあるように，傷つけられるために存在するもの。
　　　　　　　　　　　　　　　　　　　　　　（唯我独尊）

した【舌】tongue

❶口腔内にある筋肉の固まり。前方および左右にかなりの自由度で運動可能である。咽喉から出た手といってもよい。気管内挿管や気管支ファイバースコピーを行う場合の障害物。ニフェジピンやニトログリセリン投与の目標物（舌下）。禍のもと（舌禍）。舌という字をどう読むかで，医療関係者と素人との区別がつく。医療関係者は「ぜつ」と読み，素人は「した」と読む。「べろ」は論外である。

味覚を感じる味蕾が存在する。あまり味覚にうつつをぬかしていると，舌が肥えてしまうので注意が必要である。弁舌が巧みな者は長く広い舌をもち，それをふるったり，回したりする。そうでない者は，舌を巻くばかりであり，ときには舌先で丸め込まれてしまうはめになる。

人間なのに猫舌をもつ者がいる。なかには二枚も舌をもつ者がいるので，注意が必要である。　　　（ラング・ド・シャ）

❷上顎と下顎の間に存在し，落ち着きなく動き回る肉塊。用いる言語により，その筋肉の発達具合が異なる。英語をしゃべる人種の場合，'th'の発音がしやすいように，日本人より舌は長くできている。歯科医に歯を診てもらっているとき，その存在に気づくと，いったいどこにそれをおとなしく置いておいたらよいのか苦労する。　　　（舌先三寸）

❸麻酔時の気道閉塞の原因物。

❹口腔内に生えている筋肉質の突起物。運動性に富み，鼓をうったり，巻いたり，フレンチキスをしたりすることができる。そんな器用な臓器だが，歯科治療中は身の置き所がなくて困っているように見える。通常は1枚だが，嘘つきや政治家は2枚もつという。牛の舌が2枚であれば，いっぱいタンシチューがつくれるのに。　　　（舌きり雀）

しちょう【師長】head nurse, supervising nurse

一番恐い看護師さん。線がいっぱい入った帽子をかぶれる人。
　　　（新米医師）

しつう【歯痛】toothache
医学関係者は「シツウ」，一般市民は「ハイタ」と読むが，いずれにしろ痛いことに変わりはない。1 本の歯が痛むときには toothache，複数の歯が痛むときには teethache という（ホントかな？）。　　　　　　　　　　　　　　　（デンティスト）

しつがいこつ【膝蓋骨】patella
膝のお皿のこと。天然の膝のプロテクターであるとともに，膝蹴りする場合には武器となる。　　　　　　　　　　　（河童）

しっきん【失禁】incontinence
禁の字が怪しい雰囲気をかもしだすが，なんのことはない，"おもらし"のことである。　　　　　　　　　　　　　（ダイバァ）

しつごしょう【失語症】aphasia
❶しゃべりたくないときに発症する病気。または，❷黙秘権の神経学的表現。　　　　　　　　　　　　　　　　　（Broca）

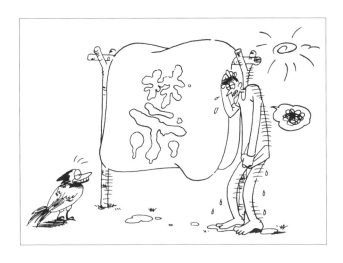

しっしん【失神】syncope
一時的にしろ，神を失うという背徳的な行為。　　（失神女優）

しっとう【執刀】incision
「お願いします」という挨拶が交わされたのちに行われる行為。結婚披露宴の場合には，入刀という。"初めての共同作業" といいながら，やや張り出してきた下腹部を押さえている妊婦（いや失礼，新婦の間違い）を見るのは，微笑ましいものである。　　（宴会係）

しっぱい【失敗】failure
成功の母とも言われるが，悪循環の父であるときもある。
　　（レモンの味）

しっぺいきょう【疾病狂】nosmania
それまで健康が唯一自慢だったにもかかわらず，定期検診時に「血圧が少し高いようですから，塩分を控えめにしてください」とアドバイスを受けたとたん，高血圧と診断され，食事療法を処方されたと思い悩む人。　　（カモ）

しどういしけん【指導医試験】board examination
❶合格する前は合否が心配だが，合格するといろいろ知恵がついて，麻酔が心配になる厄介な試験。　（にほんざる"わん"）
❷受験者「肝だめし」。
❸試験官「憂さ晴らし」。　　（Blade Runner）

じどうしゃ【自動車】car, automobile
❶前世紀まで日本国内だけで毎年 1 万人以上の生命を奪っていた，きわめて殺傷能力の高い近代兵器。　（交通安全協会）
†❷酩酊状態でも自動操縦で飛行可能な飛行機に比べ，自動とはいうものの，ちっとも自動でない残念な乗り物*。したがって，ブレーキを踏むべきときにアクセルを踏んだり，

バックすべきを前進するなど，誤作動が起きる。もちろん運転者は，自分は正しくブレーキを踏んだのだから，誤作動は車が自分（自動）でやったと思っている。　　（枯れ葉マーク）

＊運転手が居眠りしていても停車する新幹線を可能にした技術大国，日本では，その技術を過信してか，パイロットのアルコール検査は形骸化していた。しかし，技術的にちょっと劣る英国ではそれは通らなかった。

しのしつ【死の質】quality of death　☞生活の質
死にゆく者のではなく，残された者の満足度の評価。（死神）

じはつこきゅう【自発呼吸】spontaneous respiration
ICU 患者ではあまり見かけない，珍しい呼吸法。(呼吸療法士)

シバリング【身震い】shivering
おしっこをした後の，ひと震え。　　　　　　　（小便小僧）

じびいんこうかい【耳鼻咽喉科医】otolaryngologist, ENT doctor　☞元医師
患者の耳の聞こえが悪いのをいいことに，耳のすぐそばで，鑿だの槌だのを容赦なく用いる医師。頭にのぞき穴付きのバックミラーを着けている。　　　　　　（ミラーマン）

シー・ブイ・ピー【中心静脈圧】CVP（central venous pressure）
上がってほしいとき（特に開心術の際）にはなかなか上がらないくせに，下がってほしいときにもなかなか下がってくれない厄介な代物。　　　　　　　　　　　　　　（西の涯）

しぼうきゅういんじゅつ【脂肪吸引術】liposuction
脂と金があまっており，ズボンやスカートが入らなくなった

人が受ける手術。 （金満家）

しぼうしんだんしょ【死亡診断書】death certificate
いくら頼んでも，いくらお金をつんでも生前には発行してもらえない書類。どんな金持ちも，どんな貧乏人も平等に扱われる。埋葬許可書の前に発行される書類。 （住職）

しめきり【締切り】deadline ☞エビデンス
❶そろそろ原稿を書き始めようかと思うとき。 （三文文士）
❷それまでに得られたデータに，結論を与える力のこと。「この結論，どっちにする？」という声が，演題締切り間際になると，医局のあちらこちらで聞こえる。(キョロケゴール)

しや【視野】eyesight
目で見える範囲。脳の老化とともに狭小化する。ただし，視野検査では発見できないことが多い。 （耳側半盲）

しゃしん【写真】photo ☞カメラ
❶昔はヘアが写っていると販売できなかったが，最近ではヘアが写っていないと売れないもの。 （カンノ）
†❷昔はカメラ（写真機）で撮られていたが，現在は電話（スマホ）で撮られるもの。真実を写す顔認証機能により，その人が猫なのか犬なのかまでも曝かれてしまう。
 （サファリパーク）

しゃっくり【吃逆】hiccough, hiccup
バッキングとしゃっくりの区別ができるのが麻酔科医，できないのが外科医。しゃっくりが起きた場合，目を吊り上げ，「バッキング！」と親の仇を見つけたかのごとく言うのが外科医の特徴。あやまるのが麻酔科医。術野から麻酔科医に視線が集中し，麻酔科医の仕事の重要性を痛感させてくれる瞬間。麻酔科医への信頼が一瞬にして崩壊する瞬間でもある。

しばしば，筋弛緩薬や麻酔薬の過剰投与をまねき，覚醒遅延を誘発する。特に，外科ローテータが，自分の科の教授オペについている場合に起こりやすい。 （重責を担う男）

しゅ【種】species
「たね」と読んではいけない。ダーウインの名著を『たねの起源』などと読むと，花屋さんの本と思ってしまう人もでてくるかもしれない。 （種馬）

†じゅういがくぶ【獣医学部】veterinary medicine
新設するには，獣医師不足といった社会的ニーズや経営上の損益は関係なく，忖度が必要となる。 （M・センダック）

しゅうきょう【宗教】religion ☞喉頭教
❶人々の不安の顕在化したもの。生きることの懊悩の表現の一つ。祈るという行為と密接な関係がある。
❷儀式の集大成。無宗教という人も，教会や神社で結婚式をあげ，寺に葬られ，苦境に追い詰められると「神さま，仏さま」とお祈りする。 （イワシの頭）

じゅうしょうかんじゃ【重症患者】critically ill patient
自分が当直の夜に死なないでほしい，と願わなければならないような患者のこと。 （神だのみ）

しゅうじん【囚人】prisoner
税金で建てられた宿舎に住み，税金で食事や光熱費を賄ってもらったうえ，職業訓練まで受けられる恵まれた人たち。通勤ラッシュや中間管理職のつらさを味わうこともなく，規則正しい生活と適度な運動もできる。非合法な手段で殺されることはないが，国家により合法的に殺されることがある。 （13 階段）

しゅうちゅうちりょうい【集中治療医】intensivist

❶人の後始末ばかりしている奇特な医者。患者はみな危篤である。 (I see you.)

❷'intensive care unit' を集中治療室と訳したために，intensivist も集中治療医と訳されるようになった。重症患者を一堂に集め，その治療のための器具，施設を集中させ，エキスパートを配置していることからの命名だが，それを自分に権力が集中していると取り違え，何でも自分でやらないと気がすまない人が時にいるのは残念なことである。本業はあくまで，'intensive care' である。 (中央集権主義者)

しゅうちゅうちりょうしつ【集中治療室】intensive care unit（ICU）

❶医師や看護師は帽子もかぶらず，マスクもしなくてもよいが，お見舞い客は手を洗い，マスクをし，白衣まで着ることを強要される場所。医療関係者は清潔で，一般市民は不潔であるという偏見を露骨に表現している場所。

　患者は気管内挿管をされていたり，ベッドに抑制されているのが一般的であり，しゃべったり，ものを食べたり，歩いたりする患者は異様な目で見られる。 (差別主義者)

❷頭だけが悪い患者と，頭だけは悪くない患者，眠りたいのに眠れない患者と，眠りたくないのに眠らされる患者，どんな治療をしても治らない患者と，何の治療もなしに治る患者，医療の恩恵を受ける患者と，医療の被害を受ける患者…など，さまざまな患者が混在する部屋。 (大阪の光)

じゅうにゆうどうしんでんず【12 誘導心電図】12-lead electrocardiogram

手足に洗濯ばさみのお化けのようなものをつけ，胸にキスマークを残してしまう吸盤を 6 個つけてとる，規則正しい，あるいはときには不規則な波の画像。 (洗濯屋ケンちゃん)

しゅうまつこきようあつ【終末呼気陽圧】positive end-expiratory pressure

PEEP と略称される。「覗き見すること」ではない。CPAP, NEEP などの 4 文字略語のはしり。以来、呼吸管理には略語が氾濫し、呼吸管理は一般医師の手を離れ、集中治療医だけのものとなった。最近は「呼気終末陽圧」と呼ぶのがトレンド。

　集中治療を行うためには、「LAD 閉塞による AMI 患者で PTCA を行っている最中に LOC となり、誤嚥を起こし、ARDS を起こしたため PEEP と PSV さらに HFPPV を用いたが、CXR, A-aDO$_2$ に改善がみられず、VF と VT を繰り返し、IABP 挿入にもかかわらず LOS となり、ARF, DIC も併発し ECLA を使用するチャンスをつかめないうちに、ついには DNR の状態となった」といった文章を苦もなく理解できる必要がある。　　　　　　　　　　　　　　　　　　（暗号解読者）

じゅぎょう【授業】lesson

❶学生と教師の質に依存する教育行為の一つ。程度の低い授業ほど、出席に厳しい。　　　　　　　　　　　　　（教務係）
❷学生にとっては、睡眠不足の解消時間。❸教師にとっては、居眠りしたり、教室から出ていく学生を見て見ぬふりをする忍耐力の養成時間。❹学校にとっては、教室の貸し出し時間。　　　　　　　　　　　　　　　　　　　　　　　　（我が師の恩）

しゅじゅつ【手術】operation, surgery

❶合法的に人の身体に傷をつけ、報酬まで得る、密室で行われる行為。対象となるのは病人とは限らない。健康な患者でも肝臓の一部や腎臓を摘出されることがあり、美談として扱われることが多い。診療報酬と出血量や術後合併症の発生率との間には、相関関係がある。ディスポ製品を用いすぎると、慈善事業となることがある。　　　　　　　　　　（密室愛好者）
❷麻酔下で人の臓器を切り取ったり、つないだり、出血させ

たりする行為。麻酔をしないで行うと，傷害罪に問われる可能性がある。 （心霊手術者）

❸高級な裁縫道具を用いて，生身の身体を切ったり縫ったりすること。 （裁縫教室）

† **しゅじゅつしえんろぼっと【手術支援ロボット】surgical robot** ☞ロボット手術

手術支援ロボットの普及はめざましく，技術の伝播よりも早くさまざまな規模の施設に設置された。症例数の少ない施設では決して採算はとれないが，これがないとホームページに花がなくなることから，経営上必要不可欠な設備となりつつある。値段的にもソフトバンクの○坂と揶揄されるのは，莫大な契約金が支払われマウンドで投げなくても球団は損をしないという点で同じだからである。 （ネーム・バリュー）

しゅじゅつしつ【手術室】operating room, operating theatre

❶個性的なファッションを放棄した場所。からだの線がでない服を着用し，足に合っていないスリッパを履くのが一般的。手術患者に顔を覚えられないように，マスクをし，帽子をかぶるのを原則とする。

❷人間の臓器の切除や切断が合法的に行われ，しかもそれを行った者に報酬が支払われる場所。 （アンチ・シャネル）

❸人間の肉を切り取ったり，骨を削ったり，血液を抜いたりする部屋。そこで出た生ゴミの処理には困っているらしい。 （東京都衛生局）

†❹舞台には立役者，座役者，横役者（別名，寝寝役者）がいる。立っている役者は外科医，座っている役者は麻酔科医，横になっている役者は患者。この舞台で一座の中心になるという意味では，寝ている患者こそ真の立役者かもしれない。 （座付き作者）

しゅじゅつだい【手術台】operating table
砕石位，胸膝位，腹臥位などさまざまの体位がとれるが，一般に，セックスには不向きなベッド。　　　（ラブホテル経営者）

しゅじゅつのめいじん【手術の名人】Master of surgery
メスをいつ置くべきかを知った外科医。真の名人は，自らの衰えを知ると決してメスは握らないという。最近の外科医は，教授になるためにはメスを握らず，代わりにペンを握る。
　　　　　　　　　　　　　　　　　　　　　　（執筆外科医）

†**しゅじゅつよていじかん【手術予定時間】estimated time for surgery**
執刀医が，これまでになく最もうまくできることを夢見て申し込む，希望的最短時間。　　　　　　　　　　（逢坂の光）

しゅっけつ【出血】bleeding, hemorrhage
デパートの大サービスは歓迎されるが，外科医による大サービスはいただけない。　　　　　　　　　　　　（血液銀行）

しゅっけつけいこう【出血傾向】bleeding diathesis, bleeding tendency
❶出血が止まりにくかったり，自然に出血すること。ただし，妙齢の女性の場合には，月に1度，数日間連続して自発的に出血しても，通常は出血傾向があるとはいわない。この場合の一番の治療法は妊娠することである。　　（月よりの使者）
❷止血がうまくいかないときに外科医がつけがちな診断。
　　　　　　　　　　　　　　　　　　　　　　（止血剤一式）

しゅっけつじかん【出血時間】bleeding time
身体を傷つけて出た血液が固まるまでの時間を測定したもの。太い動静脈を切ると，心臓のほうが先に止まってしまうので注意を要する。　　　　　　　　　　　　　　　　（White）

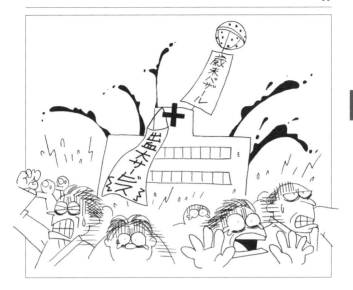

しゅっけつせいしょっく【出血性ショック】hemorrhagic shock

❶血が出て，血圧が下がること。原因には，外傷や動脈瘤破裂，食道静脈瘤破裂などのほか，外科手術がある。

(ブラッディ・メアリィ)

❷血の気がなくなった状態。血液サンプルを入れた試験管を透かして向こう側が見えるときは，一般的に予後不良である。❸血液銀行が大忙しとなる状態。一般に血液は，血液銀行→手術室→患者→床の上あるいは吸引瓶という経路をたどる。最近では，血液回収装置を経て体内に戻る血液もある。❹大動脈や大静脈を傷つけて大出血を起こしたときの外科医の心理状態のこと。

(浪費家)

しゅっけつりょう【出血量】blood loss

体外に失われた血液の容量をいう。術前には「そんなには出ない血の量」と読むが，術後は「やっぱりこんなに出てし

まった血の量」と読む。外科医は少なめに，麻酔科医は多めに見積もるのが常。たとえ 10 L 以上の出血でも，看護師は精密に 1 mL の単位まで報告する。経験を積んだ麻酔科医は，血液を吸う吸引の音だけで出血量の推定ができる。外科医と麻酔科医の見解が一致する場合は，出血量がほとんどない場合を除き，どこかおかしいことが多い。 （出血大サービス店）

じゅつごかんり【術後管理】postoperative care
❶手術とペアになるもの。手術が陽の光を浴びる表の世界なら，術後管理は目立たぬ裏の世界であり，術後合併症との戦いの場である。❷睡眠不足のもと。

　術後管理を担当するのは，術者より地位の低い者，経験の浅い者であることが通例であり，下の者が上の者の後始末をするという特殊な構造をなす。手術成功の栄誉は当然のことながら，術者が受けることになる。 （後始末屋）

じゅつごつう【術後痛】postoperative pain
❶外科医にとっては，切ったのだから当たり前，生きている証拠。❷看護師にとっては，ナースコールのたね。❸おしゃべり上手な麻酔科医にとっては，学会発表のための一枚のスライドのもと。❹筆達者な麻酔科医にとっては，雑誌投稿のためのグラフとなる。❺頑張る麻酔科医にとっては，術後合併症の原因とされる。なんにしても，❻患者にとっては，身を切られた痛み。 （大阪の光）

じゅつごほうもん【術後訪問】postoperative visit ☞術前訪問
「やっぱり心配したとおりになりましたね」と言うか，あるいは「心配するほどのことはありませんでしたね」と言うか，どちらかの機会。麻酔科標榜医の場合には，術前訪問とペアにして，5,500 円請求できる。 （後の祭り男）

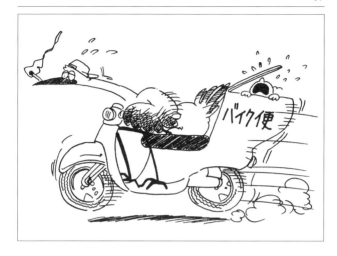

しゅっさん【出産】delivery, labour ☞分娩
赤ん坊を産み出すこと。産生。それに対して，英語では delivery と，配達を意味する言葉が用いられるのは興味深い。コウノトリが赤ん坊を配達してくれる，と信じている国だけのことはある。　　　　　　　　　　　　　　　（クロネコ）

しゅっせいしょうめいしょ【出生証明書】birth certificate
死亡届と対となる書類。どちらも，本人が提出することはない。　　　　　　　　　　　　　　　　　　　　　　　（戸籍係）

じゅつぜんかんふぁれんす【術前カンファレンス】preoperative conference
単に手術が予定されているということを理由に，何の罪もない人の外見上の悪口をみんなで言い合うこと。太っている，顎が小さい，目が離れているなどは序の口で，心臓が悪い，肺が悪い，頭が悪いなどと，臓器にまで文句をつけ，果ては，酒の飲みすぎ，タバコの吸いすぎ，などと習慣にまでいちゃもんがつけられる。なお，カンファレンスでも，悪口の矛先

が麻酔科医に向けられる場合があり，これは術後カンファレンスと呼ばれて区別される。　　　　　　　　（ハイパーテロリスト）

じゅつぜんけんさ【術前検査】preoperative examination
手術を受ける前の通過儀礼。実用的な意味はほとんどないが，形式は尊重されなければならない。患者の顔写真の代わりに胸部レントゲン写真が添付されるので，しばしば取り違えが起こる。　　　　　　　　　　　　　　　　　　　　（F伸夫）

じゅつぜんひょうか【術前評価】preoperative evaluation
この患者の手術費用，差額ベッド費用はどれくらいかかるのかを手術前に原価計算して，その扱いを検討すること。
　　　　　　　　　　　　　　　　　　　　　　　（病院医事課）

じゅつぜんほうもん【術前訪問】preoperative visit ☞術後訪問
手術をするに先だって，いいわけを十分にしておくこと*。
　　　　　　　　　　　　　　　　　　　　　　　　　（苦労人）

*事前の策ともいう。また，術後訪問までを踏まえた場合は，前後策という。

じゅっちゅうかくせい【術中覚醒】intraoperative awareness
❶術後覚醒遅延を防ぎ，手術室の回転をよくするため，手術が終わるかなり前から患者を覚まし始めること。研修医が居眠りをしながら高流量でセボフルラン麻酔をしているときなどによく起こる。麻酔の隠し味に，β遮断薬と筋弛緩薬を用いると，麻酔は大変安定したものになる。下品な会話をする外科医の手術では禁忌。　　　　　　　　　　　（ねぼすけ）
❷外科医の下手な冗談や，失敗談を覚えていること。その利点は，術後覚醒も良好なことである。欠点は，ときに訴訟の対象となることである。　　　　　　　　　　　　（知りすぎた男）

じゅっちゅうし【術中死】intraoperative death
手術中に，たまたま寿命がきてしまうこと。また，術後オーダーを出す必要がなくなった状態。 （運命論者）

しゅっちょう【出張】business trip
❶会社や病院の費用持ちで，地方にでかけて宴会や仕事をしてくること。❷官公庁の場合，帳簿の上だけ旅行に行き，本人はどこへも行かず旅費の支給を受けること。この場合，最終的なつけは，国民に回される。 （草枕）

しゅっぱんしゃ【出版社】publisher ☞医学書出版社
本の出版を中止したり，延期したりすることのできる会社。原稿がそろわないといって本の出版を遅らせ，原稿があっても，編集者の気が向かないと本の出版を見送ることもある。売れ行きさえよければ，執筆者とはよきパートナーであることが多い。 （愛と憎しみ）

しゅみ【趣味】hobby
他人にはどうでもよいと思えることに，金や時間，労力を惜しみなく注ぎ込むこと。しかし，趣味も極めればお金になることもある。以下に好事家たちの趣味の例を挙げる。
・胆嚢炎を繰り返してきた患者の腹腔鏡下胆摘術を6時間かけて行うこと。
・形成手術より術中写真撮影に夢中になること。
・1時間かけて内胸動脈を剥離し，あげくの果てはグラフトに用いないこと。
・開創鉤をひきながら居眠りすること。
・切り取った臓器を色で染め，顕微鏡で覗くこと。
・尿道から太い金属管を挿入して，前立腺を何十グラムも採掘すること。
・気管内挿管時に抜いた歯を蒐集すること。
・顕微鏡を用いて中耳を掃除すること。

・プラモデル代わりに，膝や股関節を組み立てること。
・麻酔中の血圧を思いどおりにコントロールすること。
・ラットに手術や麻酔をして，論文を書くこと。
・暗い部屋に人をつれこんで，目玉の奥を覗くこと。
・医学用語の定義を考えること。　　　　　　　　　　（道楽者）

じゅんかんきないかい【循環器内科医】 ☞好ましからざる人物

†**じゅんせいじん【准成人】associate adult** ☞成人
選挙権年齢は 18 歳になったものの，飲酒喫煙年齢は 20 歳のまま*。そこで，大学入学後の歓迎コンパでの飲酒という現実に対応すべく，日本成人学会が新たに出した分類定義。もっとも，最近の准成人は，かつての 18〜20 歳に比べて 5〜10 歳は幼く，アルコールやストレスにも弱い。まだまだ親には素直に従ってもらいたいということから，遵成人，馴成人とすべきだとの意見も出されている。（子離れできない親）

＊選挙は飲酒喫煙より成長に与える害が少ないから年齢が引き下げられた，というが，その根拠はどこにもない。国会に提出されたデータは，御用学者ですらあきれるほど不備が多く，再度の見直しが求められた。

じょい【女医（女性麻酔科医）】female doctor（female anesthesiologist）
❶男性の医師と違い，麻酔の知識はもちろんのこと，病院の構造（特にトイレの場所），家族が来るべき時間，寝間着の置き場なども知っておかなければならない医師のこと。なぜなら，麻酔前診察の最後に「麻酔に関して質問がありますか」と尋ねると，たいてい「あのゥ，看護師さん，トイレはどこですか？」とか，「明日，家族は何時に来ればいいですか？」，「寝巻はどこに置けばいいのですか？」，と質問され

るからである。また，硬膜外麻酔や脊椎麻酔をしたあとには，「この病院では，看護師が麻酔をするんだよ」などと，噂になることもある。患者にとっては，白衣やナースキャップは何の意味もなく，女は看護師，男は医師である。　　（私は女）

❷怖くてコメントできない。　　　　　　　　　　（私は男）

しょうがくせい【小学生】　☞学生

しょうき【笑気】laughing gas, nitrous oxide（N₂O）　☞一酸化窒素

一酸化窒素（NO）に比べ，Nが一つ多いばかりに流行に乗り遅れ，有識者からは白い目でみられている気体。一般名は亜酸化窒素。　　　　　　　　　　　　　　　（ジェラシー）

じょうこうだいどうみゃく【上行大動脈】ascending aorta

心臓と動脈というまったく異質のものを接続する組織。上からの命令（血液）を，下（末梢）に伝えるためのもの。心臓は血液を拍出したあと，われ関せずとばかりに大動脈弁という扉を閉じてしまうし，圧脈波は末梢から反射して戻ってくるしで，上行大動脈にはストレスだけがかかる。いわば身体の中間管理職的部分であり，そのために裂けたり瘤ができたりする。　　　　　　　　　　　　　　（課長はつらいよ）

しょうしたい【硝子体】vitreous body

「しょうしたい」とワープロで打って，焼死体とでてくるようであれば，あなたは立派な法医学者である。
　　　　　　　　　　　　　　　　　　　（ophthamologist）

しょうしん【昇進】promotion

上司の引退や左遷，死亡の結果生じる人事異動。本人の努力もある程度関係するという説もある。　　　（プロモーター）

じょうちょうかんまくどうみゃくへいそく【上腸間膜動脈閉塞】 superior mesenteric artery occlusion

腹黒い人のこと。 　　　　　　　　　　　　　（大黒様）

しょうどく【消毒】 disinfection 　☞アルコール

細菌と毒とを混同していた時代に作られた言葉（「毒消し」）。滅菌がすべての微生物を死滅させるのに対し，消毒では生き残る菌がいる。帝銀事件（1948年）では，青酸カリで銀行員が死亡した。本院ではゴキブリ消毒と称して，発煙筒のようなものを定期的に焚いているが，残念ながらゴキブリの死体はみたことがない。 　　　　　（毒消し売り）

しょうに【小児】 child 　☞子供

稼ぎもないくせに，一人前の口をきく存在。もちろん例外もある。 　　　　　　　　　　　　　（ジャリタレ）

しょうにますい【小児麻酔】 pediatric anesthesia

赤子の手をひねるのが，いかに難しいかを学ぶよい機会。猫なで声を出して子供を説得しているときには，自分が誘拐犯になったような錯覚を覚える。子供のすべすべした肌に触れ，自分がいかに歳をとったかを実感する機会でもある。 　　　　　　　　　　　　　（二児の母）

しょうにますいかい【小児麻酔科医】 　☞麻酔科医の分類

しょうにまひ【小児麻痺】 poliomyelitis

通称の polio は，poliomyelitis（灰白髄炎）の略。生ワクチンというヤクルトに似たものを飲むことにより，今ではみることがなくなった。 　　　　　　　　　　　　　（鉄の肺）

じょうはつ【蒸発】 evaporation

❶液体が気体になったり，❷人が突然いなくなること。前者

では熱が，後者ではしばしば命が奪われる。　　　（教団幹部）

しょうひぜい【消費税】consumption tax

3% 上乗せの計算力が十分に向上したので，今度は 5% 上乗せの計算力を向上させるためにつくられた税制。さらに，7% 上乗せの計算力を向上させようという動きもあるらしい*。　　　　　　　　　　　　　　　　　　（大蔵省）

*西暦 2019 年に消費税は 10％に引き上げられるが，政府としてはどこか後ろ暗いところがあったのか，増税分のポイント還元なる策を打ち出した。還元するくらいなら上げなくてもよいのではという意見もあったが，政府にはキャッシュレス決済の普及を目指すという狙いもあり，これは造幣局廃止の布石である。また，生活に最低限必要なものに対しては軽減税率という措置もとられる。新聞はその対象となったが，書籍は対象外とされたことで出版界は猛反発した。TV 番組で，新聞が生活の必需品なのはわかるが，高い知識・教養・文化を売りにするのが書籍であり，その安売りのほうが問題であるとの声が，決して執筆料が高いとはいえない一部知識人の間で起きたことは，記憶に新しい。

しょうべん【小便】urine

男性では外性器から，女性では外性器の近傍より噴出する液体。大便の対となるもの。腎不全では，透析器により除去される。

　病院では，お小水，尿などという隠語が用いられる。一般社会においても，「小便をする」という直接的な表現が用いられることは少なく，「化粧を直してくる」，「手を洗ってくる」，「ちょっと失礼」などといった間接的な表現が用いられることが多い。　　　　　　　　　　　　　　（デカンショ）

じょうみゃく【静脈】vein

輸液をしたり，薬物を投与したり，採血をしたりするための血管。根源を遡れば動脈に至り，動脈を遡れば静脈に至る。

動と静の東洋的な対比と循環の妙を表した命名であるが，なぜか「せいみゃく」とは読まない。静脈の分類法にはいろいろあるが，研修医は，点滴が入りそうな静脈と，そうでない静脈というように分類する。研修を始めた初期の頃には，電車に乗っても，つい静脈に目がいってしまうものである。さらに研修が進むと，中心静脈といった解剖学的には存在しないような静脈にもカニュレーションできるようになる。

(静かなるドン)

しょうれいほうこく【症例報告】case report　☞学会発表
患者管理の失敗を，学問的に説明すること。学会や雑誌に発表した場合には業績となるが，法廷で発表した場合には有罪となることが多い。　　　　　　　　　　　　　(危ない橋)

じょきょうじゅ【助教授】associate professor
教授と講師とのはざま。将来に対する保証はない。

(萬年助教授)

しょくどう【食道】esophagus　☞胃
❶食物や液体の通り道。一方通行ではなく，ときには胃から口咽頭への食物の通り道となる。特に，大量のアルコール摂取後には後者の役目が重要になる。

　胃管，イレウス管などのほか，内視鏡，経食道心エコーのプローブも挿入される。新人麻酔科医によって，気管内チューブもしばしば挿入される。　　　　　(食い道楽)

❷新入局者が多い春になると，しばしば気管内チューブが挿入される筋性の管。気管の後方に位置する。一方で，同じ時期，大学の新入生にとっては，飲食して半ば消化した胃内容物を体外に押し戻す通路となる。　　　(食堂経営者)

しょくどうそうかん【食道挿管】esophageal intubation
☞気管内挿管

❶患者にとっても医者にとっても，不幸な出来事の一つ。特に患者が食後であった場合は，不幸の度合いが強くなる。胃をいくら換気しても血液の酸素化が行われないし，肺にいくら胃液を入れても食物は消化されず，むしろ肺が消化されてしまう結果をまねく。

❷新米の研修医が，気管内挿管の代わりに行うルーチンの手技。　　　　　　　　　　　　　　　　　　　　　　　　　　（Mendelson）

しょくひ【植皮】skin graft

皮を剝ぎ，皮が剝がれている別の場所につけること。夏向きにしゃれてメッシュにしたりもする。　　　　　　　　　（かわはぎ）

しょくよく【食欲】appetite　☞性欲

生存意欲の強調表現。1日3回，朝，昼，晩と感じるようになっている。食欲ではなくストレスによる飲食行動の結果肥満したものを"欲求肥満症"という。　　　　　　　（エステティック）

しょくよくふしん【食欲不振】loss of appetite, anorexia
☞拒食症

食べることより重要なことができた状態。　　　　　　（恋愛中）

じょこうじゅつ【除睾術】orchiectomy

中身の入っていない財布のようなもの。金がない。あるいは，負けた将棋のようなもの。玉がない。　　　　　　　　　（貧乏神）

じょしこうこうせい【女子高校生】female high school student　☞携帯電話，ポケベル

「じょしこうせい」と略称されることが多い。「女学生」は古典的用法。良識あるおじさんやおばさんには理解不能の新生物。ポケベル，ケイタイやピッチなどの移動用小型通信機器

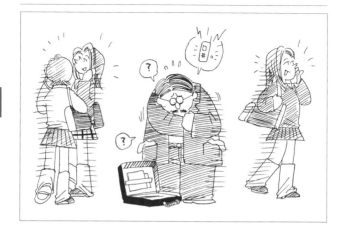

の使用法に長じている。　　　　　　　　　　　（ブルセラ）

じょしゅ【助手】assistant
返り点をつけて読めば，手助けとなる。助手となり20年以上を経過した場合には，引足（足を引っ張る，あるいは，足手まといと読む）と呼ばれる。正しい読みは「たすけて！」であると主張する者もいる。　　　　　　　（天下の助っ人）

じょせい【女性】female, woman　☞男性
❶化粧しても，おかしくない人。化粧しないと見られない人。
　　　　　　　　　　　　　　　　　　　　　　　（アダム）
❷自分の性別をハンディキャップと思っているか，得をしていると思っているかのどちらかである存在。前者は男女同権を望み，後者はもっと男性に働いてもらいたいと思っている。一般に，美人は後者に属するようである。　　　（差別主義者）

じょみゃく【徐脈】bradycardia
❶何らかの治療が必要と感じられるほど心拍数が少ないとき，徐脈と呼ばれる。洞房結節の怠慢や，刺激伝導系のストやサ

ボタージュで起こる。　　　　　　　（スローなブギにしてくれ）

❷次の心拍がいつ出てくるのかと，麻酔科医を不安にさせる
不整脈。　　　　　　　　　　　　　　　　　　　　（SSS）

シリンジポンプ【薬物注入器】syringe-pump　☞注射器

放っておいても勝手に薬物を入れてくれる装置。麻酔科医の
意識レベルを低下させる可能性があるという。それにもかか
わらず，これを用いることで保険請求も可能になるといわれ
る。
　あまりにもちまちました量を長時間にわたって注入するた
め，その精度を確認する者はいない（本当に正確に微量注入
しているのだろうか？）。また，なぜかほとんどの機種がシ
リンジを左向きにセットするように設計されているが，その
理由を知る者もいない（右向きのほうが使いやすいんだけれ
ど）。　　　　　　　　　　　　　　　　　　　　（世も末）

シルバーシート【銀色優待席】silver seat

自分の年齢や身体の状態を，強制的に認識させられる電車内
の座席。堂々とこの席に座れたり，その前に立って誰かに席
を譲られたら，「あなたはどこから見ても明らかな老人」と
いうことである。ただし，必ずしも白髪である必要はなく，
髪が存在しない人や，若くて健康な妊婦が座れることもあっ
て，この語の定義はいまだ揺れ動いている。　　（冷や水）

しわ【皺】crease

体表面積を増加させるための皮膚構造。しわくちゃの小さな
おばあちゃんも，しわの分まで考慮すれば，体表面積はかな
り大きい。だから私は，体重と身長から求めた体表面積も，
心拍出量を体表面積で割った心係数も信じない。　（梅干し）

しんえこーほう【心エコー法】cardiac echocardiography

身体を超音波で貫き，心臓の影をみる診断法。　　（ドプラー）

じんかく【人格】character

❶「人間の格式」の略。形成されたり，崩壊したりする。'He is a man of character.' といえば人格者であることを示し，'He is a character.' といえば変人であることを意味する。　　　　　　　　　　　　　　　　　　　（アルツハイマー）

†❷下半身にはないもの。とりわけ男性ではそれが顕著。
　　　　　　　　　　　　　　　　　　　　　　　　　（性治家）

しんかんせん【新幹線】Shinkansen, bullet train

旅の情緒を奪ってしまった鉄道。旅行とは，もはや地域間の高速の移動と，目的地におけるショッピングを意味するだけとなった。　　　　　　　　　　　　　　　　　　　　（のぞみ）

しんきん【心筋】myocardium

気絶（stunned）したり，冬眠（hibernated）したりする器用な筋肉のこと。これが転じて，気絶したり冬眠したりする金融機関を「信筋」ともいう。　　　　　　　　　　（月の輪熊）

しんきんきょけつ【心筋虚血】myocardial ischemia

❶心臓に十分な血液や酸素がいかないこと。ST 部分が基礎からずれるほど重症と心得ておけばよい。

❷心臓内科医，心臓外科医などの飯のたね。彼らの力が及ばないときには，病理解剖医の飯のたねとなる。内科医がPTCA を失敗し，冠動脈バイパス術を外科医にやってもらうなど，両者が協力して病院の収益に貢献する場合もある。逆に，手術の失敗を内科的治療で切り抜ける場合もある。

　　　　　　　　　　　　　　　　　　　　　　　（のみの心臓）

しんきんこうそく【心筋梗塞】myocardial infarction（MI）

❶心筋虚血のなれの果て。死に至ることもある。生命保険金は比較的高額である。　　　　　　　　　　　　　　（保険勧誘員）

❷心筋逸脱酵素が上昇したり，心電図で変な盛り上がりや，

深い Q 波が見られるような状態。CCU のお世話になれれば
ラッキーで、DOA となって救急外来にきて、"はいそれまで
よ"ということもしばしばある。　　　　　　　　　（ガチョーン）
❸診断がつく前に死んでしまうことのほうが多い病気。
　　　　　　　　　　　　　　　　　　　　　　　　（Hurst）

しんきんしょう【心筋症】cardiomyopathy
ワープロで「しんきんしょう」と打つたびに「真菌症」とで
てきて、イライラさせられることが多い。　　　　　（IHSS）

しんきんしょう【真菌症】mycosis
ワープロで「しんきんしょう」と打つたびに「心筋症」とで
てきて、イライラさせられることが多い。　　　　（心気症）

しんけいぶろっく【神経ブロック】nerve block
VAS が低スコアになることを競い合うゲーム。持ち点 10 か
らスタートし、0 点になれば上がりとなる。知識よりも器用
さが優劣を決定するが、ときに説得力だけがものを言う点が
ポーカーに類似する。　　　　　　　　　　　　（任天堂大学）

しんげんせいしょっく【心原性ショック】cardiogenic shock
心がひどく傷んだ状態。　　　　　　　　　　　　（Forrester）

しんごう【信号】signal
色覚異常のない人に合わせてつくられていながら、その機能
を果たしていないもの。信号無視による事故が減らないこと
からそれがわかる。黄色は「急いで渡れ」、緑色は「別方向
からの車が来るので注意」、赤は「止まると追突される」、と
いう信号の正しい意味がわかっていないためらしい。
　　　　　　　　　　　　　　　　　　　　　　　（白バイ警官）

じんこうかんき【人工換気】artificial ventilation

しばしば誤って「人工呼吸」と同義であるかのように解釈されている語。呼吸はまず，外呼吸と内呼吸に分けられる。外呼吸とは，肺胞中にあるガスと血中にあるガスとの，肺胞膜を介した交換をいう。内呼吸とは，ミトコンドリアレベルでの作用である。換気は，単に肺と外界とのガスの出し入れをいうにすぎない。"人工呼吸器"は，決して呼吸のすべてをまかなっているわけではない。このへんを誤解すると，人工換気によって呼吸上の問題がすべて解決すると考えてしまう，という重大な誤謬をおかすことになる。　　　　　（ベネット）

じんこうこきゅうき【人工呼吸器】mechanical ventilator

ダイヤルやボタン，キーボードがいくつもついていて，呼吸するとはこんなに大変なことなのか，と人に納得させる機械。
　　　　　　　　　　　　　　　　　　　　　　　（ピューリタン）

† じんこうじゅせい【人工授精】artificial insemination, eutele-genesis

もっぱら乏精子症に対して行われる生殖医療。民俗学的には血縁主義，法制上は血統主義の一種ととらえられる。国籍取得の条件と同様に，父系優先主義や父母両系主義など，いくつかのタイプがある。　　　　　　　　　　　（生みの親より…）

じんこうしんぱい【人工心肺】cardiopulmonary bypass（CPB）

❶以前は冷やのままが主流だったが，最近は人肌の熱燗でいく場合が増えてきた。　　　　　　　　　（トロント・グループ）
❷患者は心臓を休め，麻酔科医は心を休めるひとときのこと。
　　　　　　　　　　　　　　　　　　　　　　　　　　（ECC）

† **じんこうちのう【人工知能】artificial intelligence（AI）**
☞**天然知能**
天然知能の対義語。人工呼吸，人工心肺，人工透析の「人工」と同義で，人間の身体機能を代行する器機，との誤解があるが，人工授精，人工授粉のときの「人工」の意味が正しく，人の手によって制御された知能をいう。したがって，それまでに受けた教育如何によっては，最高学府に在籍しておりながらもネーちゃんとの交合にしか頭（intelligence）が働かなくなることがある。　　　　（アドバタイズ・ルソー）

しんじつ【真実】truth
❶科学者が終生追い求めるもの。❷知ってしまってから，知らなければよかったと思うもの。　　　　　　　　（目撃者を消せ）

しんしつさいどう【心室細動】ventricular fibrillation（Vf）
❶私たちの医局のように「てんでばらばら」の不整脈のこと。
　　　　　　　　　　　　　　　　　　　　　　　（右往左往）
❷あっ，フィブってる！　　　　（Ka・Si・Co のポケベル）

しんしゅうしゅくりょく【心収縮力】cardiac contractility
患者の血圧が異常に低下したり，上昇したりしたときに，麻酔科医の心収縮力は最高に達する。　　　　　　　（スターリング）

じんしゅさべつ【人種差別】racism
❶バスケットボールや 100 m ダッシュは黒人だけのものであると信じること。❷米国やヨーロッパで長年用いられている薬物を認可するためには，日本で日本人を用いて治験をすべてやり直さなければならない，と信じていること。
　　　　　　　　　　　　　　　　　　　（南アフリカ共和国）

しんせいじ【新生児】neonate, newborn
❶でき立てのホヤホヤの人間。10 か月間も水につかってい

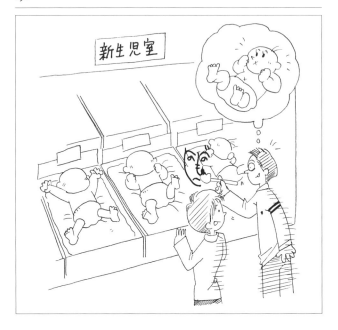

た後なので,身体の中の水分量が80％もある。　（水ぶくれ）
❷白紙の状態のこと。そうはいっても用意された紙の色合いや大きさは,すでに遺伝子により決定されている。　（夢）

しんせんとうけつけっしょう【新鮮凍結血漿】fresh frozen plasma（FFP）☞赤血球濃厚液

❶臨床的な有効性より,議論の対象としての価値のほうがより興味深い,冷凍製品。❷酸素運搬能の乏しい血液成分。

（冷凍食品担当者）

しんぞう【心臓】heart

❶胸腔内にありドキドキする臓器。小室に別れ,赤い色の血液と,青い色の血液を別々に収容する。小室の間に壁ができなかったり,心筋梗塞などで破れたりすると,2色の血液が

入り混じってしまう。もっぱら心臓外科医が修理を行う。あつかましさの存在場所と考えられ，「心臓が強い」，あるいは「心臓に毛が生えている」といった表現がなされる。食用にする場合にはハツと呼ばれる。また，人間固有の精神作用を指す場合は「心（こころ）」。心疾患と「心の病」では内容が異なる。　　　　　　　　　　　　　　　　　　　　（初恋）

❷内腔にいくら出血しても血腫とはならない唯一の臓器。

（心臓外科医になってよかった）

❸規則的な運動を繰り返す筋性の臓器。中を流れる血液は色分けされており，暗赤色から鮮紅色へと変化する。一方通行のはずだが，右から左へ抜ける近道や，左から右へUターンするような道ができると，工事が必要となる。工事は，冷却して，全面通行禁止としたうえで行われることが多い。

（ファロー）

❹眠り続けている間も，麻酔中も，一人孤独に働き続けている殊勝な臓器。過労や気まぐれで心臓が突然止まってしまっても，誰も文句はいえないだろう。　　　　　（孤独なランナー）

じんぞう【腎臓】kidney　☞胆石

❶血液を黄色く，透明にして体外に出すための臓器。心拍出量の20〜25％を供給されるという贅沢な臓器。ときには売買の対象となる。石を産生することもある。胆嚢でとれる石よりも硬い。　　　　　　　　　　　　　　（キドニーパンチ）

❷内分泌器官の一つ。レニン-アンジオテンシン系，エリスロポエチンなどと重要な関係をもつ。高血圧の原因となる臓器であると同時に，高血圧の被害を多く被る臓器。糸球体，尿細管などを利用して，水分，電解質，薬物の排泄といった外分泌の機能も併せもつ。　　　　　　　　　　　（ニーレ）

❸脊椎動物の臓器の一つで，食用になる。食用以外に用いられる場合は，高値で取引されることが多い。　　　（隠元豆）

❹腹（codd）の中の卵（ei）という意のkidneiが語源。ラテン語のRenを記憶しておいたほうが応用がきく。派生語

には renal, adrenal, renovascular, renin などがある。しかし，レストランに行って renal pie と注文しても，kidney pie は出てきそうもない。　　　　　　　　　　　　（グルメ）

しんぞういしょく【心臓移植】heart transplantation
気の弱い人の心臓を，死んでしまった人の心臓に入れ替えること。死んでしまえば，何にも怖いものはないから。

（医療訴訟専門弁護士）

しんぞうげかい【心臓外科医】cardiac surgeon
心臓を止めないと，手術ができない医師。他科の医師が心臓を止めて手術をした場合には，病理医を除いて罪に問われることが多い。
　心臓死を人間の死と定義するならば，心臓外科医は死者の手術を行っていることになり，倫理的に重大な批判を受ける可能性がある。　　　　　　　　　　　　　　（輪田樹朗）

しんぞうないかい【心臓内科医】cardiologist
❶バルーン好きの人間の集まり。バルーンを冠動脈に入れて拡げたり，胸部大動脈に入れて膨らませたりする。僧帽弁や大動脈弁，心房中隔欠損孔にバルーンを通してから，ぐっと暴力的に引っ張ることもある。　　　　　　　（風船売り）
❷今後わが国の随所で聞かれることになる「心臓ないかい？」という語とは同音異義語。　　　　　　　　（心臓外科医）

しんぞうますいかい【心臓麻酔科医】　☞麻酔科医の分類

しん(ぞう)まっさーじ【心(臓)マッサージ】cardiac massage
❶心臓が止まったときにするもので，心臓がこったときにするものではない*。　　　　　　　　　　　　　（按摩）
❷基本的には死んだ人に行われる死出の儀式。死者の属する宗教によって，回教式心マッサージ，密教式心マッサージな

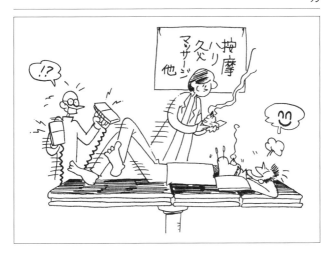

どが行われる。また，異国で死ぬ場合には，望郷式心マッサージが行われる。宗派を間違えると成仏できないらしく，一説にはそれが心肺蘇生法の成功率の低さの原因であるとされる。　　　　　　　　　　　　　　　　　　　　　　（アラー）

＊2009年に公開された映画『ジェネラル・ルージュの凱旋』（監督：中村義洋）において，救急医が「心臓マッサージ，1時間やっても2,900円」と愚痴るシーンがあるが，あん摩マッサージ指圧師の資格をもっていないのであれば仕方がないことで，路上で一般市民が行う場合は無報酬である。

じんたいじっけん【人体実験】human experimentation
日常の診療のこと＊。　　　　　　　　　　　　（ナチス残党）

＊2002年に起きた腹腔鏡下前立腺摘出術による医療過誤をマスコミは「人体実験」と報じたが，これは正確ではない。なぜなら，そこには検証する仮説も理論もないからである。この場合は，未経験の手術を手引き書片手に行う「人体練習」であろう。

しんだん【診断】diagnosis ☞誤診

誤診の原因。 （名医）

しんていし【心停止】cardiac arrest

❶心臓が疲れ果てた末の状態。いったん止まって楽をすると，もとの働き者のポンプに戻れないことがある。❷若い医師にとっては，医師としての自覚を最も強くする瞬間。❸年取った医師にとっては，次は自分の番かと強く感じる瞬間。❹遠い親戚にとっては，素早く自分の取り分を計算する瞬間。❺親しい友人にとっては，弔辞の言葉と涙を流すタイミングを考える瞬間。❻本人にとっては，もうどうでもいい瞬間。 （遺産管理人）

シンデレラ・ボーイ【藁しべ童子】Cinderella boy

シンデレラのような美しい女性になってしまったラッキーな少年のこと。 （愛ちゃん）

しんでんず【心電図】electrocardiogram（ECG） ☞ホルター（Holter）心電図

❶胸部に貼り付けたいくつものシールや，手足に付けたクリップによって生死を確認すること。 （アイントーベン）

†❷心臓の微弱な電気活動を拾った記録。心臓が動かなくなると，平坦となる。ただし，pulseless electrical activity（PEA）もあるので注意。略語は ECG。EEG（脳波）との混乱を防ぐために EKG と呼ばれることも多い。古い医師は，ドイツ語で，エーカーゲーと発音する*。 （Kgb）

*近年のドイツの若者は，自国車である BMW を，英語読みのほうが新しいからと，ビーエムダブリュと呼んでいるとか。

しんぱいそせいほう【心肺蘇生法】cardiopulmonary resuscitation（CPR）

❶家族が心の準備をするまで医師やコメディカルが行うハードな運動。死者を黄泉の国から連れ戻そうとする儀式の一種。人工呼吸は生命を吹き込むことを象徴し，胸骨圧迫は魂を揺り動かすことを象徴する。地震はあってもこの国のほうがよいという場合には，黄泉の国から生還することがある。しばしば臨死体験として語られる。　　　　　　　（オルフェウス）

❷スポーツクラブに行けない医師が日頃の運動不足を解消する時間。従来からの人工呼吸と胸骨圧迫を交互に行う方法では，十分な運動にならないと，人工呼吸と胸骨圧迫を同時に行う new CPR が考案された。さらに，胸骨圧迫だけでは背筋のトレーニングにならないという理由で，active compression-decompression（ACD）法が考案された。

（CPR スポーツクラブ支配人）

しんぱいばいぱす【心肺バイパス】cardiopulmonary bypass

低体温，血液希釈などの非生理的環境下でも，人間が生き抜くことができるかをためす実験。それでも飽き足らず，心臓にカリウムたっぷりの冷水を注入したうえ，心臓の上から氷をまぶすという荒技も併用される。寒がりの心臓外科医は常温で心肺バイパスを行い，心臓にも温かい心停止液を注入する。心臓外科医は働き，麻酔科医が休息する時間となることが多い。この時間の長短により，心臓外科医の腕前がある程度評価できる。　　　　　　　　　　　　　　（in cold blood）

しんはくしゅつりょう【心拍出量】cardiac output（CO）

❶心臓がいかに働き者であるかを評価するための検査項目の一つ。❷血管内に注入された冷水を温めたり，体内に挿入された熱コイルの発生する熱を下げるもの。❸何万円もする高価な使い捨てのカテーテルを挿入する理由の一つ。昔は色素を注入して測定していた。　　　　　　　　　　（勤務評定）

❹心臓が 1 分ごとに血液を駆出しているかのような誤った印象を与える測定値。1 回拍出量と 1 分ごとの心拍数の積で表される。心係数は，心拍出量を体表面積で割って算出される生理学的根拠を欠く数値。 　　　　　　　　（数字マニア）

しんふぜん【心不全】heart failure
❶心がすぐれず，落ち込んでいる状態。 　　　　　　（夏目漱石）
❷直訳すれば，「心臓の失敗」。ニューヨークでは，クラス別編成になっているらしい。 　　　　　　　　　　　　（能力主義）

じんふぜん【腎不全】renal failure
立ち小便のスリルと快感を失うこと。尿検査の結果が手術申込書に記入されていなくても，主治医を責めてはいけない状態。 　　　　　　　　　　　　　　　　　　　　　　（電信柱）

しんぶん【新聞】newspaper
毎日朝夕 2 回，半日から 1 日のタイムラグで，人間の欲望，自己中心性，愚かさ，残虐さなどについて報道するマスコミ媒体。字が読めない人のためには，画像や音声を駆使するテレビが同様の役目を果たしている。また，事実そのものよりも，人間の裏側や恥部に興味のある人のためには，週刊誌がある。 　　　　　　　　　　　　　　　　　　　　（ハースト）

しんぼうさいどう【心房細動】atrial fibrillation（af）
規則正しい生活に慣れている人にはとても耐えられないような，きわめて不規則な不整脈。 　　　　　　　　　　（ジギタリス）

シンポジウム【饗宴】symposium
❶現代では語本来の意味から大きくかけはなれ，黙り合いのことをいう。たとえ面白いことを言っても，座布団は増えない。 　　　　　　　　　　　　　　　　　　　　　　（大阪の光）
❷まず，何人かの演者が規定時間をオーバーして好き勝手な

ことをしゃべった後，全員が登壇して噛み合わない話をすること。　　　　　　　　　　　　　　　　　　　　　　（座長）

しんや【深夜】midnight
救急医が生き生きしだす時間。　　　　　　　　（深夜曲馬団）

しんやく【新薬】new drug
製薬会社のばくち。　　　　　　　　　　　　　（治験担当医）

†しんりょうがいどらいん【診療ガイドライン】practice guideline
酸いも甘いも浜の真砂の数だけある，経験に基づく治療法を駆逐すべく，治療のスタンダードを示したもの。専門医制度とこのガイドラインがいきわたることで，働き方改革が医療界にも浸透し，引き継ぎもスムーズにプレミアムフライデーが可能となった。もっとも，院内にいる時間の長さでその医師を評価していた患者，患者家族は，定時で帰ってしまう担当医に，気持ちのうえでまだなじめていない。（ヒーラー竹庵）

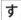

すいせんべんじょ【水洗便所】water closet（WC）
「過ぎたことはすべて水に流しましょう」という哲学を具現化した装置。　　　　　　　　　　　　　　　　　　（有機農業家）

すいぞう【膵臓】pancreas
ランゲルハンスという島が点在する，島国のような臓器。自己をも破壊する強力な蛋白分解酵素を分泌する武器庫のような臓器である。血糖値を自由にあやつるインスリンとグルカゴンという二つのホルモンを分泌するマッチ・ポンプのような臓器でもある。なんとも複雑なお国事情をかかえている。
　　　　　　　　　　　　　　　　　　　　　　　（島国根性）

すいとう【水痘】chickenpox, varicella
帯状疱疹のもと。サメ肌ならぬニワトリ肌となる。 (SGB)

すいみん【睡眠】sleep ☞眠り
❶人生の 1/4 から 1/3 を占める時間。小児のときには長く,高齢になると短くなってくる。若い人でも,試験前や,マージャンをしているときにはしばしば短くなる。研修医はわずかな当直料と引き換えに,この人生の何割かを占める貴重な時間を諦めなければならない。 (三年寝太郎)
❷もしかしたら,そのまま二度と覚めることがない状態。全身麻酔と似て非なるもの。 (永遠の眠り)
❸時間の無駄,あるいは無上の喜び。 (夢の精)

すいみんぶそく【睡眠不足】sleep deprivation
開眼している時間が,閉眼している時間に比べ,はるかに長い状態。多忙な人に共通する主訴。 (売れっ子)

ずがいこつ【頭蓋骨】skull
外界からの衝撃から脳を守るための,天然の解剖学的ヘルメット。大脳内に機能的なヘルメットが存在し,外界からの情報を受け取りにくい場合や,思考が限定される場合には石頭と呼ばれる。 (頭上注意)

ずがいないあつこうしん【頭蓋内圧亢進】increased intra-cranial pressure(IICP)
頭の中がいっぱいになること。なぜか,上昇といわず,亢進ということが多い。乳頭浮腫がみられるが,別におっぱいが腫れるわけではない。 (クッシング)

スタイレット【可塑的金属棒】stylet
気管内チューブが本来もっている美しい曲線を,個人的な趣味にそって歪めるための金属製の棒。 (ひねくれ者)

スタッカート【切音符】staccato（イタリア）
期外収縮がでたときの心電図や，パルスオキシメータからでる音。そのシンコペーションを聴きとって上室性か心室性かを区別できたら，不整脈専門家を自称してよい。　（耳学問）

†すたっぷさいぼう【STAP 細胞】STAP（stimulus-triggered acquisition of pluripotency）cell　☞割烹着
理系女子のほんの一握りが作成できるといわれているが，その真偽は明らかではない。実は，割烹着に秘訣があるのかもしれない。　（今日の料理）

ずつう【頭痛】headache
最短距離の痛み。　（カール・ルイス）

†ずつうのたね【頭痛の種】seed of headaches
頭痛薬を過剰投与した場合に用いられる拮抗作用のある種。鉢に植えても発芽はしない。　（ジャック）

ストレス【精神的身体的負担】stress　☞精神的ストレス
生体に加わる圧迫や刺激のこと。もっぱら，和らげたり解消したりする対象と目されているが，一方で，精神・身体発達上，まったくなくては困るもの。「ストレスがたまる」というが，どこに蓄積されるかは解明されていない。
（ノイローゼ気味）

ずのうめいせき【頭脳明晰】smart, brilliant
先が読めること。たとえば，風が吹いたら，すぐに桶屋の株を買い占めるというような迅速な行動ができること。
（一を聞いて）

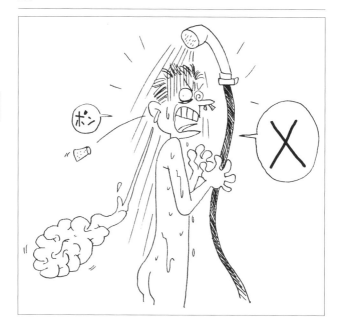

ずのうりゅうしゅつ【頭脳流出】brain drain
あーっ，馬鹿になっちゃう！　　　　　　　　　　　　　　　（脳減る症）

†すまーとほん【スマートホン(スマホ)】smartphone　☞ SNS, 携帯電話

❶一億総活躍社会を促進するうえでの必需品。現実社会では活躍できずとも仮想現実で大活躍できる。一昔前のサラリーマンの東スポ，大学生のジャンプに相当する。ゲームに熱中する老若男女の姿に一億総白痴化時代を危惧する者もいる。smartphone の smart user, 果たしているのか。（茂庭・芸）

❷iPhone に代表される，SNS に欠かせない，パソコン並みの機能をもつ携帯電話（mobile phone）。90 年代の携帯電話は，phone（電話）としての機能が主であった。現在のスマホでは，電話としての機能はその名称上，申し訳程度につ

いているだけであり，よほどのこと＊がないかぎり用いられることはない。

＊待ち合わせ場所に着いたものの相手が見つからないときなど，最後の詰めに用いられる。上がりの言葉は「あっ，見えたわ！」である。
（迷子）

せいかがく【生化学】biochemistry
液体や粉末を混ぜたり，酵母を加えたり，温めたり冷やしたりする学問。料理学と一脈通じるところがある。性科学との混同に注意。
（射　刻剣）

せいかがく【性科学】sexology
「やりたい」という生命根元の衝動を"科学"という立場で覗き見る学問。ただし，その解釈はお節介。「やりたい」という純粋な衝動を，そのまま行為に移せないことにより日常に支障をきたす。性科学のテキストを紐解く現代人はもの悲しい。
（バッカス）

せいかつのしつ【生活の質】quality of life　☞死の質
「生きたい」という短絡的な考えを排除して，それまで一度だってそんなことを考えたことがない人に「いかに生きるか」という哲学的問題を差し出し（問うほうだって考えたことはない），治療としては何もできないことを正当化する言葉。ターミナルケアと対になって語られる。
（質屋）

せいかんけっさつじゅつ【精管結紮術】vasectomy　☞子宮全摘術，避妊
避妊具が要らなくなる経済的な手術。女性を妊娠させずにセックスだけしようという背徳的行為のために行われる。再

> †【生活習慣病】
> 生活習慣病は，いつの時代，どこの社会にもあった。そ
> れを生活習慣病（lifestyle-related disease）と認識する
> かどうかである。
>
> 　瀕死の王子を助けた火夫は，王様になった王子から厚
> 遇を受けるのだが，「…火夫は美食と安楽とでまるまる
> と肥り，脂づき，頸などはまるで象の首筋みたい，顔は
> さながら海豚のおぽんぽみたいでした。このおっさん，
> あてがわれた場所から，絶えて外出もしなかったので，
> 頭の回転の方ははなはだ心細くなっていて，国王の風貌
> に接しても，果たして誰なのかわかりかねていました。」
> 〔『アラビアン・ナイト』第137夜。訳は前嶋信次（平凡社
> 東洋文庫）による〕

婚したときに慌てる羽目になることもしばしばである。再縫
合には手間がかかる。　　　　　　　　　　　　（種なしぶどう）

ぜいきん【税金】tax
国家や地方自治体の不労所得。　　　　　　　　　　（租庸調）

**せいけいげかい【整形外科医】orthopedic surgeon　☞元医
師**
消毒した大工道具を用いる医師。しばしば，設計図どおりに
いかないところが問題である。　　　　　　　（カーペンターズ）

せいさんやく【制酸薬】antacid
胃が悪いときに飲む薬。間違えて「青酸薬」を飲むと命を失
うことになるので，注意を要する。　　　　　　（我に成算あり）

せいし【精子】sperm

馬，牛，犬などのものは高く売れるが，人間の場合には大したことはないもの。下手にこれを供給すると，かえってお金をとられることがあるので注意を要する。

何億という精子のうちの，ほんの1匹か2匹が卵子にたどりつく。厳選され尽くし，きわめて低い確率で受精するというのに，ろくでもない人間が多いのは，いかに精子の質が低いかを示唆している。もちろん，卵子の質が高いと仮定してのことであるが…。 (種馬)

せいじか【政治家】politician

本来必要なはずの弁論術を身につける暇もなく，もっぱら座り込みなどの実力行使や，料亭での接待に忙殺されている人々。高齢者が多いことから，そうした疲労を癒すために，テレビ中継されない議会での勤務時間は居眠りにあてることが認められている。その一方で，民意の代表者であるにもかかわらず，都合が悪くなっても病院に逃げ込むことしか許されていない。 (ノンポリ)

せいじょうきのう【正常機能】normal function

「せいじょうきのうれい（正常機能例）」とワープロで打ったら，"星条旗の憂い"と変換された。病んだ米国との皮肉な対比に思わず苦笑。 (Stars and Stripes)

せいじょうしんけいせつぶろっく【星状神経節ブロック】stellate ganglion block（SGB） ☞占星術

❶嗄声を起こしたり，腕神経叢をブロックするためにペインクリニックでよく行われる治療法。水虫，難聴，花粉症など，何にでも効くらしい。 (蝦蟇の油)

❷「首に注射をするような異常としか言えないような治療が，どうして"正常"なんだ」と，患者を勘違いさせることの多い治療。stellateとはstellar（星の，星のような）からきて

いるが，スペルを間違える医師が後を絶たない。sttellate，stelatte，stellatte などとするのはまだよいほうで，なかには satellite などと書く医師もいる。これは，手元を狂わせた場合に，患者が目をまわしたり，ベッド上で飛び跳ねたりすることを，軌道を周回している衛星にたとえたものかもしれない。

(Blade Runner)

せいじょうち【正常値】normal value ☞異常値
検査データにおいて正常母集団を反映すると考えられる代表値のことで，これらをかつてはこう呼んだ。最近は基準値（reference value または standard value）と呼ぶのがトレンド。検査データに関しては，何がなんでも正常範囲にないと気がすまない麻酔科医がいる一方で，多少の逸脱を黙認できる太っ腹の麻酔科医も存在する。その許容範囲は，経験を積んだ麻酔科医ほど正常範囲を凌駕する傾向にある。

(はみだしもの)

せいじん【成人】adult ☞准成人
人生では諦めることも必要だ，ということが理解できるようになった人。

(肩叩き)

せいしんかい【精神科医】psychiatrist ☞好ましからざる人物，元医師
人の心が正常か異常かを診断し，治そうとする医師。異常を決定する"正常"の概念は，その人の属している社会の絶対多数によって決定される。異常だから治さなければならないと思うほうがよっぽど異常だと思うのだが……。

(天才)

せいしんてきすとれす【精神的ストレス】psychological stress
現実と理想，現実と夢とのギャップによってもたらされる形而上学的なひずみを，哲学的な問題としてではなく，医学的

な問題としてとらえようと試みるときにしばしば用いられる
用語。　　　　　　　　　　　　　　　　　　（フロイト）

せいそう【精巣】testis
パチンコ台のようなもの。大開放でいつでも玉を出している
ものもあれば，まるで玉が出ないものもある。あまり玉が出
すぎると，打ち止めとなるので注意を要する。　（本日開店）

せいぶつ【生物】creature
❶死にゆくもの。生きている期間より，死んでいる期間のほ
うが長いことを考慮すると，死物といったほうがよいかもし
れない。　　　　　　　　　　　　　　　　　（死に神）
❷遺伝子がある一定期間，可視的な状態をとること。
　　　　　　　　　　　　　　　　　　　　（Mary Gene）

せいぼ【歳暮】 ☞中元

せいめい【生命】life, lifetime　☞死
❶死がある一定期間，形をもって存在するとき。「いのち」
というと重いが，「ライフ」というと急に軽くなる言葉。そ
の長さは，手相にあらわれるという。　　　　　（易者）
❷保険会社の取り扱い商品の主たるもの。　（保険金詐欺師）

せいやくめーかー【製薬メーカー】pharmaceutical company
合法的な薬物製造と販売を行う利益追求型組織。　（薬師）

せいよく【性欲】sexual desire　☞食欲
生存意欲の強調表現。いつでも，どこでも感じるようになっ
ている。　　　　　　　　　　　　　　　　　（テレクラ）

せいりがく【生理学】physiology　☞月経
月のものについて研究する学問。　　　（チャームナップ）

せいりしょくえんすい【生理食塩水】normal saline
濃度 0.9％の塩水のこと。この溶液のどこが生理的であり，normal であるか理解に苦しむ。　　　　　　（アブノーマル）

せき【咳】cough
❶痰や異物を排泄するために，肺から爆発的な勢いでガスを吐き出す行為。そっと人に合図するときには，その流速をぐっと落とすのが通例である。
❷コンサートの演目の間に必ずしたくなるもの。　（龍核酸）

せきつい【脊椎】spine
腰痛の原因。　　　　　　（ピテカントロプス・エレクトス）

せきついますい【脊椎麻酔】spinal anesthesia　☞全脊椎麻酔
❶患者が痛みを訴えたり，悪心を訴えたり，血圧が下がったりするのを前提として行う麻酔。手術中はうまく切り抜けても，術後に頭痛を起こすことがある。効いたときには，こんなにいい麻酔はないと思うが，効かなかったときは，こんな麻酔を選択した自分を呪いたくなる。術中に患者をなだめる必要があるので，口が達者になることが利点としてあげられる。　　　　　　　　　　　　　　　　　　（頭痛の種）
❷人を後ろから刺して，下肢の自由を奪うこと。(N. グリーン)
❸手術室が火事になった場合には，意識があるまま逃げ遅れて死んでしまうような麻酔。全身麻酔の場合には，意識がないまま，酸素と亜酸化窒素の炎に包まれて死亡する。
　　　　　　　　　　　　　　　　　　　　　（魔女狩り）

セクハラ【性的嫌がらせ】sexual harassment
❶究極のセクハラとは，「男（女）が女（男）を，女（男）として認めず，異性として扱わない」ことである。生物学的にみて，性の分化は，安定した種族保存をなすための生殖行為に不可欠のものであり，生殖から閉め出された個体とは単

に死を意味することでしかない。したがって，「よっ，ねーちゃんきれいだね！」とか「あなたってセクシー！」などと言ってもらえず，お尻をさわられないことこそが，生物学的な真の意味でのセクハラである。　　　　　　（ゾウリムシ）

❷肩や胸に触れられたり，足の先から頭のてっぺんまでなめまわすように眺められても，それを行った者に対する気持ちによっては（きちんと料金が支払ってあったり，愛情があったりした場合），セクハラにならないこともある。（援助交際）

せっけっきゅうのうこうえき【赤血球濃厚液】packed red blood cells（PRBC） ☞新鮮凍結血漿
血液から重要な蛋白成分を除去したあとの，どろりとした暗赤色の残りかす。　　　　　　　　　　　　　（FFP 信仰者）

せっし【摂子】forceps ☞鉗子
「せつこ」などと読んではいけない。実は，ピンセットのこと。pickup と呼ばれることもある。pickup などといった，文字どおりの即物的表現は英語文化の底の浅さを示すものであるし，ピンセットなどといった，中学生でもわかるような言葉を医療で用いるのは好ましくないとのことで，摂子と呼ばれるようになった。　　　　　　　　　　　　　　（嫡子）

せっぷんかいよう【接吻潰瘍】kissing ulcer ☞キスマーク
恋人同士の潰瘍。　　　　　　　　　　　　　（I love you.）

ぜつぼう【絶望】despair ☞希望
希望を絶たれること。絶望することの唯一の救いは，過去には希望をもてたことである。　　　　　　　　（キルケ・ゴール）

セボフルラン【日本的普及型麻酔薬】sevoflurane
❶0.63 の時代を作りあげている，日本で見直された揮発性麻酔薬。0.63 は，バブル崩壊後の定期預金の金利といい勝

負である。 (日銀総裁)

❷血液ガス分配係数の小ささと，その甘い香りが受け，日本のみならず，米国，中国へもチェーンを広げている。(鰻パイ)

ぜんしんますい【全身麻酔】general anesthesia

❶局所麻酔に対する言葉。脊椎麻酔や硬膜外麻酔に失敗したときにとられる麻酔法。何をもって全身とするかの定義はあいまい。無痛，不動，健忘が要件であるが，満たされないこともある。外科医が大事な操作をしているときほど，患者が動いたりバッキングする傾向がある。多発外傷で意識や血圧もないような患者では，酸素とパンクロニウムを投与しただけで全身麻酔と称されることがある。 (金縛りを恐れる男)

❷局所麻酔に失敗したときにとられる麻酔法。肝毒性をもつガスや，腎毒性をもつガスなどのほか，冠動脈スチールを起こすガスや，痙攣を誘発するガスなども用いられる。最近では血管痛を起こす，乳白色の，ちょっと静注するのがためらわれるような静脈麻酔薬も用いられる。 (善魔)

せんせいじゅつ【占星術】astrology ☞星状神経節ブロック

その人の運勢を判断する占いの一種。星状神経節ブロックを行って，手が痺れたり，声が嗄れたりしたら凶，痙攣して呼吸が停止したら大凶である。大吉がでると，耳が聞こえるようになったり，額にしわが寄せられるようになったり，痛みなしに顔が洗えるようになる。 (ホルネル)

せんせいじゅつし【占星術師】astrologer

ペインクリニシャンのこと。 (老末文吉)

ぜんせきついますい(ぜんせきま)【全脊椎麻酔(全脊麻)】 total spinal anesthesia ☞脊椎麻酔

局所麻酔薬のみを用いて，脊椎麻酔と全身麻酔を同時に行うこと。偶発的に起こることもあるし，意図的に行うこともあ

るが，いずれにしろいい気持ちはしない。 （裏表兼用）

ぜんとうやく【前投薬】premedication

麻酔科医の不安を除くために行われる儀式。不安の強い麻酔科医ほど，多剤投与，大量投与，非経口投与を行う傾向がある。手術室における密室性を維持するために，健忘作用をもつ薬物がしばしば投与される。前投薬の効き目は，黙って針を刺したときに，患者がうめくか否かで判断される。(小心者)

せんもんい【専門医】specialist　☞中国漢時代の竹簡から

❶ある一つのことしかできないことを，格好よくいう言葉。そのことしかできない者ほど，必要以上に高いプライドをもち，他科の医師を見下す傾向にある。

　専門馬鹿をつくる科ほど，専門医認定制度に熱心である。専門医制度を確立したある古い学会では，合格基準をあまくし，一つの専門分野だけを深く勉強していなくても専門医と認定することで，専門馬鹿をつくることを防止しているという。 （専問医）

†❷2014 年，各流派の専門医制度を統一すべく，中立的第三者機関「日本専門医機構」が設立された。その定義による専門医とは「それぞれの診療領域における適切な教育を受けて，十分な知識・経験をもち，患者から信頼される標準的な医療を提供できる医師」。ここで，"患者から信頼される"が"標準的な医療"にかかるか"医師"にかかるかが曖昧であるとして，前者に解釈する専門患者認定制度設立の必要性をアピールする委員から定義見直しの声が上がり，この制度統一は延期になっている。振り返るに，1996 年とはのんきな時代であったのかもしれない。 （ハリー・ライム）

そ

ぞうえいけんさ【造影検査】contrast study ☞キスマーク，接吻潰瘍

影絵好きの医者が行う検査。胃を用いて牛の角をつくったり，キスしているシーン（接吻潰瘍）をつくったり，さらには大腸を用いて，かじりかけのリンゴの芯（apple core）をつくったりすることができる。 　　　　　　　　　　　（キツネ）

そうおん【騒音】noise

聞きたくない音。音の大小には関係がない。横になって電気を消したとたん聞こえてくる蚊の飛び回る音，電車で隣に座ったチャパツのおにいちゃんのイヤホンから漏れてくる音など。 　　　　　　　　　　　　　　　　　（It's a SONY）

そうかんこんなんしょう【挿管困難症】difficult intubation

❶経験を積んだ麻酔科医でも，チューブが気管ではなく食道に入ってしまう症例。あらかじめ挿管困難症を予測できずに，挿管操作に手間取っていると，周囲の看護師，外科医の白い眼が集中する。一方，前もって「これは挿管困難症である」と宣言しておけば，たとえ患者の歯を折り，口の中を血だらけにして，1時間かかって運よくチューブが入ろうとも，多大の尊敬を得られる。 　　（顔はでかいが口が小さなおじさん）
❷挿管技術の未熟さを表現した言葉。 　　　（エキスパート）

ぞうき【臓器】organ

生体内でも重要な機能的役割を果たしているが，食物としても重要な位置を占めている。使用される状況により，名称が変化することがある。以下は，某医科大学の解剖学の試験問題である。

　左の語に対応する英語を線で結べ。

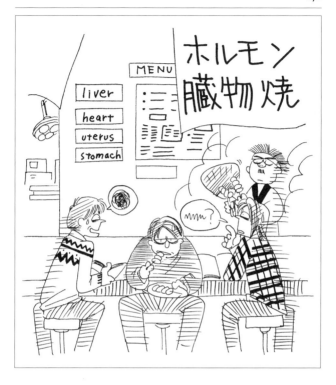

こぶくろ	liver
みの	heart
はつ	uterus
レバー	stomach	（ホルモン焼き屋の主人）

ぞうきいしょく【臓器移植】organ transplantation

本人が死亡したために不要になった臓器や，健康で臓器が一つ余っている場合に，それを必要とする人に与えること。いわば，中古品の回収と再生のようなもの。臓器の場合，電気製品などよりも寿命が長く，コンピュータのような頻繁なモデルチェンジもないので，20年ものや，30年ものでも新品

同様の扱いを受ける。　　　　　　　　（ドクター・バーナード）

ぞうご【造語】coinage　☞マーゲンチューブ
医学の歴史を反映する事象。日本人の書いたカルテは，字の
汚い日本語，誤った英語とドイツ語，そして何か国語かを融
合させた造語からなる。たとえば，Magen tube，Harn bag。
　　　　　　　　　　　　　　　　　　　　（金田一冬彦さん）

そうしき【葬式】funeral
❶故人が絶対に生き返ってこないように，身体を焼き，骨を
ばらばらにしたうえで壺に入れ，さらに土の中に埋め込む儀
式。❷久しぶりに喪服を着て，自分も太ったものだと感じ，
鏡を見て年をとったものだと思う機会。❸ずっと会っていな
い親戚が集い，次は誰の番だろうとお互いに心密かに思う集
い。❹正座のしびれと戦うことで，脊椎麻酔をかけられた患
者の心境になれる機会。❺お金がないときに人に死なれるこ
とほどつらいことはないと，故人を偲びながら涙を流す機会。
　　　　　　　　　　　　　　　　　　　　（The loved one）
❻死んでいった者にではなく，残された家族が納得するため
に行う儀式。または，親戚縁者に納得してもらうための儀式。
故人の友人らにとっては，まだ生きている自分の優越と，次
は誰が逝くかというロシアンルーレットを楽しむ場でもある。
　　　　　　　　　　　　　　　　　　　　　　（吉田不兼好）

そうしちょう【総師長】the director of nursing
すべての看護師の母親代わりをしている最も歳をとった看護
師。看護師をガールフレンドにしている医師にとっては，最
も恐い存在。　　　　　　　　　　　　　　　　　（師長代行）

ぞうしゅうわい【贈収賄】bribery
❶与えたほうが悪いのか，もらったほうが悪いのか，それを
許す土壌が悪いのか，人間に金銭欲があるかぎり，なくなり

そうもない犯罪。宴会や旅行の費用，マンション購入費がかからなくてすむと浮かれているうちに，ただほど高いものはないと自覚させられる羽目になる。

❷海老で鯛を釣ってはいけないという教訓。海老で釣ろうとしたほうも悪いが，釣られた鯛も悪いとされる。鯛は腐っても鯛でなければならない。たとえ，欲深い女房がいようと。

（元官僚）

そうちょう【総長】president of the university
大学内で一番給料の多い人。教授の首を切れる人。

（山口会系組長）

そうびょう【躁病】manic ☞鬱病
現代社会に対する自己防御反応。楽しくもないのにやたらに騒ぎ，忙しくもないのにむやみに動き回ったりする。鬱病の対極に位置するが，その病根は同じ。一人の人間が，その対極を移動することもしばしばある（manic depressive）。maniac との差異に注意。

（南 杜夫）

そうぼうべんきょうさくしょう【僧帽弁狭窄症】mitral stenosis（MS）
過保護なママのようなもの。おかげで，左室は育たない。

（冬彦）

そくたつ【速達】express mail
すっかり締切りに遅れてしまった原稿を出すときに用いられる，編集者に少しばかりの誠意を見せるための原稿送付法。

（遅筆者）

そけいぶ【鼠径部】groin
ズロースでは見えないが，ハイレグの水着では露出される下肢の付け根の部分。

（マクバーニィー）

そしょう【訴訟】sue

お金がなくなり，時間があまった場合に，お金を持っている弱い者相手に起こすもの。 （日弁連）

ソーダライム【変色的炭酸瓦斯吸収剤】soda lime

ライム味のソーダではない。使用していると白から紫色に変色するもの。悪性高熱症が起こると，急速に消費される。 （シリカゲル）

そつぎょうしけん【卒業試験】graduation examination

❶秀才にとっては，日頃の研鑽の成果をみせる機会。❷鈍才にとっては，もう1年大学にいても大丈夫かと，親の懐具合を心配するとき。❸普通の人にとっては，国家試験前の腕試し。❹教官にとっては，自分が悪かったのか，学生が悪かったのかと悩むとき。 （落第生）

ソフトウェア【軟製品】software

名前がソフトなだけに，つかみどころのないもの。コンピュータをただの高価な箱から，有用な知的生産機器あるいはゲーム機に変化させる。その知的所有権は無視されがち。 （Macrosoft）

そら【空】sky

飛行機や鳥，こうもりが飛び交う場所。見上げたとき，どこからを空というかについては定説がない。英語で制限がないことを 'The sky's the limit.' というが，はて，どこまでが限界なのやら。 （かもめのジョナサン）

そんげんし【尊厳死】death with dignity ☞安楽死

「尊厳」という接頭語に反し，その実態は，ナチスの行ったユダヤ人大量虐殺と同じともいわれる。人間でありながら人間でないという判断を，かの第三帝国では総統が行ったが，

現代日本では脳死という基準で，医師が行おうとしている。
もちろん，家族もこれに加担する。　　（ドゥム・ヒットラー）

・‥‥・‥‥・　　**格　言**　・‥‥・‥‥・

「サイは投げられた」
力自慢のこと。

「策士策に倒る」
麻酔法をあれこれ考え過ぎ，薬物を使い過ぎて何が何だかわ
からなくなること。

「三十にして立つ」
おくての男性。

「三度目の清拭」
手厚い看護の譬え。

†「失敗は性交がもと」
表向きは「おめでた婚」とか「できちゃった婚」と取り繕わ
れるが，避妊が失敗して，とんでもない相手と結婚するはめ
になること。

「死人に口なし」
❶のっぺらぼうの死体のこと。首無し死体をいうこともある。
†❷さまざまな失言により，新しい口の移植需要が増したため，
JOT ネットワークを介さず口を取られた死体のこと。

「十五の妻」
幼な妻のこと。

「朱に交われば赤くなる」
出血量の推定には，ガーゼの重量を測りなさいという意。

「春眠暁を覚えず」
春になり新しい研修医が入ってくると，麻酔からの覚醒遅延がしばしば起こること。

「焼身よくよく」
焼身自殺する者には，よくよくの事情があるということ。

「娼婦は時の運」
どんな女性が来るかわからないということ。

「知らぬは亭主ばかりなり」
そっと妻に告げられた夫の癌宣告のこと。

「滲出鬼没」
手術後いつまでも滲出液が出るために，ドレーンが抜けないこと。

「心頭を冷却すれば死もまた涼し」
低体温療法で心臓や脳を冷却すれば，死をクールに迎えられる，という意。

「脛に疵もつ」
下腿骨折後，あるいは冠動脈バイパス術後のさま。

「性器晩成」
おくての人のこと。

「性交有毒」
セックスは身体に悪いということ。

「摂子弱彎」
ピンセットと弱彎ケリーしかなくて，手術が進行しないこと。

「背に腹は代えられぬ」
いくら医学が進んでも，そこまでの形成手術は困難である，
という意。転じて，とてもできそうもないこと。

「先妻一遇」
別れた妻に思いがけないところで会って気まずい思いをする
こと。

†「膳は急げ」
救急医の食事，研修医の昼食。

「全麻は急げ」
緊急帝王切開のときの全身麻酔導入は，迅速をモットーとす
るということ。

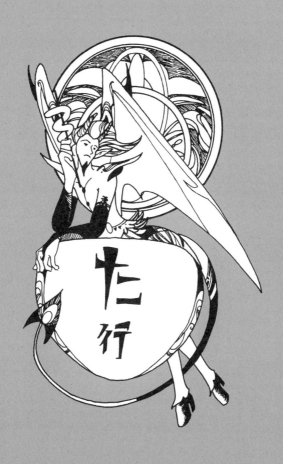

た

†**たいいへんかん【体位変換】** postural change, changing position
麻酔時の患者や寝たきりの患者を，介助の手を借り，右を向かせたり，左を向かせたりすること。一人でできる場合は"寝返り"という。 (四十八手)

たいいん【退院】 discharge ☞入院，病院
❶入院費用を支払って，拘束生活から解放されること。その前に，地下出口から出ていってしまった人の場合には，家族がその支払いを行う。 (快気祝い)
†❷世界一過酷な鉄人レースよりも過酷な試練をクリアした者のみに与えられる栄誉。 (日本医療栄誉評価機構)

たいえき【体液】 body fluid ☞水
体内の液体成分の総称。人間の体重の約60%は体液である。主として水，電解質で構成され，細胞成分は少ない場合が多い。にもかかわらず体液がDNA鑑定に用いられることが多いのは，医学の七不思議の一つである。 (旭川のF)

だいえっとちゅう【ダイエット中】 on diet ☞肥満
❶肥満している場合や，本人が肥満していると信じているときに行われる修行の一種。糖尿病でも，ダイエット療法が用いられる。❷自分が食べたくないものを勧められたときに，断るために用いる口実の一つでもある。よく行われるダイエット法の例として，ダイエットコークを飲みながら，チョコレートケーキを食べるというのがある。 (エステ)

たいおん【体温】 body temperature
酒の燗の指標となる温度。 (セルシウス)

たいがく【退学】dropout ☞入学

卒業するだけの能力や根気，熱意やお金を使い果たした状態。
あるいは，学校と反りが合わない極限状態。　　　（就職希望）

だいがくいんせい【大学院生】 ☞学生

だいがくせい【大学生】 ☞学生

**だいがくふぞくびょういん【大学付属病院】attached
hospital to the medical school**

最新鋭の医療機器を備え，各科にその道の専門家を配して，
最高級の医療が受けられる，と誤解されている病院。ちょっ
とした風邪でも，隠された悪い病気があるかもしれないとい
う不安から付属病院にかかるのは誤り。大学付属病院が扱う
のは，論文用の難病・奇病，および研修医用の学用患者で
あって，そこで働く医療スタッフですら，よほどのことがな
いかぎり受診しない。　　　　　　　　　　　（院内感染）

**たいけっかんていこう【体血管抵抗】systemic vascular resis-
tance（SVR）**

血管を弾性のない剛性管と見なし，血液をニュートン流体と
見なし，血管内では乱流は発生せず，心収縮による拍動など
ない定常流と見なして，動脈内における圧脈波の反射を無視
し，静脈も毛細血管の存在を無視して，どうやって求めたか
わからない平均動脈圧と中心静脈圧との差を心拍出量で割り，
さらに 80 をかけて求めた，循環管理でよく用いられる数字。
やれやれ。　　　　　　　　　　　　　　　（循環器専門医）

だいじかし【胎児仮死】fetal distress ☞帝王切開

産婦人科医がどこかに遊びに行ったり，家に帰ったりしたい
ときに，早く帝王切開を行うためにつける診断名。

（ヴァージニア・アプガー）

たいじょうほうしん【帯状疱疹】herpes zoster
水痘が変身したもの。ペインクリニックのお得意様である。
（PHN）

だいたいしとうきん【大腿四頭筋】musculus quadriceps femoris ☞必殺技
片側で四つの頭，両側で実に八つの頭をもつ，やまたの大蛇なみの強力な筋肉。プロレスで4の字固めをするときには，大腿死闘筋と書く。
（スサノオの命）

だいちょう【大腸】colon, large intestine ☞腸
小腸のあとに続く，主に水分を吸収し，大便を大便らしくする管状の臓器。内容物は，上行した後に横行し，急角度でカーブを曲がって下降するというジェットコースターまがいのコースをたどる。特に下痢の場合は，速度が速い。コレラ菌や赤痢菌の好物でもある。
（ソーセージ）

だいどうみゃく【大動脈】aorta ☞動脈
❶心臓と細動脈を連絡する血管。動脈は本来，細い，太いと表現するべきである。大動脈も正しくは太動脈とすべきであるが，最初の名付け親がどうも点を忘れたらしい。(画竜点睛)
❷悪性腫瘍ができない代わりに，瘤ができたり，裂けたりして人の命を奪う臓器。手術にあたっては，麻酔科医に過剰な労働を強いる。
（ドベーキー）

だいどうみゃくべんきょうさくしょう【大動脈弁狭窄症】aortic stenosis（AS）
左室にボディビルをさせる巨大な負荷のこと。これにより左室は筋肉ムキムキとなる。残念ながらコンテストはない。
（シュワちゃん）

たいりょうフェンタニルますい【大量非経口阿片剤的鎮痛剤麻酔】high-dose fentanyl anesthesia

フェンタニルを輸液剤代わりに用いた麻酔のこと。

（モルヒネ愛好者）

たいりょうゆけつ【大量輸血】massive blood transfusion ☞輸血

麻酔をかけることよりも，輸血のほうが忙しい状態。

（輸血部）

たいりょく【体力】stamina

平気な顔をして3日間連続の当直ができる能力。

（ジャイアンツ馬場）

だえき【唾液】saliva

口腔内にあるときには気にならないが，いったん外に出したあとは，二度と口に入れる気にならないもの。　（天にツバ）

たばこ【煙草】tabacco, cigarette

肺の燻製をつくるため用いられる，乾燥させた植物の葉。よい燻製は20歳以上にならないとできないことから，法律によって未成年の使用が禁じられている。ピース風味，セブンスター風味，ゴールデンバット風味など，燻製の香り付けのためにいろいろなブレンドがある。　（胸部外科医）

たはつがいしょう【多発外傷】multiple trauma

素人にも「この人はひどい怪我だな」とわかる状態。（藪医者）

†だびんち【ダビンチ】da Vinci

非対戦型3Dゲーム。視力が衰え，手も震える高齢外科医にも対応。

（大坂の光）

† **だびんちしゅじゅつ【ダビンチ手術】da Vinci surgery**
☞ロボット手術

❶イタリアのトスカーナ州フィレンツェのビンチ村で古来行われていた手術。「ビンチ村の（da Vinci）」とは本来，このように出自・場所を示す語だが，「機械仕掛けの/遠隔操作の」という意で誤用されるようになった。飛行機や兵器の設計まで試みたルネサンス期の万能の天才にあやかって現代のロボット支援下手術を名付けるなら，レオナルド手術。

(ビオラ・ダ・ガンバ)

❷芸術家による手術でも，天才レオナルドが開発した手術でもない。外科医が手洗いをすることもなく，術野で患者に直接触れることもなく，患者の体温を感じるでもなく，遠隔から手術をする方法。特に前立腺手術を得意とする。(ASIMO)

ダブリュー・ピー・ダブリューしょうこうぐん【WPW 症候群】Wolff-Parkinson-White syndrome
PR 間隔が短いせっかちな人たち。　　　　　(慌てる乞食は…)

ダブルルーメンチューブ【高価二重気管支挿入管】double-lumen tube　☞一側肺換気，気管分岐部
右と左の肺は分離しなければならないという，几帳面な麻酔科医向けのチューブ。気管および声門の拡張術のためにも用いられる。チューブ自体高価であるが，麻酔料も高くなる。

(ロバートショー)

ためいき【溜息】sigh　☞人工呼吸器
がっかりしたり，失望したり，嘆いたりするときにでる呼吸のパターン。人類は，人工呼吸器にさえ溜息をつかせる能力をもたせた。　　　　　　　　　　　　　(港町ブルース)

たんか【短歌】tanka
5・7・5・7・7 という 31 文字で，情緒を表現する文学の

一形式。同じ感情の発露でも,「咳呵」とは異なるので注意。以下に作例を示す。

「あかねさす 紫の色 チアノーゼ 外科医は見ずや 君の食道挿管」

「わが里に 血液降れり 大腹の 古りにし傷に 濃赤は後」

「あしひきの 頸部骨折 オペ待つと われ立ちつくす 緊急手術」　　　　　　　　　　　　　　　　　　（俵 村）

たんさいぼう【単細胞】unicellular organism
❶たった一つの細胞で,消化,生殖などすべての機能をこなす複雑な生物。❷思考回路にプラスかマイナスしかもたず,中庸ということがない人間。外科医にしばしば見られる。

（体育会系）

だんじき【断食】fast
❶予定手術前夜に行われる儀式。ときには,緊急手術と称し

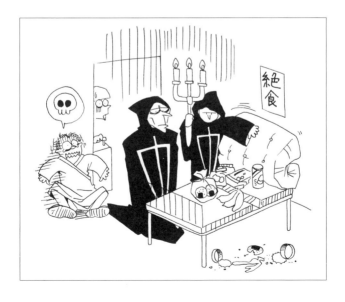

て前夜から断食させている場合もある。　　　　（ガンジー）

❷宗教上の理由や，自分の主張を認めてもらうために食事を
とらないこと。減量のために行う人もいるが，長続きはしな
い。ところで，宗教的な断食の期間中は，経管栄養も止める
のだろうか？　　　　　　　　　　　　　　（余計なお世話）

たんじゅう【胆汁】bile ☞胆石
胆石や黄疸の素。　　　　　　　　　　　　　（熊の胆本舗）

たんじょう【誕生】birth
恒久的平穏との訣別。　　　　　　　　　　（紀元 2001 年）

たんじょうび【誕生日】birthday ☞肺活量
❶2 月 29 日生まれ以外の人と，誕生日前に死んでしまった
人を除けば，必ず 1 年に一度巡ってくる日。❷子供の頃は
楽しいが，年をとるに従って忌まわしいものに変わっていく，
個人的な記念日。❸ケーキの上のロウソクの数が増加する一
方で，それを吹き消す自分の肺活量の減少を実感する日。

（Happy Birthday）

だんせい【男性】male, man ☞女性
❶ゲイバーに勤める資格のある人。　　　　　　（カルーセル）
❷産婦人科に行かないか，行っても診察台には上らない人。
女性より多く生まれるが，より早く死んでしまう人。

（スーパーマン）

だんせいほるもん【男性ホルモン】androgen
髪の毛の敵。髭の味方。　　　　　　　　　（トリプル増毛法）

たんせき【胆石】gallstone ☞腎臓，胆汁
❶体内二大結石の一つで，胆汁が固まったもの。人間の胆石
は床の間に飾るくらいしか役に立たないが，熊の胆汁は胃腸

によく効く薬となる。❷時代劇で街道を歩く美女が「さしこみが……」と言って腹を抑える原因。　　　　（富山の薬売り）

ち

チアノーゼ【危機的皮膚色】cyanosis
パルスオキシメータが登場する以前は，危機的状況を告げる徴候の花形だった。　　　　　　　　　　　　　　（今は昔）

チオペンタール【黄色超短時間作用性睡眠薬】thiopental
❶黄色透明な強アルカリ性の静脈麻酔薬。昏睡状態をつくるために用いられることもある。アンプルを慌てて切ると，手に怪我をすることがあり，麻酔科医にとっては危険な麻酔薬。動脈内に注入すると，患者は手を失い，麻酔科医は職を失う。
　　　　　　　　　　　　　　　　　　　（ラ・ボナール）
❷ポアに用いる黄色透明で，強アルカリの薬物。自白効果については議論がある。「だんだん眠くなりますよ」という呪文とともに投与されることが多いが，実際には突然に意識が消失する。脳保護作用があるというが，心臓には毒である。
　　　　　　　　　　　　　　　　（第7サティアン居住者）

ちかん【痴漢】molester
乗車料金を払っただけで，恋愛関係にない，あるいは婚姻関係にない異性，ときには同性の身体に，性的興味をもって触れること。定期券や回数券がある場合には，料金はさらに割安となる。ただし，摘発された場合には，刑事事件に発展する可能性がある。　　　　　　　　　　　　　（薩摩守）

ちこく【遅刻】late　☞脊椎麻酔
麻酔をかける前に，手術が始まってしまったこと。または，脊椎麻酔がきれてから，外科医が到着すること。（サド侯爵）

ちしき【知識】knowledge

これがあることで，役に立つか，邪魔になるかのどちらかにしかならないもの。たまたま社会的に評価される場合には知識人といわれ，あまり評価されない場合には耳年寄り，耳年増などといわれる。非常に深い知識をもっていても，単に「おたく」と軽んじられることもある。　（インテリゲンチャ）

ちのうしすう【知能指数】intelligence quotient（IQ）

知的能力をはかる物差しらしい。ただし，IQ が高い者がインテリであるとはかぎらない。過去においては，女性には IQ よりも愛嬌が要求された。　　　　　　　（男は度胸）

ちほう【痴呆】dementia　☞認知症

記憶力，理解力が低下したり，低下したように装っている状態。本人の幸せと周囲の人の不幸が際立っているのが特徴である。　　　　　　　　　　　　　　　　　（恍惚の人）

ちほうかい【地方会】district meeting

当日朝，電車や車で自宅から出発しても，朝一番の演題に間に合う距離で行われる学会。総会の半分の出席点数がもらえる学会。　　　　　　　　　　　　　　　　　　（JTB）

† ちほうしょう【地方症】district disease

❶都会の喧騒をきらい，自然の元で土と戯れたいと，田舎にあこがれる病態。❷地方特有の変化の少ない単調な生活環境で生じる精神障害。原因の一つに，都会の生活で思い浮かべた田舎での生活と現実とのギャップがあるといわれている。重症の場合は，再生医療が必要となる。　　　　（別荘生活）

ちゆ【治癒】healing

患者が，もう医者には会いたくないと思い始めた状態。
　　　　　　　　　　　　　　　　　　　　（癒しの構造）

> †【中国漢時代の竹簡から】
>
> 専門医：その分野に関しては重箱の隅のようなことまで
> 　　知っている医師。孔子が「君子は器にあらず」（貝塚
> 　　茂樹 訳：りっぱな人間は，けっしてたんなる専門家
> 　　ではいけないものだ）と言うように，必ずしも褒めら
> 　　れたものではなかった。
>
> 専門医試験：これまでは重箱の隅をつつくような問題を
> 　　出し，細かなことを覚えているかどうかを確認するた
> 　　めの試験であったが，近年は，正解率が上がり，むし
> 　　ろ，専門以外のことを如何に知らないかを確認する試
> 　　験にすべきである，という意見がではじめている。

ちゅうがくせい【中学生】 ☞学生

ちゅうげん【中元】chugen (ochugen), summer gift
これから便宜を図ってもらう期待を，相手に示すための贈り
物。また，単なるしきたりで贈られたり，まれには日頃の感
謝の意を示すこともあり，一概には判断できない。毎年夏に
見られ，地位が下の者から上の者へ，収入が少ない者から多
い者へという不自然な物流の形態をとる。送る数より，もら
う数のほうが多くなれば，ひとまず出世したといえる。１年
に２回，周期的に贈答が行われ，このうち冬に行われるも
のを「歳暮」という。　　　　　　　　　　　　　（サンタ）

ちゅうしゃ【注射】injection
針を体内に挿入し，薬物を注入したり，体液を採取すること。
「お医者さんに注射してもらいます」というのは子供を脅か
して，言うことをきかせるために用いる三大口実の一つ。あ
との二つは，「おまわりさんに来てもらいます」と「ごはん
抜きです」である。　　　　　　　　　　　　（蜂の一刺し）

ちゅうしゃき【注射器】syringe ☞シリンジポンプ
注射をするために用いる医療器具。アンプルに明記されている薬物の用量と注射器に記された目盛りの食い違いに常に悩むことになる（果たして，どちらが正しいのか）。他科では「採血」という行為にも用いられるが，麻酔科医はもっぱら薬物を注入するためにのみ用いる。最近では，シリンジポンプなどというけしからん装置が普及し，麻酔科医の覚醒度を確認する手段が減りつつある。 （注射嫌い）

ちゅうしゃじょう【駐車場】parking lot
探しているときには，決して見つからない場所。大学においては，高級な外車が止まっているのが学生用駐車場，中古の国産車が止まっているのが教職員用駐車場と，見分けがつきやすい。 （私立医科大学教授）

ちゅうしょく【昼食】lunch ☞朝食，夕食
朝食と夕食の間にとる食事だが，必ずしも日中に食べられるとはかぎらない。忙しいときは，5分ほどで食べることを要求される食事。短時間で食べられるからといって，そうめんなどを注文しておくと，食べる頃には，うどんくらい太くなっていることがあるので注意。 （めん食い）

ちゅうしんじょうみゃくかにゅれーしょん【中心静脈カニュレーション】central venous cannulation
解剖学的に存在しない"中心静脈"にカテーテルを挿入するという，きわめて概念的な行為。

　この概念を理解していない術者は，カテーテルを胸腔内，動脈内などに挿入する。正しい位置に挿入されているかどうかは，ワイヤーを深く入れてみると不整脈がでることでわかる。カテーテル挿入後は，術者がその概念を正しく理解していたかどうかを確認するために，胸部X線写真を撮影する。 （セルジンガー）

ちゅうすいせつじょじゅつ【虫垂切除術】appendectomy

❶世間でいう盲腸のこと。外科研修医が，一番初めに行う手術。俗称アッペ（appie）には，カッペに通じるような馬鹿にしたような響きがあるが，ときには命取りとなることがある。　　　　　　　　　　　　　　　　　　　　　（万病のもと）

❷新米の外科医によって行われる，初めての路上運転のような手術。　　　　　　　　　　　　　　　　　　　　　　（若葉マーク）

ちゅうすうしんけいけい【中枢神経系】central nervous system（CNS）

電気信号を発する機能をもった，頭蓋や脊椎内に納められている脂肪分の多い臓器。ただし，運動能力や消化機能はもたない。痛みを感じる受容器をもたないのに，心の痛みはとても強く感じるという不思議な特徴がある。　　　（クッシング）

ちゅうどく【中毒】poisoning, intoxication

自分ではどうしようもないほど夢中になること。局所麻酔薬中毒の場合には，夢中になるだけでなく意識まで失ってしまう。　　　　　　　　　　　　　　　　　　　　　　　　（やみつき）

ちゅうねん【中年】middle age

年寄りと言うには若く，若いと言うには年をとり過ぎている人。その中途半端さのゆえか，好ましくないことを言う場合，接頭語のようにして用いられる（例：中年太り）。もう少し年をとり，初老となると，ややイメージが改善する（例：初老の紳士）。　　　　　　　　　　　　　　　　　（若年寄り）

ちゅうねんじょせい【中年女性】middle-aged woman

❶独特の行動規範をもつ存在。単に「おばさん」とも呼ばれる。視野狭窄と難聴による傍若無人的行動，大声による多弁，旺盛な食欲（特に食べ物が無料のとき），バーゲン会場における豊富な運動量などを特徴とするが，病識をもつことはま

れ。一般的に良識派であり，社会に対する実害は少ないという説もある。 （おじさん）

❷一説によると，個体単独の場合は一般に害をなさないが，集団化した場合には無敵の存在と化し，これと論争して勝つことは至難の業といわれる。論理的な反証はまったく無効であり，そもそも論争を始めたこと自体が敗北を意味するという。 （敵前逃亡者）

ちゅうねんだんせい【中年男性】middle-aged man
ゴルフクラブ，爪楊枝，匂いの強い化粧品を三種の神器とする存在。単に「おじさん」とも呼ばれる。電車を待ちながらゴルフスイングの練習をし，食事のあとは爪楊枝でシーシーという音をたて歯の間をせせり，エレベータ内をポマードの匂いで満たしたら，あなたは立派なおじさんである。

（女子高校生）

†ちゅうねんぶとり【中年太り】middle-age spread　☞肥満
❶パンにスプレッドをてんこ盛りにするような高カロリー食を，中年になるまで続けた結果をいう。高血圧や糖尿病の温床とされる。
❷または，そのスプレッドが腹囲に沈着した状態（つまり，ぜい肉）を指す。
　食事療法を言い渡されることになるが，筋肉を維持するために蛋白質（肉・魚）はもちろん，野菜・果物の摂取も強制されるので，治療継続を困難にしている。 （マーマレード）

†ちゆりょく【治癒力】healing power　☞近代医学，治療
人間に本来備わっている能力で，西洋医学により管理されるようになった。「医者より養生」の言葉が示すように，治癒力を高めるための摂生が漢医より優れていることが，江戸時代では一般に知られていた。

（藪井竹庵）

ちょう【腸】intestine, gut ☞大腸

❶腸に糞便が詰まった状態をイレウス，腸に肉を詰めたものをソーセージ，ラケットや楽器に使用された場合はガットという。 　　　　　　　　　　　　　　　　　　（フランクフルト）

❷食物を糞便へと変化させる管状の臓器。アルコールを摂取し過ぎたり，高度のイレウスになったりすると，流れが逆になったりするので困る。また，gut が多数あり，何でも消化できそうな状態を「guts がある」という。 　　（ガッツ石松）

† ちょうおんぱがいどかしんけいぶろっく【超音波ガイド下神経ブロック】ultrasound-guided nerve block

神経ブロックから「名人」を一掃した手技。若手医師のほうが上手なことが多い。 　　　　　　　　　　（プローだべ）

ちょうけいしん【蝶形針】butterfly needle

針の横に蝶の羽状の部分があるためにこう命名された。翼状針と呼ばれることもあるが，欲情心あるいは浴場シーンなどと聞き間違われ，ひんしゅくを買うことがあるので注意が必要である。 　　　　　　　　　　　　　　　　　（夜の蝶）

ちょうじょ【長女】the first daughter ☞長男

最終的には親の面倒を見ることを期待されている女性。
　　　　　　　　　　　　　　　　　　　　　　（長男の嫁）

ちょうしょく【朝食】breakfast ☞昼食，夕食

❶手術を受ける入院患者には食べさせないもの。ただし，手術をキャンセルした場合には，朝食をひそかにサービスすることになっている。❷一般に，食べ物よりもテレビに表示される時刻を見ながら食べる食事。 　　　（カロリーメート）

ちょうしんき【聴診器】stethoscope ☞オスキー

❶いわゆるお医者さんごっこに使われる道具。

(コスプレ愛好者)

❷聴いて診断をする機器のこと。現代では，呼気ガスモニターや気管支ファイバー，あるいは心エコー装置の普及によってその存在価値が軽んじられている。

　一方で，普段は白衣のポケットから出そうともしないのに，妙齢の女性の術前回診では執拗に心音を見つけようとする者もいる。また，廉価な普及品は，ボールペン同様，その所有権が希薄化しつつある。

　さらには，「これは何に使うの？」「これは何という病気？」「この薬はどれだけ使うの？」と，何も調べもしないで"聴診器"と化す医師が増加する傾向にあるという。　(耳学問)

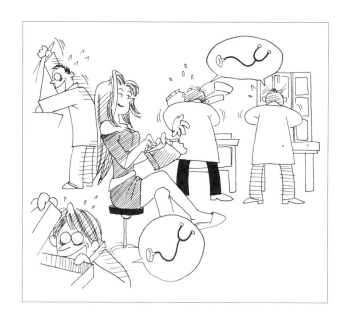

ちょうしんほう【聴診法】stethoscopy

ヒポクラテスの時代から，体内から聴こえる音が変化することに誰もが気づいていた。しかし，誰もそれを診断に用いようとはしなかった。が…，「あなた，わたしに何か隠しているわね！」「え，いや，おまえに隠している……ことなど，何もないよ……」「いいえ，声がいつものあなたと違っています」「……」。以来，聴診器を通して聴かれる音の変化は，診断上の重要なカギとなった。　　　　　（ルネ・ラエネク二世）

ちょうせつこきゅう【調節呼吸】controlled ventilation
☞呼吸，気管内挿管

患者に有無を言わさず，ガスを力まかせに肺に送り込むこと。もっとも，患者は気管内挿管されていて，何も言えない場合がほとんどである。　　　　　　　　　　　　　（ベネット）

ちょうなん【長男】the first son　☞長女

諺では出来が悪いことが証明されている男性。（総領の尽六）

ちょうりょく【聴力】hearing

10 m 離れたところで，ひそひそ声で語られた自分の悪口を聞き取る力。　　　　　　　　　　　　　　　（地獄耳）

チョーク【白墨】chalk

居眠りしている学生に投げつける，石灰を含有する武器。筆記用具としても用いられる。　　　　　　　　　（銭形平次）

ちりょう【治療】therapy

❶人を針で刺したり，メスで切ったり，あるいは副作用のある薬物を投与して，報酬を得ること。　　（保険点数評価委員）

†❷放っておいても治るものを，多くの薬*と専門用語を駆使し，もっともらしく治す行為。たくさん薬を出すことが患者の満足度を上げ，待合室での病気自慢に貢献する。（祈禱師）

＊今は昔，某カンファレンスで外科医が内科医に，患者に投与している薬物のいくつかを中止することは可能か尋ねたところ，二つ返事で承諾され，その薬物は本当に必要なものであったのかと疑いをもったという逸話が『醫心今昔物語』にみられる。

ちんつう【鎮痛】analgesia
anal-gesia といっても肛門 anal をつくるわけではない。

（ヘモ専門）

ちんもく【沈黙】silence
ときに声高な抗議よりも，よほど威圧感があるもの。銀よりも高価であるといわれる。

（遠藤秀作）

ついこつ【椎骨】vertebra
脊椎麻酔や硬膜外麻酔を行う際の障害物。　　　（全麻派）

つうかく【痛覚】pain sensation　☞痛み
人間が円満な社会生活を送るうえで必須の感覚。痛みを感じない者は，悲しみも同情も感じない。　　　（Pain Killer）

つうきん【通勤】commute
心地よい寝床から離れ，人混みにもまれて地獄へ向かうこと。あるいは，給料と引き替えに寿命を縮める行為。

（ゴールド・ラッシュ）

つうふう【痛風】gout
発作時には風が当たっても痛むことから命名された，尿酸の代謝異常に起因する疾患。まことに安易な命名である。

（レッシューナイハン）

つき【月】moon
まんまるになったり，かまぼこ型になったり，クロワッサン型になったりと，女性の性周期に応じて姿を器用に変形させる天体。　　　　　　　　　　　　　　　　　　　（モーム）

つま【妻】wife　夫
子供を産む権利を堂々と主張でき，夫が死んだ際は財産の半分をもらえる女性。　　　　　　　　　　　　　（生命保険勧誘員）

て

て【手】hand
上肢の先端部分にあり，その先はさらに指に分離する。サッカーでは，ゴールキーパー以外がこの部分を用いると反則となり，ボールの支配権は相手チームに移る。やくざがドジをやらかすと，小指の切断が無麻酔下で行われ，以後，指切り

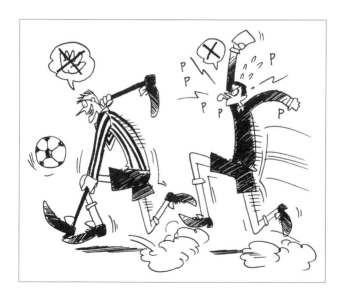

げんまんはできなくなる。悪い関係を断つ場合には「手を切る」と言うが，手の切断が行われるわけではない（実のところ，切りたくないというのが本音なのであろう）。

　国語学上，重大な問題を抱えており，上手と書いて「うわて」と読むか，「じょうず」と読むか，あるいは「かみて」と読むか，下手と書いて「したて」と読むか，「へた」と読むか，「しもて」と読むか，手水と書いて「ちょうず」と読むか，「てみず」と読むか，論争は絶えない。近代国文学史上に波紋を巻き起こした五代目 十返舎一九作『昭和元禄野球試合』の一文を引用しよう。

　（古舘伊知郎風に）「（山田投手，上手から登場）希代の下手投げ投手，山田久志，長嶋に向かって第1球を投げた。下手投げ特有の手元でホップする球。長嶋，ピクリとも動かない。手の内を読んでいたか。第2球，あっ，上手から投げたが，手元が狂った。長嶋，手心をくわえず，思いっきりバットを振り抜いた。打球はぐんぐん伸びてホームラン！山田は上手が下手だったが，長嶋は上手だった。手練手管の上田が手塩にかけて育てた手練の山田も，緊張の極にあっては手練をみせることはできなかった。ああ残念！（両者，手に手をとって拍手に送られながら下手に退場）」

（ゴッド・ハンド）

てあらいかんごし【手洗い看護師】scrub nurse

人を切ったり縫ったりするのに必要な道具を出す人。「直接介助」看護師，「器械出し」看護師とも呼ばれる。長時間，飲み食いもせず，トイレにも行かず，外科医の叱責に耐えながら，黙々と働く能力がある。「どうも有難うございました」と言って，偉い外科の先生が手をおろしたあとも，きっちりと道具や針，ガーゼの数を確認する。同音語「手荒い看護師」との重大な差には注意を要する。　　　（手強い看護師）

ディー・エヌ・アール・オーダー【DNR 指示】Do not resuscitate order
医療費も，医師の体力も消耗することなく，さらに，肋骨を骨折させることもなく，平和のうちに天寿をまっとうさせようとすること。 （寿命ですな）

ていおうせっかい【帝王切開】cesarean section（C/S）
☞カイザー，胎児仮死
❶性教育が苦手な母親が出産するときに行われる手術。子供に「赤ちゃんはどこから生まれてくるの？」と聞かれたとき，「ここからよ！」と下腹部の手術瘢痕を誇らしげに見せることができる。胎児が足位などで，児頭が骨盤腔内にうまく陥入しない場合にも行われる。母親が立位の場合，胎児が逆さまになっているほうが，よほど変だと思うのだが……。
❷産婦人科医にとっては，金曜日の午後や，学会前など自由な時間が欲しい場合に，選択する手技。胎児仮死の診断から，娩出までの時間を競うこともある。(ジュリアス・シーザー Jr.)
❸潔癖症の胎児はこれを要求する。 （芥川竜之介）

ディー・オー・エイ【来院時心肺停止】DOA（dead on arrival）
死者からさえも医療費をとろうという，現代医療の貪欲さの犠牲者。 （三途の川の船頭）

ていぎ【定義】definition
自分の都合のよいようにものごとを解釈すること。
（辞書編纂者）

ていきけん【定期券】commuter's ticket, commuter's pass
主にキセルをするために用いられる長期間使用可能乗車券。
（薩摩守）

ていけつあつますい【低血圧麻酔】controlled hypotension, deliberate hypotension

血圧が下降した場合，麻酔科医が「私が意図的に血圧を下げました」と自主的に申告すれば低血圧麻酔と判定される。その努力を讃え，麻酔料金の加算が行われる。そのような申告がなされない場合や，外科医に「血圧が下がっている」と先に指摘された場合には，下手な麻酔という不当な批判を受けることになる。そのような屈辱を避けるため，血圧が低下した場合には，ただちに低血圧麻酔であることを宣言する必要がある。なお，血圧が低下し，心停止などが起きた場合には，循環停止法と申告したほうが，麻酔料金の加算が多い。

（アルフォナード）

ていさんそけっしょう【低酸素血症】hypoxemia

パルスオキシメータの発する音が低音となる状態。麻酔科医の血圧や心拍数が上昇するとき。　　　　　（限りなくブルー）

ていさんそしょう【低酸素症】hypoxia

永久的な全身麻酔の原因。　　　　　　　　　　（植物人間）

ティーじたい【T 字帯】T-bandage, T-binder

回復のバロメータの一つ。女性（男性）患者が異性の医者に対して，これを付けていることを恥ずかしく思うようになると，その患者は間もなく退院する。　　　　　（春の目覚め）

ていもう【剃毛】shaving

せっかく生えてきた毛を剃ってしまうこと。剃毛する部位によって，男女の別，年齢，職業，手術部位などが想像できるといわれる。

　毎日，髭を剃るのなら，思春期以降の男性である。片方の膝周辺を剃毛するのなら，膝関節鏡を受ける患者である。夏になると腋の毛を念入りに剃るのなら，適齢期の女性である。

年中，頭を剃毛しているのなら，僧侶か格闘技の選手である。しかし，例外も多く，上記のような推理が常に正しいとは限らない。

(ワトソン君)

でおきしりぼかくさん【デオキシリボ核酸】deoxyribonucleic acid（DNA）

親子鑑定や犯人の特定など，裁判の鑑定材料として用いられる物質。

(ワトソン)

できすい【溺水】near-drowning

❶藁をもつかむ状態。

(溺愛者)

❷本来は空気が入るべき気道に，水が入り込んでしまった状態。

(入れまちがい)

てつ【鉄】iron, Fe

❶自己血輸血を行う場合や，漬物の色を鮮やかにするために必要な金属の一種。

❷鉄人，鉄仮面，鉄の女，鉄面皮，鉄拳など，熟語としてはとにかく強いことを意味するが，今やそのほとんどが死語となってしまった。

(28号)

†てのげかい【手の外科医】hand surgeon

はたらけど はたらけど猶わが生活楽にならざり ぢっと手を見る。

(啄木)

てんかん【癲癇】epilepsy

昔は神聖な病気と信じられていたが，最近では脳外科医がメスを入れる病気。わらじを口の中に入れたり，おでこにのせるとよいという。

(グラン・マル)

でんきめす【電気メス】electrocautery ☞メス

見事な命名というほかはない。電気歯ブラシ，電気カミソリ

などの同類。同じ切開を加えるのでも，電気メスを用いると，電気という文明の香りが感じられ，心が躍るようである。「電メ」と略称されることもある。単に「電気」とか「エレキ」と呼ぶ人もいる。商品名から「ボビー」と，しゃれて呼ぶ人もいる。ときに，前立ちの指を焼いて，叫び声をあげさせることもある。　　　　　　　　　　　　　　　　（電気クラゲ）

でんしめーる【電子メール】E-mail　☞秘密
郵便からロマンを奪った手紙の一種。もはや，胸をときめかせて郵便受けの前に立つ少女の姿はなくなり，黒ヤギさんから届いた手紙を食べてしまった白ヤギさんの歌も，電子をエネルギーとして生きる山羊の存在を賛美する歌だと思われるのかもしれない。ちなみに，この原稿も電子メールで送っている。　　　　　　　　　　　　　　　　　　（郵便配達）

てんてき【点滴】intravenous infusion
❶入院した患者の安静が保たれるよう，とりあえずベッドサイドの点滴架台につなぎとめておく（杭につながれた牧場の牛のごとし）目的で行われる医療行為。春先の大学病院では，喜びのあまり手のふるえる研修医が，入れ替わり立ち替わりやってきて，1日数回行ってくれる。どこで点滴をしたかがわかるように，皮下に紫色のマークをつけることが多い。　　　　　　　　　　　　　　　　　　　　　（花札好き）
❷早朝，点滴が行われる時間になると，患者にとってフレッシュマンは「天敵」となる。　　　　　　　　（ばくち打ち）

† てんねんちのう【天然知能】natural intelligence　☞人工知能
何ら手を加えられていないありのままの知能。自然のままということから，有機知能，オーガニック知能とありがたそうな呼ばれ方もするが，良く言えば，イギリスの哲学者ジョン・ロックのタブララサ，悪しく言えば，ロシアの作家ドストエフスキーの白痴と同義。コミュニティーのなかで，「あ

の子，天然だね」と言われているうちはつける薬もあるが，"最高級有機質肥料" 奴と言われるようになると，手のほどこしようはない。人工知能に劣るといわれているが，その真意は不明。 （おばかさん）

てんねんとう【天然痘】smallpox, variola
絶滅の危機に瀕しているウイルスにより起こる疾患。何が天然なのか意味不明である。 （総天然色）

でんわ【電話】telephone
数十円〜数百円程度の料金を支払うだけで，遠くにいながらにして，朝でも夜中でも，他人の時間を奪うことのできる悪魔の道具。いくら相手を怒らせても，殴りつけられる危険はまったくない。本来は相互のコミュニケーションが可能だが，しばしば一方通行となっている。 （マンション販売員）

と

とぅーいーしん【トゥーイー針】Tuohy needle ☞硬膜外麻酔
正しく発音したり，綴ることも難しい，硬膜外麻酔の際に用いられる針。「トーイ針」と言うと遠い針に聞こえるし，「トゥーイー針」と言うと豆腐針に聞こえるし，まことにやっかいである。 （脊麻派）

とうきょう【東京】Tokyo
人口１万人に対して，麻酔科学会員が１人存在する大都市。 （人的資源検討委員会）

とうけいがく【統計学】statistics
❶関係のないことを関係があるという学問。実際に関係あるものについては，統計は必要ない。 （$P<0.05$）

❷数学やグラフを用いて，嘘をつくための方法。わけのわからない研究ほど，聞いたこともない統計法が用いられる。

（予想屋）

どうこう【瞳孔】pupil
脳の状態を示す窓のようなもの。心がそこになければ，うつろになる。脳死になれば散大し，橋に出血すればピンポイントになる。

（人形の日）

とうしか【透視下】under fluoroscopy
患者に放射線を浴びさせ，医師自らも放射線を浴びながら，身体の中身を覗くこと。危険な影絵と考えればよい。幸か不幸か，心の中までは見えない。

（心霊術師）

とうちょく【当直】on call
❶泊まっただけでお金がもらえること。私なんて，毎晩当直だわ。

（Streetgirl）

❷研修医が実権を握る時間＊。または，お金のために身を売る夜のこと。

（ホットライン）

＊手荒い看護師から，臨床のなんたるかをたたき込まれる時間でもあった。

とうつう【疼痛】 ☞痛み

とうにょうびょう【糖尿病】diabetes mellitus（DM）
❶尿中に糖がでることから命名された。ディーエムと発音する。「デーエム」などと平坦に発音しないのが都会的である。この安易な命名のために，全身疾患としての糖尿病の重大性が軽視されていることを考えると，罪深い命名と考えられる。甘いものを食べると糖尿病になる，という単純な発想の起源ともなっている。ドイツマルク，ダイレクトメールもDM

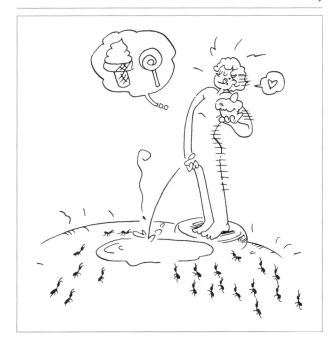

と略されるので注意。　　　　　　　　　　　　　　　（大蔵省）
❷友人は蚊の吸った血液中の HbA1C レベルを測定し，蚊と糖尿病コントロールとの関係を研究して，学位を取得した。
❸モスキート族の古くからの言い伝えを引用する。「甘い汁を吸いたければ，コントロール不良の糖尿病患者を狙え」と。
　　　　　　　　　　　　　　　　　　　　　　（キンチョール）

どうふぜんしょうこうぐん【洞不全症候群】sick sinus syndrome（SSS）
SSS と語呂をあわせるためにつけられた病名。sick sinus といっても，副鼻腔炎などと誤らないように注意が必要である。
　　　　　　　　　　　　　　　　　　　　　　　　（KKK）

どうぶつあいごきょうかい【動物愛護協会】the Society for the Prevention of Cruelty to Animals（SPCA）

イヌやクジラの権利にはうるさいが，ウシやブタ，あるいはネズミの権利には冷淡な人たちの集団。一部の「動物」が対象であって，すべての生物種の愛護を目的としないことは，天然痘ウイルスの絶滅の危機に際して，何ら活動しなかったことから明白である。　　　　　　　　　　　　　　（F 伸夫）

どうぶつあいごしゅぎ【動物愛護主義】Prevention of cruelty to animals

新薬や危険な実験は，犬や猫では行わず，人間で行ってくれと主張すること。　　　　　　　　　　　　　（人権擁護主義者）

どうぶつじっけん【動物実験】animal experiment

論文の考察部分で，「この結果は人間にすぐに応用できるものではない」と書かれる実験。獣医の役には立つとしても，本当に人間の役に立つのだろうか，と心配になることもしばしばである。ただし，実験した人の出世には役立つことが多いようである。　　　　　　　　　　　　　（動物愛護協会）

どうみゃく【動脈】artery　☞大動脈

❶血液ガス測定のために採血したり，血圧を測定するための血管。　　　　　　　　　　　　　　　　　　　　（赤い血）
❷心臓の拍出する周期に一致する拍動を触れることのできる血管。解剖図譜上では赤く塗られているが，生体内では必ずしもそのように見えるわけではない。　　　　　　　（赤と青）

どうみゃくかてーてるけんさ【動脈カテーテル検査】arterial catheter test

脳動脈瘤，冠動脈狭窄など，動脈病変性疾患に対するストレス負荷試験のこと。これで破れない動脈瘤なら（破れ予防の）クリップの適応であるし，これに耐えられる心機能であ

ればさらに乱暴ができる余地がある，と医師は判断する。

(F 伸夫)

どうみゃくかん【動脈管】ductus arteriosus
大動脈と肺動脈を仲介する動脈。自分の役割が終わったのも
知らないで，いつまでも仲介をしていると，心臓外科医に
ちょんぎられる羽目になる。　　　　　　　　　　(ボタロー)

どうみゃくけつがす【動脈血ガス】arterial blood gas (es)
血液中に含まれる酸素や二酸化炭素の分圧を測定したもの。
わけがわからない者には数字の羅列でしかない。ときには数
字が一人歩きをして，物事を決定する。　　　　　(諏訪国雄)

どうみゃくこうかしょう【動脈硬化症】atherosclerosis
西欧型文明でみられる疾患。いわゆる生活程度の高い人ほど，
動脈硬化が起きやすい。地位が上がると，急速に脳血管の病
変が進行し，人の言うことを聞かなくなることがある。研修
医にはあまり縁がない疾患。人間だけでなく，人間の作りあ
げた体制においても起こる。　　　　　　　　(永年勤続教授)

どうみゃくらいん【動脈ライン】arterial line, A-line
❶手術室や ICU で，20 ゲージや 22 ゲージのカテーテルの
在庫がたまったときに挿入するもの。特に新人が行う場合に
は，5〜10 本の在庫が整理できる。それでも在庫がさばけ
ない場合には，複数の人間が，脈拍の触れる場所すべてに挿
入する。何個所かで同時に穿刺に成功する場合が多い。血圧
測定や，血液採取に用いられることもある。　　　　(倉庫番)
❷見たくもないような高い血圧や低い血圧も表示する，麻酔
科医の心臓に悪いモニター。　　　　　　　　　　　(Allen)

とうやく【投薬】drug administration
患者に薬物を投与すること。投与，投薬といっても，薬を投

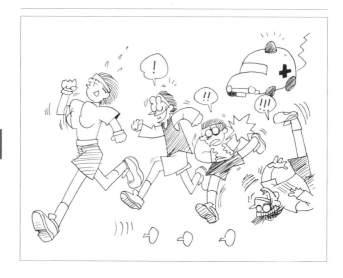

げ与えているわけではない。しかし，潜在意識の中には，自分の手を離れたら，あとはどうなっても知らないよ，という思いがあるのかもしれない。　　　　　　（あとは野となれ……）

どうようきょう【動揺胸】flail chest
心が揺れ動くことでも，Fカップの胸が揺れ動くことでもない。複数の肋骨が2個所以上にわたって骨折し，支えを失った胸壁部分が呼吸運動のたびに通常とは逆の方向に動くこと。
（乙女心）

ドゥラパン【偶発的赤面的硬膜穿刺】Dura-Pan　☞硬膜，硬膜外麻酔
accidental dural puncture の愛称。ドゥラポンまたはドラポンと呼ぶ地方もあるが，ドゥラパンが正しい。『麻酔科学用語集』では偶発的硬膜穿刺と記載されており，麻酔科医なら一度は経験している合併症である。ときどき「私は経験したことがない」という御仁に出会うが，ほとんどが単なる経験

不足かドゥラパンの意味がわからない人である。

　ドゥラパンをした瞬間は,「あっ」→「しまった」→「やんなきゃよかった」→「頭痛が起きませんように」(あるいは「知らんぷりしちゃエ」)の順で感情が推移するといわれている。その後に訪れる滝のようなリコールと周囲の非難とも喜びともつかない視線は,一度味わったら簡単には忘れられない。患者のみならず麻酔科医にとっても頭が痛くなる合併症である。それでもすぐに注射器を外したりせず,「この患者は難しい」などと言いながら椎間を変えるような余裕がみせられれば,あなたはもう一人前の dura-puncturist である。

（Blade Runner）

どく【毒】poison ☞薬, 香水
薬のこと。または香水の名前。　　　　　　　　（ディオール）

どくしょ【読書】reading
他人のアモルファスな四次元的発想を,活字という平板なメディアを通して理解しようと努めること。

（ショーベンパウエル）

とけい【時計】watch, clock
単に時を刻む機械と考えられていることが多く,命を刻むその本質に目が向けられることは少ない。これは,本質から目をそらそうとする防御本能が働くためと考えられる。また,一説によると,麻酔科医の時計は5分刻みに目盛りがついているが,外科医の時計には手術開始と終了の二つの目盛りしかないという。　　　　　　　　　　　　　　　　（腹時計）

とけつ【吐血】hematemesis
口から血を吐くこと。普通,洗面器一杯分くらいの血が出るらしい。　　　　　　　　　　　　　　　　　　　　（当直医）

とつぜんし【突然死】sudden death ☞安楽死，エンディングノート

❶サッカーで PK 戦によって勝者を決する場合や，ゴルフの優勝者を決めるために用いられる方法。あるいは，予測もしていないときに息絶えてしまうこと。　　　　　　　　（J リーグ）

†❷長寿社会における最高ランクの死。「ピン・ピン・コロリ」とも呼ばれる。ちなみに，最低は寝たきり・管つき死，標準は余命宣告死。いよいよの場合には安楽死がある。（死に神）

ドーナッツ【環状油揚西洋菓子】donut, doughnut

何もない真ん中の空間にまで値段がついている理不尽な食べ物。　　　　　　　　　　　　　　　　　　　（ダンキン）

とばっちり【迷惑的責任転嫁】be blamed for irrespective matters

自分とは関係のないことで被害を受けること*。最近の例としては，厚生省の役人と国立病院医師との関係が代表的。役人の犯した罪を他の人々が反省する時代が到来している。本来，国民に奉仕する者を公僕と称したが，最近は公僕のために働く人を国民と呼ぶらしい。　　　　　　　　（袖の下）

*縁故採用，終身雇用制が崩壊した，今は昔。一私学にかかわる汚職事件のとばっちりを受け，それまで公然の秘密とされていたことが「不正入試問題」として全国の大学に波及，マスコミをにぎわした。「不正入試問題」は，国試の「不適切問題」とはその性質は異にするが，問題を出す側に問題があるという点では同じであると，『醫心今昔物語』には記されている。

トラコーマ【盲目的虎贔屓】trachoma ☞巨人症

盲目的に阪神タイガースを応援する病気。ひとたび羅患すると，不可逆的な脳死状態に至ることが多い。巨人症が全国的なのに反し，こちらは特に神戸（甲子園）を中心に，阪神地区に多くみられる。　　　　　　　　　　　（へたな床屋）

トリメタファン【瞳孔散大的低血圧薬】trimethaphan
散瞳薬。脳神経外科医に黙って使用すると，手術が終了して瞳孔を検査した際に，脳死にしてしまったかと寿命が縮む思いをさせるので注意が必要である。ときには，低血圧麻酔の目的で用いられることがある。　　　　　　　　　（鳥目だわん）

格　言

「畳の上の水練」
シミュレータを用いた訓練のこと。

「旅の恥はかきすて」
学会で少しくらい失敗しても，くよくよすることはないという意。

「玉に瑕」
眼窩手術や睾丸手術後のさまをいう。

「断腸の思い」
腸切をする外科医の心。

「短刀直入」
やくざの世界をいう。

「血は水よりも濃し」
出血量を補うためには，その何倍かの輸液量が必要であることをいう。

「血も阿弥陀もない」
真夜中の緊急手術をいう。

†「朝参暮死」
とんでもない ER に運ばれると半日もたない確率が高いこと。

「血を見るより明らか」
採血したり，手術をしなくても，診断が明らかなこと。

「角を矯めて牛を殺す」
自己血採血をしすぎて，貧血にしてしまうこと。

†「丁寧も時による」
瀕死の救急患者にインフォームド・コンセントをしっかり行おうとすることへの戒め。

「敵は本能寺にあり」
予定術式とまったく異なる術式をたくらむ外科医を警戒せよ，という意。

「手も足もでない」
頸椎損傷をいう。

「転移無法」
癌の転移はどこにでも起こるということ。

「天は二物を与えず」
人柄も腕もよい外科医は少ないことをいう。

「同病相憐れむ」
❶病棟を臓器別にすることの利点をいう。
†❷戦後間もない昭和の診療所待合室の光景。平成の待合室は，人よりも重症であることを競う「病気自慢」の場となっている。

「遠くの親類より近くの他人」
心停止が起きたときは，遠くにいる親類より，心肺蘇生法を
心得た他人のほうが有難いということ。

「通り魔多し」
ストーカーが増えてきたことをいう。

「時は金なり」
麻酔時間が長くなれば，麻酔料も高くなるということ。

†「朱鷺（とき）は金なり」
一度破壊した環境を元に戻すには時間と金がかかるというこ
と。

「得にも薬にもならぬ」
効きもせず，儲けにもならないどうしようもない薬のこと。

「毒を食わば皿まで」
根治手術は無理とわかっても，一旦始めたらもうやめられな
いということ。

「年寄りに冷や水」
経尿道的手術の際には，温かい灌流液を用いよという教訓。

「捕らぬタヌキの皮算用」
皮膚移植に失敗すること。

「虎を野に放つ」
十分にトレーニングできていない研修医を外勤病院に派遣す
ること。

「泥縄」
大出血が起きてしまってから，輸血をオーダーすること。

「鳶に油揚をさらわれたよう」
外回りの医者に硬膜外麻酔をとられた研修医の気持ち。

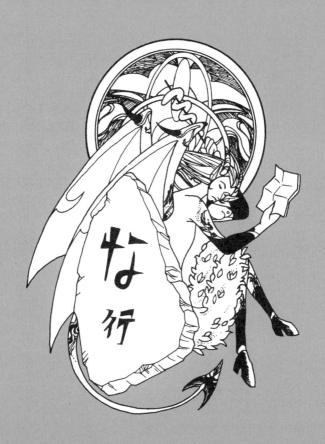

な

ないきょうどうみゃく【内胸動脈】 internal mammary artery（IMA）
冠動脈につなぐことが流行するまでは，まったく目立たず無名であった動脈。最近は，これをバイパスに用いない心臓外科医はモグリといわれるほどになった。 （LITA）

ないけいじょうみゃく【内頸静脈】 internal jugular vein
解剖実習や頸部郭清術のときに見ると母指ほどの太さがある巨大な静脈。しかし，皮膚の上から狙おうとすると動脈や胸膜に変身する所在不明の静脈。カテーテルやペースメーカワイヤーを入れるのに用いるが，空気を入れることにも役立つ。 （七色仮面）

なおや【名祖】 eponyms, godfather／godmother
発見の栄誉を讃え，疾患，手術法などに，発見者の名前をつけること。本人には名誉なことでも，家族や子孫にはとってはあまりありがたくないものもある。 （アルツハイマー）

ながさ【長さ】 length
ものごとの善し悪しを判断する基準。よいところは長所といい，悪いところは短所という。特によいところは，特長という。 （帯に長し襷に短し）

なつ【夏】 ☞四季

ナトリウム【塩中主成分】 sodium, natrium, Na
Na と書いたとき，ナトリウムと読むか，sodium と読むかによって，日本人と米国人の区別ができる。ナと読むのは，ローマ字を覚えたての小学生。Na を sodium といっておき

ながら，高ナトリウム血症は hypernatremia などというのは，節操がなくてどうもいけない。カセイ（苛性）ソーダと聞き，火星ソーダなる新種の刺激的な飲み物を想像していた頃の自分が懐かしい。　　　　　　　　　　　　　　　　（火星人）

なみだ【涙】tear　☞涙腺
目から鼻へ抜ける塩水。ときには溢れ出て，枕を浮かせることもある。　　　　　　　　　　　　　　　　　　　　（紫式部）

に

にきび【面皰】acne
青春のシンボルとも称される皮膚感染症。皮膚症状のほかに，急におしゃれをしだしたり，親のいうことを聞かなくなるなどの症状がみられる。一般的に，時が来れば自然治癒する。
　　　　　　　　　　　　　　　　　　　　　　　　（阿久根）

にく【肉】meat
焼き方によって rare，medium，well-done に分類される。well-done といっても，別に出来がいいわけではない。
　　　　　　　　　　　　　　　　　　　　（ステーキハウス）

にくたい【肉体】body
精神の入れ物。精神と肉体は相互に深く関連しつつも，まったく別の道を歩むというアンビバレンツな状態にある。年齢とともに精神は発達する（はず）だが，肉体はある時期を越えると衰えるだけである。肉体の美しさと精神の美しさは，必ずしも併存しない。　　　　　　（ノートルダムのせむし男）

にじゅうもうけんしけん【二重盲検試験】double-blind trial
麻酔薬と偽薬とを盲検比較できると考えている人がいるかもしれない。偽薬で手術を受ける患者に幸いあれ。　　（F 伸夫）

にせいしゃ【にせ(偽)医者】false doctor

❶医師よりも親切に患者に接する，医業にたずさわる人。街で開業してることが多い。実力はときに医師に勝るが，医師免許をもっていないのが欠点。 　　　　　　　　　（赤ひげ）

†❷プラセボ効果をもつとして，医療費削減の意味合いから，偽医者制度が導入された。そこに，博士号授与を断った夏目漱石が一役買っていることはあまり知られていない。『素人と黒人』で彼は，「黒人の誇りは單に技巧の二字に歸着して仕舞ふ」と，玄人の仕事は技巧が先行し，全体ではなく細部に目が行くが，素人は技巧の不足を真実で補い，全体を見通すことで人を動かすという。検査によらず話を聞くことで患者に満足を与えるのである。ならば，精神科医と同じではないかという意見もあったが，彼らは薬を処方しないのがいいのだとお上は上機嫌だが，そこは患者の不満であり，偽薬の出番となった。 　　　　　　　　　　　　　　　　　（金之助）

にせかんごし【にせ(偽)看護師】false nurse

看護師よりも親切に人に接する女性。しばしば風俗業にも進出して，男性を昇天させる白衣の天使となる。そのような場合には，指名が多い。 　　　　　　　　　　　　　（堕天使）

にちようび【日曜日】Sunday

❶当直料が平日よりも高い日。 　　　　　　（出稼ぎ労働者）

❷ blue Monday の前日。 　　　　　　　　　　（日曜はだめよ）

にゅういん【入院】admission　☞退院，病院

❶犯罪を犯していないのに日常の自由を奪われること。刑務所よりも待遇は劣っており，料金を十分に払っているのにもかかわらず，しばしば食事が供給されなかったり，高度の食事制限が行われたりする。逆に，空腹でもないのに食事が与えられることもある。

　心臓が悪くないかぎり，運動も許されない。心臓が悪い場

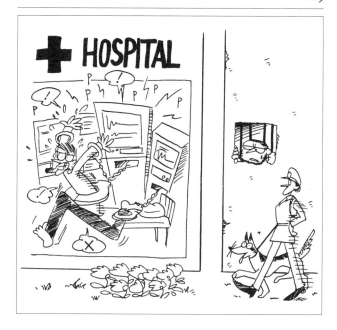

合には，トレッドミルなどの運動を行うことが許される。また，環境が劣悪なため，病気になることもまれではなく，死亡する者すらおり，憂慮すべき事態となっている。

定められた時間中は，本人の意志とは無関係に，他人と面会しなければならない。乱れた寝巻姿や，十分に入浴や化粧もしていない姿で，尿や体液を友人たちに見せながら，「おかげさまで」と顔で笑って，心で泣きながらお礼を言わなければならない。好きでもない食物や，嫌いな花を贈られて苦しむこともある。

政治家や有名人の場合には，特別に面会謝絶の許可がおり，記者会見や法廷での尋問を避けることができる。本人が希望すれば，ゴルフや料亭での食事も許可される。　　　　（服役者）

†❷自己負担はわずかながら，コテコテ料理も食べられず，嗜好の酒も煙草もだめ，自分の思うとおりにならないと不満が

募る不条理な環境。ただし，ダイエットという点では，意志の弱い人には，高額なフィットネスよりもリーズナブルで，成功率も高いといわれている。もっとも，そのリバウンド率は意志の強弱に依存するとか。 （3割1割負担）

にゅうがく【入学】 admission into a school ☞退学
❶その後の数年間，授業料を支払う資格を得ること。
（ピカピカの1年生）
†❷官僚やOBの子でなくても，また政治家のコネや資産がなくても，試験に上位で合格すれば手に入れられる資格。
（時機学長）

にゅうさんりんげるえき【乳酸リンゲル液】 lactated Ringer's solution
ビールにたとえれば「キリンラガー」に相当する，輸液業界の主力商品。もっとも最近は，コクとキレを売りものにする競合品に追いつかれそうである。 （F伸夫）

にゅうし【入試】 entrance examination
青春時代の一時期，熱中するか，無視して過ごすかのどちらかの対象となるもの。その成果は，週刊誌や広告などで高校や塾のランク付けに用いられる。 （寸台）

にゅうじ【乳児】 infant
いわゆる乳飲み子。摂食と排便と，泣くためだけに生きている存在。 （夜泣き小僧）

にょう【尿】 urine ☞ビール
濾過や再吸収，分泌などの工程を経てつくり上げられる体液のエッセンス。乳児は，その価値を知らず，垂れ流しにしてしまうことが多い。成人は，尿の価値を十分に認識しているので，それを蓄積して肥料にしたり，ウロキナーゼ，ウリナ

スタチンなどの薬物を産生するのに用いている。こうした尿の価値を認識せず，電信柱や他人の家の壁にかけたりする不届き者は，軽犯罪法により罰せられる。

　一般に尿は，ワインと同様に，その色，匂い，pH，沈殿物，さらに内容物などから評価される。通常は透明で輝くような黄色を呈するが，新人医師の導尿によって赤ワインのようになったり，人工心肺中にはロゼになったりする。

(ソムリエ)

にょうほうしょう【尿崩症】diabetes insipidus（DI）

尿が雪崩のごとき勢いで出ることから命名された。略してDI。不快指数 discomfort index も DI と略されることがあるので注意。

(気象庁)

にわとり【鶏】chicken, fowl

言語学的，文化史的，哲学的にきわめて興味深い特徴をもつ動物。水疱瘡は chickenpox と呼ばれるが，医学の実験で用いられることはまれ。

　英語では臆病者を指す軽蔑語（映画『バック・トゥ・ザ・フューチャー』参照）。まるごと食肉として供されるときも名前の変わらない珍しい例で，普通は cow と beef，pig と pork のように区別されている。鶏が先か，卵が先か（chicken-and-egg）という哲学的論争の焦点となることもある。日米の文化的差異の象徴でもあって，日本で風邪をひいたときに飲むのは卵酒だが，米国ではチッキンスープである。

(ケンタッキー)

にんげん【人間】human being

❶犬の飼い主。 (ハチ公)

❷腰痛に苦しむ数少ない哺乳動物。 (鍼灸師)

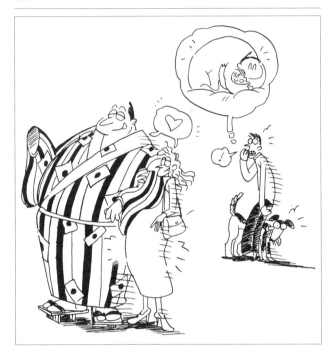

にんしん【妊娠】pregnancy　☞子宮

❶セックスをした動かぬ証拠。ただし，人工授精と私を除く。
　　　　　　　　　　　　　　　　　　　　　　　　（聖母マリア）
❷気まぐれの代償。そのつけは，末代までも続く。人間の文化の特徴は，妊娠させると同じくらいの努力が，妊娠させないために払われてきたことである。　　　　　　　　（三代目）
❸袋詰めになった小さな人間を女性の体内に置いておくこと。
　　　　　　　　　　　　　　　　　　　　　　　　（袋詰め人間）

† にんちしょう【認知症】dementia　☞痴呆，地方症

以前は，痴呆症と呼ばれたりしたが，差別的用語であることと，地方症と間違われやすいため，改称された。「認知不全

症」とするか，「認知できない症」のほうが一般にはわかり
やすい気がする。文学的同義語は「恍惚の人」。婚外子をた
くさん作り，責任を感じて次々に我が子と認知する人のこと
ではない。もちろん，「覚えがない」と，認知しない（でき
ない）人のことでもない。　　　　　　　　（モンキー・ベイビー）

ぬ

† **ぬすみ【盗み】steal** ☞捏造
❶技術を伝授するためのかつての教育法。「技術は俺から盗
め」。❷論文や著書など他の人の作品を自分のものとして無
断で使用すること（盗作）。剽窃とも言う。一定の条件をク
リアすれば引用として許容されるが，その論文の趣旨を正し
く理解しているかどうかは条件に含まれない。したがって，
孫引きひ孫引きの結果，著者の意図とは異なる言説が一人歩
きすることになり，それはそれで犯罪である。無から有を作
り出す場合は，捏造といい，とても創造力あふれる作業であ
るが，後出しジャンケンにはそんなものは必要ないという意
見もある。　　　　　　　　　　　　　　　（世界の盗塁王）

ヌード【裸】nude
生物の一般的な形態。人間に限って特別な関心をもってみら
れる。裸になって話題になるようでは，タレントとしての生
命も短いとみなければならない。　　　　　　（ヌーディスト）

ね

† **ねがえり【寝返り】turn over in one's sleep**
乳児の発育過程において，はいはい，つかまり立ちの前にま
ず気になる動作。他人の子より早くできたからといってその
後の成長には何ら関係はないものの，コトによるとうちの子
は凄いと感動する親は多い。なお，老人は，杖（つかまり歩

き），シルバーカーによる徘徊（はいはい），介護者に頼る体位変換（寝返り）と，逆の順を歩む。杭や注射，蕎麦，碁はわかりやすいが，なぜ寝返りが，「打つ」と関係するかはわかっていない。博打や逃げ，脈，芝居との関連からそれを探ろうという研究が進行中であるとか。 （爺児）

ネクタイ【帯短襷短】necktie
❶首に巻きつける高価な布切れ。たいがいは趣味の悪い模様がついている。黒い洋服と組み合わせる場合，白と黒の2種のネクタイがあれば，結婚式と葬式を短時間のうちにかけもちすることもできる。自分の首を締めるのに用いるのはよいが，他人の首を絞めると問題になる*。 （エルメス）
❷男性の起源が犬であることを示唆する証拠。首に縄をかけられて，ひっぱりまわされるのを好む者がいることからもこれがわかる。退職したり逮捕されたりして，会社や大学などの組織の一員ではなくなると，野良犬のようにネクタイ（首輪）をすることも許されなくなる。 （トラサルディ）

＊二葉亭四迷の創作ノートに消えかかっていたメモより。なぜネクタイを締めるかも知らずにノーネクタイを推奨するクールビズに騒ぐ日本人のなんと多いことか。でもチコちゃんは知っている…いまだにネクタイがなくならないのは，女が男の首を絞めるための道具であるから。「クラ（タ）バッテしまえ！」というドイツ語 'Krawatte' がそれを端的に示している。

ねこ【猫】cat ☞犬
イヌと同じく医学研究に身を捧げている存在。あなたはイヌ派かネコ派かなどという論争があるが，神経研究グループ派は，断然ネコ派のようである。しかし，ネコ派だからといって，猫を可愛がっているのではないらしい。 （吾輩）

ねっしょう【熱傷】burn
❶やけどのこと。火傷。しかし，火がなくても，熱湯や日光

でも起こる。動物の場合には，焼き魚，焼き豚，焼き肉など
と名称が変わる。火遊びは，熱傷のほか，お漏らし，家庭不
和の原因となる。　　　　　　　　　　　　　　　　（消防士）

❷生きている状態で焼かれるのが火傷，死んでから焼かれる
のが火葬。　　　　　　　　　　　　　　　　　　　（火葬係）

† **ねつぞう【捏造】fabrication**　☞盗み

❶土をこねて思うがままの土器を作ることから，無より有を
生じさせる想像力ゆたかな行為。学術の世界では，行っても
いない実験のデータから傾向を読み取ること。考古学の世界
では，皆が望むものをあらかじめ埋めておいてから発掘して
みせる「神の手」。本来の読み「でつぞう」の響きのほうが
ふさわしい。　　　　　　　　　　　（A・ウェイクフィールド）

❷「最近あっちのほうはどうだね」と聞かれ，「そりゃもう
毎日と言いたいところだが，週4回だね」と答えるのは，
捏造ではなく単なる見栄であり虚栄。ネット上の30代の
データを，わが事のように答えるのは剽窃。長期間やってい
ないことを突かれ，「そんなことやらなくてもあたりまえ
じゃないか」と開き直るのは傲慢。　　（60代のサッカレー）

† **ねつぞうろんぶん【捏造論文】fabrication**　☞論文

短期間に出世するために執筆されるもの。ただし，転落する
のも早い。　　　　　　　　　　　　　　　　　　　　（富士）

ねぼう【寝坊】oversleep　☞早起き

予定したより長時間の睡眠をとってしまうこと。休日以外に
これを行うと，起きたときの精神的ストレスが大きい。「きっ
と夢にちがいない」と思って時計を何度見直しても夢からは
覚めず，テレビをつけると見慣れない番組をやっていたら，
それは間違いなく現実である。　　　　　　　　（三年寝太郎）

ねむい【眠い】sleepy

強い刺激がなければ，そのまま睡眠に陥ってしまう状態。長時間の形成外科手術や，鼓室形成術などでしばしば経験される。 　　　　　　　　　　　　　　　　　　　　　　　　（眠れる森の美女）

ねむり【眠り】sleep　☞睡眠

万人が毎日ほぼ定期的に起こす一時的意識消失発作。発作は夜間に起こることが多く，4〜12時間は持続する。覚醒させるのには，通常は目覚まし時計だけで十分であり，拮抗薬は特に必要ない。後遺症を残すことはまれである。むしろ，発作を数日間起こさない場合のほうが，悪影響を及ぼす。また，覚醒遅延が頻発すると学校や会社への不適応を起こすことになるが，一方，まったく起きない場合にはお弔いをあげることになる。 　　　　　　　　　　　　　　　　　　　　　（アーメン）

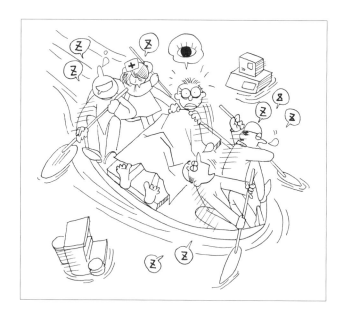

ねんかいひ【年会費】annual membership fee
出席しない学会ほど滞納し，滞納すればするほどますます支
払う気がなくなってしまうもの。その払い込み状況は，学会
と会員の根比べの指標となる。　　　　　　　　（学会事務局）

の

のう【脳】brain
❶脳外科医の仕事場。❷精神科医の遊び場。
　大きい脳，中くらいの脳。小さな脳があり，異なった機能
をもっている。活動している部分より，休んでいる部分のほ
うが多い。脳が殺人に用いられた場合には"脳殺"という。
　　　　　　　　　　　　　　　　　　　　（CPR ガールズ）

のうかすいたい【脳下垂体】pituitary gland
脳の垂れ下がった部分。ホルモンの宝庫で，トルコ鞍の中に
納まっている。神経ブロックの対象となる。経蝶骨洞的にア
プローチした場合には，鼻腔内にこれでもかとガーゼを詰め
込まれてしまい，呼吸困難となることがある。（ハーディー）

のうきょけつ【脳虚血】cerebral ischemia
頭への血のめぐりが悪いこと。　　　　　　　　　（与太郎）

のうげかい【脳外科医】neurosurgeon　☞元医師
❶かの有名なベン・ケーシーが専門とする科。彼の診療風景
はテレビでも放映され，人気を博した。若い世代の医師には
なじみはうすいが，現在彼の名は，ケーシー型白衣としてそ
の名をとどめている。❷脳動脈瘤クリッピングの際，麻酔科
医なら瞬時に血圧を思いどおりに変化させることができると
信じている麻酔科医の信奉者。　　（ケーシイ・タカミネ）
❸外科の基本は，切除，縫合，止血であるが，脳外科の場合
には，切除，縫合はほとんど行われず，顕微鏡下という密室

的状況で，脳腫瘍および脳組織の吸引が行われる。（箱庭師）

のうし【脳死】brain death
❶人の死を，役に立つ死とそうでない死とに分ける考え方。役に立たない死は，心臓死と呼ばれる。 （死神）
❷国会決議によって定められた人間の死に方の一つ。本人や家族が望めば，無料で開腹や開胸手術が受けられる。

(point of no return)

のうしんけいげかい【脳神経外科医】 ☞好ましからざる人物

のうせきずいえきあつ【脳脊髄液圧】cerebrospinal fluid pressure ☞硬膜外麻酔，ドゥラパン
硬膜外麻酔をしようとしてルンバった（ドゥラパン）場合に，流れ出てくる液体の勢いによってその圧の高さが実感されるもの。 （頭痛の種）

のうどっく【脳ドック】brain dock
CT，MRI，CAG，PET，EEG などの意味がわかれば，あなたの頭は大丈夫である。 （Hotdog）

ノート【帳面】 ☞文房具

ノートブックコンピュータ【縮小型高価一体型電脳】note-book computer
学会発表の演壇で活躍する携帯型の小型コンピュータ。残念ながら，発表原稿のように，終わり次第ゴミ箱へ捨ててしまうといった芸当はできない。肝心なときにバッテリーが切れるという不運に遭遇することも多く，演壇上でも電源コードは手放せない。将来，液晶ザウルスがこれに取って代わるという説があるが，定かではない。
　ノートブックといっても決して軽量ではなく，書類鞄と左

右のバランスを保つのに役立つ。キーボードは小さめで，入力に苦労させられる。自分の手を小さめに産んでくれた親に感謝している麻酔科医を見かけることもある。

（パワーブック・ライト）

格　言

「ない腕は振るえぬ」
　下手な外科医のこと。

†「啼く猫は鼠を捕らぬ」
　論文や著作をよくする医師は，えてして臨床がうまくないという譬え。とりわけ理論外科医は，手術室では嫌われる。

†「生療法は大怪我のもと」
　生半可に最新医療を試してみると，自ら痛い思いをするということ。

†「ならぬうちが楽しみ」
　これは世紀の大発見，とリサーチしているうちが華で，その結果は決まってありふれたものという，過度の期待に対する教訓。

「ならぬ肝炎するが肝炎」
　いくら気をつけていても，肝炎にかかるときはかかるということ。

「二階から目薬」
　下手な眼科医をいう。

「肉を斬らせて骨を断つ」
大胆な整形外科医の様子をいう。

「人間到るところ精算あり」
治療費がただのところはないということ。

「縫うは易く，商うは難し」
縫うことのたやすさに比して，商売にするのは難しいことを示した，外科医に対する戒め。

「猫に鰹節」
暇な外科医の前に急性虫垂炎の患者が現れること。

「寝ている子を起こす」
麻酔科医の役目をいう。

「寝耳に水」
眼振を起こさせる神経学的検査の一つ。

「喉元過ぎれば熱さを忘れる」
意識下挿管も一旦すんでしまえば，患者もあまり苦しまないという意。

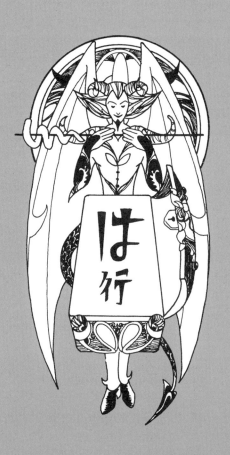

は

は【歯】tooth
❶牙の退化したもの。相手を威嚇するときに見せるものだが，歯医者には見せてはいけない。　　　　　（デンター・ライオン）
❷気管内挿管操作時の障害物。抜管時には気管内チューブを噛みつぶすのに用いられる。　　　　　　　　　　（総入れ歯）

はい【肺】lung　☞一酸化窒素
❶浮袋兼えらの役割をもつ臓器。空気と血液との接点であり，この二つの仲が悪いと，人工呼吸をうけるはめになる。肺内に含まれるものは，年齢とともに変化する。子宮内では羊水で満たされているが，出生とともに空気で満たされるようになる。胎便で満たされている場合は，重大問題である。成人すると煙草の煙で満たされることになる。最近は，一酸化窒素（NO）で満たすのが流行っている。　　　　　　　（Dr. NO）
❷中心静脈カテーテルを挿入するときに，内頸静脈や鎖骨下静脈の代わりに穿刺されるもの。　　　　　　　　　（進入禁止）

はいいしょく【肺移植】lung transplantation
お願いして他人の肺を頂戴すること。廃物利用の一種。
　　　　　　　　　　　　　　　　　　　　　　（肺それまでよ）

はいえん【肺炎】pneumonia　☞誤嚥性肺炎
肺が細菌やウイルスの培地となった状態。　　　　　（溶連菌）

はいかつりょう【肺活量】vital capacity（VC）☞誕生日
バースデーケーキのロウソクを一息で吹き消すのに必要な能力。高齢になり，人生の終焉が近づくと，ロウソクの数が増える一方で肺活量が減少するため，すべてを一息で消すのはしだいに困難になる。vital capacity の直訳は「生命維持に

必要な能力」で，言い得て妙である。 （命の泉）

はいきのうけんさ【肺機能検査】pulmonary function test
ちゃんと息ができているかを確かめてくれる親切な検査。
（コムロー）

はいく【俳句】haiku
5・7・5の計17文字で情緒的表現を行う文学の一形式。長
い文章を書くのが面倒な人が好んで詠む。以下に，昨年度の
日本麻酔科学会総会で発表された憂愁作を掲げる。
　動脈の 細きに泣きて カテ入らず
　研修医 そこのけそこのけ 教授が通る
　傷深き 隣は何を する人ぞ
　防衛大 負けるな一佐 ここにあり
　へぼ外科医 メスは東に 血は西に
　おもしろうて やがてかなしき 手術かな
　指つなぎ 糸をめぐりて 夜もすがら
　出血で ベッドによこたふ 胃潰瘍
　ケタミンで 夢は枯野を かけめぐる
　血液を あつめて早し 動脈瘤
　形成外科医 ひねもすのたり のたりかな
　めでたさも 中くらいなり おらが定年
　点滴を とってくれろと 泣く子かな
　いくたびも 傷の深さを 尋ねけり
　出血の 十四五リットルも ありぬべし
　ホスピスに 死にどころなく 歩きけり
　おりとりて はらりと重き 前歯かな
　咳の子の 手術キャンセル きりもなや
　分けいっても 分けいっても 脂肪層 （正岡死期）

はいけつしょう【敗血症】sepsis ☞菌血症
血液が細菌や毒素に敗れた状態。または，人間がまるごと細

菌の培地となった状態。 (E.coli)

はいけつしょうせいしょっく【敗血症性ショック】septic shock
細菌を，*in vivo* の血液培地で培養している状態。血管が拡張して温かい血液が全身を駆け巡っているという，最適な永住の地を見つけた細菌は，そこに家庭を築く。(住み心地満点)

はいこうそく【肺梗塞】pulmonary infarction
肺動脈カテーテルによる合併症の一つ。肺動脈のそれぞれの枝が支配している肺区域を明瞭にするのに役立つ。(楔の呪い)

はいすいしゅ【肺水腫】pulmonary edema
肺胞内が水浸しになってしまった状態。肺循環系の圧上昇や，肺毛細血管透過性亢進によって起こり，空気が入り込む場所が少なくなることで酸素化が障害される。ピンクの泡沫状分泌物が出てくるからといって，いつまでも気管内吸引をしていると重大な結果を引き起こす。術直後の胸部 X 線写真では，みな肺水腫に見えることから，外科医が麻酔科医に術中輸液管理について文句をいうことが多い。それに対して麻酔科医は，長時間手術と大量出血があったからだと主張するのが常である。 (なすりあい)

はいぜんてきじゅつ【肺全摘術】pneumonectomy
飛行機も人間も片肺でやっていけることを証明する手術。一側肺換気の適応。 (ベテラン・パイロット)

はいどうみゃく【肺動脈】pulmonary artery
❶フィラリアの住処。❷好奇心の強い Swan-Ganz カテーテルが，つい肺胞内まで顔を出してしまう場所。

(好奇心の強い女)

はいどうみゃくかてーてる【肺動脈カテーテル】pulmonary artery catheter

❶挿入すると予後が不良になるカテーテル。冷水を注入して遊べる。赤色と，黄色，青色，白色の区別がつく人なら用いることができる。　　　　　　　　　　　　　　　　　　　（色弱）

❷10 cm ごとにマークがついた穴がいくつも開いた黄色くて長いカテーテル。別名 Swan-Ganz カテーテル。なぜか米国ではスワンと呼び，日本ではガンツと呼ぶ。このカテーテルを挿入した患者は，予後が不良になることで有名である。　　　　　　　　　　　　　　　　　　　　（白鳥の歌）

❸麻酔科医の扱うことができる最も高価なカテーテル。細いカテーテルの中に，いくつルーメンがあけられているか，何本ワイヤーが通されているかで，カテーテルの優劣が決定される。医者の知能程度を測ることもできる。　　　　（スワン）

はいどうみゃくへいそくあつ【肺動脈閉塞圧】pulmonary artery occlusion pressure（PAOP）

細い肺動脈を，先端に風船の付いたカテーテルで突っついて得られる圧。左心系の前負荷を測定する指標になるが，研修医の場合，1 本 1 万円以上もする高価なカテーテルに直に触らせてもらえることが重要なので，測定される圧や波形は問題とされない。患者の予後改善にはあまり役立たない。　　　　　　　　　　　　　　　　　　　（五つの赤い風船）

はいりがくりょうほう【肺理学療法】lung physiotherapy, pulmonary physiotherapy

公然と人を殴打するための口実。抑制帯，バイブレーター，ムチ（？），ロウソク（？）など奇妙な道具を使用する。あれれ？　　　　　　　　　　　　　　　　　　　　　（F 伸夫）

ばか【馬鹿】fool

胃全摘後の患者の前投薬に，誤嚥予防のためにと，ヒスタミ

ン H_2 拮抗薬を出してくるような人。 （馬鹿一）

† **ばかにつけるくすり【馬鹿につける薬】salve for stupidity**
風邪の治療法の発見はノーベル賞級といわれているが，馬鹿の治療法にも多くの科学者が悪戦苦闘を強いられている。見かねた政府は，馬鹿につける薬の開発が不可能なら，逆に馬鹿をなくせばよいとして，国会で，馬鹿の新たな基準を設け，馬鹿をなくす法案の設立に踏み込んだ。その国会審議は，国民を馬鹿にした仕方で，馬鹿にできない数の論理によって，馬鹿も休み休み言えという野党の質問も馬鹿の一つ覚えでかわし，感覚が馬鹿になったところで採決，可決された。もっとも，道化（fool）は馬鹿じゃ務まらないことから，そこには深謀遠慮が隠されているとも。 （孝徳集水）

はくい【白衣】white coat
❶病院で医師が快適に過ごすために必須の衣服。白衣を脱いだとたんにただの人となり，見知らぬ看護師から邪険に扱われることになる。白衣を着ていれば，泥棒も尊敬のまなざしを受け，すれちがう人はかならず会釈してくれる。❷清潔というイメージとは裏腹に，細菌や化学薬品の付着した不潔な衣服。 （ケーシイ・タカミネ）

はぐき【歯ぐき】gum（s）
りんごをかじったとき，血が出る部分。老人では，歯の代用になる。 （歯には歯を）

はくちゅうむ【白昼夢】daydream
ただで見られる映画のこと。スクリーンも必要ない。
（モンキーズ）

はくちょう【白鳥】swan
その優雅さとは対照的に，医学の世界ではあまりいい意味を

もたない動物。たとえば，Swan-Ganz カテーテルは重症患者に挿入される合併症の多いモニタリングであり，そのために死亡率が上昇するとまで言われている。関節リウマチ患者では，swan-neck 変形をみる。死に際して残すのは，swan song である。 （チャイコフスキー）

はげ【禿頭】alopecia ☞この禿

頭部の毛根がほとんど死火山状態となること。せめて，休火山であってくれればいいのに。 （ユル・ブリンナー）

はじ【恥】shame

本人には死ぬほどつらいことでも，他人にとっては笑いごとであったり，話のたねにすぎないこと。 （カノッサ）

パソコン【個人的電脳】personal computer（PC） ☞パーソナル・コンピュータ

❶パーソナルコンピュータの略。カラースライドを作成するための電気器具。指先の運動にも役立つが，慣れない者には，左右の指 1 本ずつの運動しかできない。鼠（マウス）の住み家。半年で価格が半額になる可能性のあるリスキーな投機の対象物。中高年のコンプレックスのもと。"パソコンをどう使うか" という本の売れる原因。病的マニアも出現し，医療を放棄する者もでてきているという。 （マザコン）
❷もっていることと，使っていることはまったく別の概念*であることを証明するのに最適な現代人の必需品。 （Mac）

*平成も終わりにさしかかった頃，某国の国会でそのことが証明され，国際的な話題となり，その年の紅白歌合戦で「カーモンベービー USB」と歌われた。

パソコン【個人的劣等感】persocom

個人的な悩み。'personal complex' の略称。 （マザコン）

†【パスカルの医学箴言】

ブレーズ・パスカルの死後に編纂されたいわゆる『パンセ』であるが，コンピュータ処理などの技術進歩に伴い，それまで見えなかった文字が自筆草稿に浮かび上がり，従来は番号のみで分類されていた断片にも表題がついていることがわかった〔『パンセ』の訳は松浪信三郎（人文書院）による〕。

患者と医者：「(3) 感情によって判断することに慣れている人々は，推理的なことがらについてはほとんど何も理解しない。…反対に，原理によって推理することに慣れている他の人々は，感情的なことがらについては少しも理解しない。彼らはそこに原理を求めるからであり，一目で見ることができないからである。」

論文不正：「(108) たとい人々が彼らの言うことがらに利害関係をもっていないときでも，そのことから，彼らは嘘を言わないと絶対的に結論してはならない。なぜなら，ただ嘘を言うのが目的で嘘を言う人もあるからである。」

プチ整形：「(162) クレオパトラの鼻，それがもう少し低かったら，大地の全表面は変わっていたであろう。」

パーソナル・コンピュータ【個人的電脳】personal computer

個人の購買力と搭載記憶容量の増大を競うためのマシン。F1 並みの作動スピードと，巨大タンカーのような記憶容量，そして鳥の羽根のような軽量化が要求される。その所有者は，それを用いて何をしたかではなく，自分のマシンのスペックや何ができるかを自慢することが多い。高性能のコンピュータをもつことは，F1 を下町の路地にもちこんだり，巨大タンカーを小さな湖に浮かべて観賞することにも似ている。

（リンゴ株式会社）

ばっかん【抜管】extubation

気管内に挿入されているチューブを抜き取る手技。挿管に30分以上要したようなケースでも，口のまわりのバンソウコウをはがす程度の知恵があれば，誰でもわずか数秒で完了できる。手術の最中に患者が自分で抜いてくれることもあり*，腹臥位の手術などでは，寝ていた麻酔科医を起こす絶大なる効果がある。抜管自体が困難な症例はほとんど存在しないが，抜管後の困難に対処できるかどうかは別問題である。

（スリの親分）

＊「自己抜管」という。「じこばっかんしちゃった」と言うと，「事故抜管だぁ！」と周囲がざわめくことがあり，注意が必要である。

はっけっきゅう【白血球】white blood cell（WBC）

決して敵にはまわしたくない戦闘的細胞集団。　　　（GVHD）

ハードディスク【硬円盤】hard disc

ハードという名前にだまされ安心していると，突然壊れたりするコンピュータの記憶装置。　　　（スーパーハード）

はな【鼻】nose

❶顔面の中央部に隆起する，においをかいだり，呼吸をしたり，歌をうたったりするための器官。また，胃管や気管内チューブの通り道。二つの穴が開いている。雨が入らぬよう下を向いていることが多いが，前方を向いている場合もある。悪臭をかぐと，曲がってしまうこともある。あぐらをかくこともある。あまり暗いと，つままれてもわからない。

　成人になっても，成長する珍しい器官である。自慢をしすぎると成長するが，あまり高くなりすぎると，へし折られてしまうこともある。嘘をつくたびにのびることもある（『ピノッキオの冒険』）。男性の場合，エッチなことばかり考えて

いると，下の部分や内腔に生えている毛がのびてしまう。

しばしば，自殺の原因となる。クレオパトラは，もう少し自分の鼻が高かったならと，毒蛇に身を噛ませて自殺した。鼻が五六寸もあった禅智内供の精神的葛藤について報告した芥川は，将来に対する，ただぼんやりとした不安を感じて服毒自殺した。

感情の表現にもよく用いられる。人に無愛想にするには，木でくくればよい。甘えたりする場合には，鳴らせばよい。冷淡にする場合は，鼻を用いてあしらえばよい。鼻糞は目糞に笑われる下等な存在である。　　　（ジュゼッペおじさん）

❷空気の通り道である鼻の穴を囲む壁にすぎない存在。その高さや，格好を批評するよりも，鼻の穴の大きさや，通りやすさをこそ評価するべきである。

❸眼鏡を落ちないように引っ掛けておく顔面中央に存在する突起物。　　　　　　　　（シラノ・ド・ベルジュラック）

❹口の上方，顔面のほぼ中央部にそびえ立つ隆起物。たいがいは，高すぎるか低すぎるかのどちらかである。ピノッキオのように嘘をついたり，自慢を多くする人は，次第に鼻が高くなるという。2つの空洞があり，空気の出入り口，涙や鼻水の流出口，胃管や気管内チューブの挿入孔として機能している。　　　　　　　　　　　　　　　　　　　　　（芋粥）

はなげ【鼻毛】nasal hair
❶天然の防塵フィルター。空気の悪いところに住んでいる人や，助平な人は，伸びが早いという。　　　（ヒゲタワシ警部）

†❷鼻毛の白髪は，髪の毛のそれ以上に，その人に老いを感じさせるもの。それ以上に強烈なものに，恥毛の白髪がある。
　　　　　　　　　　　　　　　　　　　　　　（苦沙弥先生）

はなぢ【鼻血】nosebleed, epistaxis
興奮したり，経鼻挿管したりすると出るもの*。
　　　　　　　　　　　　　　　　　　　　（キーセルバッハ）

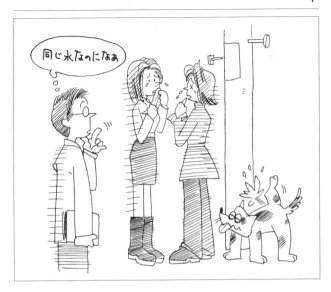

＊咽頭癌により56歳で死去したギャグマンガ家 谷岡ヤスジの特徴は過剰な出血シーンであり，なかでも「鼻血ブー」は流行語にもなった。

はなみず【鼻水】nasal discharge
どこにも行き場がなくて，鼻から流れ出てきてしまう粘稠性の液体。巷では，昨今の花粉症の蔓延はティッシュペーパー会社の陰謀ではないか，とささやかれている。　（もっと紙）

はやおき【早起き】get up early ☞寝坊
一日がやたらと長く感じられるようにすること。（三文作家）

はやね【早寝】go to bed early
寝るのも人生であると実感すること。　　　　　（当直者）

はる【春】 ☞四季

パルスオキシメータ【電気光的紫藍発見器，動脈血液色判別器】pulse oximeter
❶血液の赤さの度合いを示す装置。一酸化炭素中毒では高値を示す。発する音が低音になると，麻酔科医の気分が滅入る。
（ミニマム・モニタリング）
❷100点を満点とする血液の色の評価法。どんな劣等生でも90点はほしい。
（寝る子は）

ハロタン【肝炎有名的麻酔薬】halothane
臨床で用いられるよりも，試験で活躍することのほうが多くなった揮発性麻酔薬。例題：次のうち，ハロタンに当てはまるものすべてに○をつけなさい。（1）肝炎のもと，（2）喘息の治療薬，（3）子供の好物，（4）エピネフリンと相性が悪い。
（国家試験委員）

†はんせんびょう【反戦病】antiwar disease
テロ等準備罪の対象にならない一般市民を拘束するために作り出された疾患名。この診断で，意に沿わぬ者を拘束できるようになった。
（御用精神病学者）

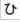

†ひありはっと【ヒアリハット】Hiari-hatto incident
特定外来生物に指定される，強い毒をもつヒアリ（火蟻）が神戸のコンテナーヤードで発見された。刺された瞬間に熱いと感じるらしいことから，一度は刺されてみたいものだという火鍋愛好家が続出したため，環境省は，ヒアリにハットしたら，直ぐに環境事務所に連絡するよう求めている。（蕃椒）

ひこうき【飛行機】airplane ☞麻酔

麻酔の安全性を語るときによく引き合いに出される乗り物。「飛行機事故が騒がれるのは，それがごくまれに起こるからで，それほど安全な乗り物だ」と。しかし考えてみると，本来宙に浮くはずがないものが浮くことのほうが不思議で，飛行機は落ちるのが自然の理にかなっている。つまり，麻酔と覚醒の安全性ではなく，それが不思議であるという点において，飛行機は麻酔に似るのである＊。　　　　　（空飛ぶ絨毯）

＊ある TV 番組で，麻酔科関係者が，「実は病院で使われている麻酔にはなぜ効くのか解明されていないものがあります…それは全身麻酔です」と，全国のお茶の間に向け，声を潜めて言った。さらに，「解明されていないのに大丈夫？」の問いには，「安心してください，大丈夫です…麻酔は効きますから」と答えている。でも，大丈夫ですとは言うけど，その次にくる間が，本当に大丈夫なのか不安にさせる。もう少し言いようがあったのではないかと，TV に呼ばれなかった重鎮から苦言がでたとか，でなかったとか。

ひざ【膝】knee

❶股関節と足関節の間の関節。関節内部を潜望鏡のようなもので覗いたり，中を金属棒でかき混ぜたりするのが流行している。テレビゲームの同類。❷陽気な関節は，山道を下っていてもつい笑ってしまう。かしこまって座っていて，膝を崩してくださいと言われても，膝を壊さなくてはとおびえる必要はない。河童の頭のように皿がついている。❸枕の代用品。人と人と融合の道具。膝を交えて話し合えば，ものはまとまるものである。　　　　　（東海道中）

ひじ【肘】elbow

❶上腕骨と橈骨，尺骨との合流点。下肢でいえば膝にあたる。子供は，しばしば肘と膝を混同する。❷危険物の一種。鉄砲になることがある。略して肘鉄。おばさんたちがラッシュア

ワーの人混みや，バーゲン会場で進路をあけるときに用いる
身体の部分。 (L 棒)

ひじょうしき【非常識】lack of common sense
その人の神経にさわること。世間一般的な常識とは，無関係
なことも多い。 (早稲田英一)

ひしんぞうげかしゅじゅつ【非心臓外科手術】noncardiac surgery
心臓がたまたま止まってしまった場合には，思わずおろおろ
してしまう手術のこと。 (のみの心臓)

ひたい【額】forehead
頭突きやヘッディングをするための，顔面と髪の生え際の間
に存在する半球状の部分。その広さは，前頭葉の発達度と，
髪の生え際の後退度を反映する。 (猫)

ひっこし【引越し】moving
❶過去の思い出にふけること。あるいは，❷もうこれは絶対
に要らない，と過去の遺物と訣別すること。ICU から一般病
棟への引越しは，治療に成功したか，治療をあきらめたかの
どちらかである。 (引越しの Sakai)

† ひっさつわざ【必殺技】killer technique
プロレスでは，岩石落としや空手チョップ，4 の字固めなど，
フォールを奪うのに用いる個人技のこと。麻酔科医の場合は
「呼吸を止める」，心臓外科医の場合は「心臓を止める」，形
成外科の場合は「手を止める」がそれに相当する。

(ルール・テーズ)

† ひと【霊長類現生人類】human
直立二足歩行により大脳を発達させ，道具・言葉の使用を可

能にし，多様な文化・文明をつくり上げ，自然界のヒエラル
キー頂点に君臨する存在と自ら考えている，霊長目ヒト科に
属する哺乳類。しかし，単純作業はより短時間に確実にロ
ボットがこなし，より高度な知的作業も AI が行うように
なった現実社会にあって，採用面接の場で AI に「で，貴方
は何ができるのですか」と質問される日も近い。二足歩行も
ままならず，器機の扱いや会話がおぼつかなくなるヒトは，
自信をもって「物忘れです」と答えることで，まだまだ自分
が頂点にあることを誇示しようとする。AI「もう一度言って
いただけますか」，ヒト「えッ，何か言いましたっけ？」

(まるで駄目夫)

ひとさしゆび【人差し指】index finger
人の後ろ指をさしたり，鼻の穴をほじくるための指。なめて，
そっとその指を立てれば，風向きを知ることができる。

(この指とまれ)

†ヒトめんえきふぜんウイルス【ヒト免疫不全ウイルス】
human immunodeficiency virus（HIV） ☞エイズ，結核
20 世紀の感染症デビューでは，粋がって，急いで宿主を殺
してしまうという愚かさが目立ったウイルス。しかし，それ
では自らを苦境に追い込むことを悟り，最近では，優等生の
結核菌に倣い，宿主との共存を多少図れるようになった。ワ
クチンなどの甲斐あって発症が抑えられた，と人は考えてい
るようだが，実のところは，馬鹿なウイルスが少し利口に
なったというのが本当のところである。 (ロック・ハドソン)

ひにく【皮肉】irony
皮膚と筋肉の比較的表層部にだけ達し，骨にまでは到達しな
いような浅い傷を心に与えること。 (バーナード・ショー)

ひにん【避妊】contraception, birth control ☞子宮全摘術, 精管結紮術

責任のある男は避妊し，無責任な男は否認する。 （非人）

びねんまく【鼻粘膜】nasal mucosa

悪臭の被害を最も強く受ける粘膜。経鼻挿管の前には，しばしば綿棒や，エピネフリンだのフェニレフリンだのといった薬物を突っ込まれる。コカインの吸収場所でもある。

（鼻から生まれた男）

ヒビスクラブ【桃色消毒薬】Hibiscrub

「いやー，ヒビスクラブでやられちゃってさー」などと聞くと，どこかのバーかクラブでぼったくられたように思われるが，これは，れっきとした消毒薬である。「ヒビ - スクラブ」と言えばわかるのだが，「ヒビス - クラブ」と発音する人が多いため混乱が生じている。しかし，消毒薬にはわけのわからない名前のものが多いのも事実である。古くは "赤チン"。よくこんな名称をつけたものだと恥ずかしくなるが，この名前を知らない日本人がいなかったことも驚きであった。最近では，"ミルトン"。思わず飲みたくなってしまった人は，カルピスより安い乳酸飲料で同名の商品があったことを覚えている，かなり年配の世代である。 （Blade Runner）

ひひょうか【批評家】critic

なぜ挿管に失敗したか，点滴に失敗したか，硬膜外麻酔が効かなかったかなどを，レトロスペクティブに解析し，楽しむ人。そんなに言うのなら，そのときに手伝ってくれればいいのに…。最悪なのは，本人ではなく外科医や看護師相手に批評を繰り広げるタイプ。こういった人は，仲間に見えて仲間ではない。なお，症例検討会では，壇上に立った人以外はすべて批評家である。 （麻酔解説者）

ひふ【皮膚】skin
❶その色により人種を区別できる。アフリカやアメリカにおける"はだ色"とは，何色をいうのだろうか。（差別主義者）
❷死んだ細胞に表面が覆われている組織。　　　　（資生堂）

ひまん【肥満】obesity　☞ダイエット中，ゆるキャラ
❶余分な重量負荷を背負っていつも運動しているのに，ちっとも健康にならない人。高血圧，心臓病，糖尿病などを合併することが多い。ズボンのベルトが下がりがちになる人。"貫禄がある"などと誉められることがあるが，精神的には貧しいこともしばしばである。　　　　（Pickwick）
❷自由，平等をモットーとする米国においてさえ，職業についたり，昇進したりするときには差別される状態。
（マルコメ X）
❸ダイエット商品のお得意様。ダイエットコークを飲みながら，チョコレートケーキやポテトチップスを食べたりすることもある。　　　　（関取）

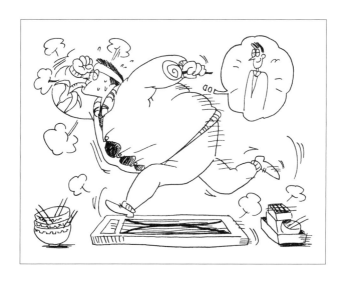

†❹かつて肥満は健康の証，美徳であったが，健康志向の目標が変化したことによって悪徳に変わった。しかし，病的肥満という概念ができたことで，肥満には，いい肥満と悪い肥満があり，生活上の恥ずかしさが和らげられ，徳の欠如者が「私の不徳の致すところです」と言うように，高度肥満者でも肥満を平気に口にするようになった。 （布袋腹）

†❺かつて肥満は富の証であり，中国ではその体格の大きさも含めて，大人（たいじん）と敬われていた。しかし，健康の概念が変わり，肥満が悪と受けとめられるとともに，大男，デブは嫌われ，それと時を同じくして世に大人（おとな）も少なくなった。 （リリパット）

ひみつ【秘密】secret ☞電子メール

❶みんなが知っていながら，知らんぷりをしていること。❷「誰かにしゃべりたい」というどうしようもない誘惑に耐える状態*。 （ゴシップ好き）

❸もっぱら「これは…なんだけど」という用例を前振りとして広められる，口コミ情報のこと。 （王様の耳）

*森鷗外は『知恵袋』で，「秘密を護る人の種絶えて，秘密ということは空しき名となりぬ」と書く。そのうえで，密事を洩らす人を二種ありとする。「己れのをば厳に守りて人のをのみ洩らす」悪しき人と，「己れのをも人のをも併せ洩らす」愚かなる人。さらに「他日汝を攻むる具となさんとするものあり，用心せよ，殊に手紙に用心せよ」と言う。ある意味，官僚世界のなかで出世競争をした鷗外ならではの言葉である。今日でも，一度破棄されたり，なくなったりしたものが出てきたり，秘め事が週刊誌にすっぱ抜かれたり，その発端はみな手紙（メール）であったことから，その言が正しかったことがわかる。

ひやけ【日焼け】sunburn, suntan

❶芋を洗うように込み合った夏の海岸やプールサイドで，集団で行われる行為。または，❷その結果としての日光による

熱傷。皮膚の老化を促進し、ひいては皮膚悪性腫瘍の誘因となる。その重症度を競うコンテストもある。　　　　（湘南族）

❸「皮膚の色が黒いと健康」「夏は日焼けしたほうが格好いい」などといった俗信に基づいて催される夏の行事。日焼けの形態から、着用した水着の形などが想像できる。
　　　　　　　　　　　　　　　　　　　　　　（コパトーン）

びょういん【病院】hospital　☞入院，退院

❶外来待合室は、比較的健康で会話を求める老人たちのサロン。常連が外来に現れないと、病気にでもなったのではと心配される。長期滞在の場合には、旅館に宿泊するよりも割安となる。救急外来には、病院に行こうかどうしようか、昼間ずっと迷っていた人たちが集合する。

❷産声をあげ、息をひきとる場所。人生の始点と終点。

❸サービスを行う側の人間のほうが、サービスを受ける側の人間より威張っている特殊な場所。ただし、料金を払っている本人には、できるだけ不快な真実が知られないよう家族にのみ真実が伝えられるという、最低限のマナーは忘れられていない。　　　　　　　　　　　　　　　　　　　　（大病人）

❹原義は、病を治すことを目的とした施設。近年は、大半の人がここで最期を迎えることから、来世への玄関としての役割のほうが大きく、また最初からこれを目的として設立されるところもでてきている。将来的に、葬儀場が併設されるのは必至。他所に運ばなくとも、死を看取った親族一同がそのまま葬儀に移行し、事前に予約しておけば、僧侶、通夜の料理や酒を心配しなくてよいシステムが完備することが望まれる。当然、病理解剖となった場合には、割引特典が付属することになろう。　　　　　　　　　　　　　　　（大阪の光）

びょういんちょう【病院長】director of hospital

患者のことよりも、病院の経営のことを考える人。
　　　　　　　　　　　　　　　　　　　　（雇われマダム）

びょうき【病気】illness, sickness ☞健康

❶「病は気から」というのを略して作られた言葉。❷人間の分類法の一つ。人間は健康か，病気かのどちらかに分類される。上品な病気の場合には「お病気」という。そうでない場合には，「あの人，病気」というように表現する。重大な疾患の場合には，「病魔に犯される」といったオカルト的な表現がなされる。　　　　　　　　　　　　　　　　　　（半病人）

ひょうご【標語】motto

医師に関する具体例を掲げ，説明に代える。

「医は仁術」：やぶ医者に許される唯一の宣伝文句。

「生かさず殺さず高額医療」：伝説となった某病院 ICU の医
　師室に掲げられたという標語。ICU 医療の本質を突いてあ
　ますところがない。　　　　　　　　　　　　　　　（F 伸夫）

ひょうじゅんへんさ【標準偏差】standard deviation（SD）
☞異常値，正常値，統計学

グラフにつけるヒゲのような部分。研究者，受験生およびその親が一喜一憂する数字だが，研究者の親が一喜一憂するという話はあまりきかない。　　　　　　　　　　（代々木ゼミ）

びようせいけいげか【美容整形外科】cosmetic surgery

❶自分を生んだ母親や父親に対する，反発や不満を表明するために受ける手術。❷流行や刹那的な価値観に基づいて受ける手術。残念なことに，保証期間はない。　　　　（ビーナス）

ひょうほん【標本】specimen

外科的に摘出したり，生検した臓器，またはその一部をいう。病理学者がいくら標本を集めているといっても，収集家などと呼んではいけない。彼らは，趣味でやっているのではないのだから（たぶん）。　　　　　　　　　　　（昆虫標本キッド）

びょうりがく【病理学】pathology
人から臓器やその一部を切り取ったり，人が死んだりしない
と成り立たない学問。　　　　　　　　　　　　（標本マニア）

びょうりがくしゃ【病理学者】pathologist
医学界における評論家であり，判事。　　　　　　（東丸震哉）

ひよりみかんせん【日和見感染】opportunistic infection
全共闘世代の医師が最も嫌う感染症。　　　　　　（転向生）

ビール【麦酒】beer　☞尿
❶夏場の汗と尿の主成分。飲む前と飲んだあと（排泄後）の
形状が同一の飲み物も珍しい。また，ビールの銘柄をどれだ
け列挙できるかは，記憶力のよい検証手段となる。　（麒麟）
❷消費税率と同じくらいのアルコール濃度をもつ飲料。とも
にだんだん高くなる傾向がみられる。　　　　　　（札幌）
†❸パンはキリストの肉，ワインはキリストの血，であれば
ビールは…　　　　　　　　　　　　　（in/out バランス）

ひろう【疲労】fatigue
「疲れ」「疲弊」「苦労」「労働」などといった言葉を連想させ
る，見ているだけで力がなくなってしまうような文字が2
つ並んだ熟語。さらに1文字加わり，疲労死となると，な
にをかいわんやである。　　　　　　　　　　　　（困憊）

†ぴろりきん【ピロリ菌】*Helicobacter pylori*
胃癌の原因。胃癌専門外科医をハローワーク（職安）に並ば
せることになった一大原因が，ピロリ菌の除去。除去後，胃
カメラによる観察で，除去しきれていない個所を指して内視
鏡医は，「弱い菌が残っている可能性がありますね」と言う
が，除菌に耐えたのだから，それは強い菌ではないのだろう
か。　　　　　　　　　　　　　　　　　（汚染にキャラメル）

ひんけつ【貧血】anemia
文字どおり，貧しい血液が流れている状態。　　　　　（金欠）

ひんみゃく【頻脈】tachycardia
まめで働き者の心臓にしばしば見られる不整脈。心電図を見，心電図やパルスオキシメータの同期音を聞いている私たちの心臓まで，どきどきさせる。　　　　　　　　　　　　（WPW）

ファックス【電送複写機】facsimile（FAX）
手紙の後を引き継ぐ通信手段として利用されてきたが，最近では電子メールというさらに新しい方法に道をゆずりつつある過渡的通信手段。信書の秘密が守れないという欠点がある。
　　　　　　　　　　　　　　　　　　　　　　　　（敬具）

ファミコン【家族会話】Famicom
ファミリー・コミュニケーションの略。双六やカルタなど，かつての家族ゲームが廃れて，一家が一つのテーブルにつくことが難しくなった昨今，家族間のコミュニケーションを図

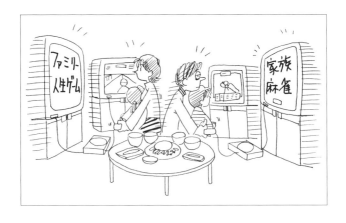

るための新しい治療法として登場してきたのが，コンピュータゲームである。一家団欒，家族が一画面をのぞいてゲームを楽しみ，そこから家族間の会話が生まれることが期待された。しかし，コンピュータとの一対一の勝負，さらに，自分一人だけの世界をつくり上げるロールプレイングゲームが主流となって，家族間コミュニケーションの喪失に拍車をかけることになった。 （散天堂）

ふあん【不安】anxiety ☞期待
❶人間として，常にもっているべきもの。正常な人間であることの条件。 （フロイト）
†❷期待とともに錯綜するもの。期待はすぐに消えるが，不安は持続する。それ故に，現存在の根拠となる。
（キョルケゴール）

ふうふ【夫婦】man and wife, married couple
ある状態では，犬も食わなくなる関係。一般には，血はつながっていないのに，長年一緒にいるうちに，どこか似てきてしまっている男女のこと。 （割れ鍋に閉じぶた）

ふくがい【腹臥位】prone position
平たく言えば，うつぶせ。簡単なことを難しく言う医学用語の一例。 （用語委員会）

ふくくうきょうかたんのうてきしゅつじゅつ【腹腔鏡下胆嚢摘出術】laparoscopic cholecystectomy
最近流行のテレビゲーム感覚の手術。腕を上げようとする外科医たちは，こぞってゲームセンターに通っているらしい。病院によって呼称が異なる。ラパコレ，ラパヒョレ，ラパ胆，ラップ C などとも。 （ゲームの達人）

ふくくうきょうしゅじゅつ【腹腔鏡手術】laparoscopic surgery

胆嚢をはじめとして，腹の中の臓器ならなんでも取り出せるような気にさせる，魔法の覗き道具，腹腔鏡を用いた手術。限りなく術野が深い超肥満の患者でも，目標臓器が目の前にあるような気がするから妙である。従来の開腹手術よりも入院期間が短いというのがうたい文句であるが，腸管や大血管の中まで丁寧に観察された場合は，思ったより長く病院にいられることもある。　　　　　　　　　　　　　（TV ゲームおたく）

ふくこうじょうせん【副甲状腺】parathyroid gland　☞甲状腺

甲状腺の裏側に寄生している豆粒状の臓器。シンチではよく見えているのに，いざ外科医が探そうとすると，なかなか見つからない意地悪な組織。　　　　　　　　　　　　　　　　（忍者）

ふくじん【副腎】adrenal gland

名前だけみると腎臓のおまけのようだが，実はホルモンの宝庫。交感神経系と，脳下垂体という二人の親分に仕える。パンドラの箱のごとく，副腎から各種のホルモンが解き放たれるや，血圧がやたら上がったり，血清カリウム値が下がったり，女が男のようになったりする。　　　　　　　　　（福神漬）

ふくぶだいどうみゃくりゅう【腹部大動脈瘤】abdominal aortic aneurysm（AAA）

おなかの中の時限爆弾。殺傷率がきわめて高い。直径が6cm を超えると爆発の危険性が高くなる。手術の際には大動脈を開けたり閉めたりすることから，麻酔科医は血圧コントロールに大いに悩まされることになる。AAA（トリプルA）あるいは A3 とも略称される。なお，略称 AAA には，ほかにも多くの意味があり，混同しないよう注意を要する。米国に住んだことがある人なら，まず Automobile Association of America を思い浮かべるかもしれない。そのほか，Agricultural Adjustment Administration, Amateur Athletic Association などがある。　　　　　　　（Antano Atamawa Anadarake）

ふく（ぶ）つう【腹（部）痛】abdominal pain

❶試験やお見合い，初めてのデートなど，ここぞという大切なときにしばしば起こる痛み。そうした場合にはトイレに行きたいという衝動と，どう格好をつけたらよいかという思案の末に，頭痛まで伴うことが多い。　　　　　　　（神経過敏症）

❷医学関係者が，その部位も考慮し，上腹部痛，下腹部痛と正確に表現するのに対し，一般市民は「はらいた」，「ポンポンが痛い」などといった即物的な表現を恥ずかしげもなく行うことが多い。米国でも，一般市民は bellyache, tummyache などと表現する。医学関係者は，そのような表現がなされた場合には，心窩部痛，右下腹部痛と正確な表現に置き換えてカルテに記載しなければならない。　　　　（征露丸本舗）

ふこう【不幸】unhappiness

週刊誌の恰好のねた。他人の不幸ほど甘いものはない。

（週刊誌編集部）

ふこうなばん【不幸な晩】unhappy night　☞幸せな朝

❶当直室のベッドに触れることもないまま終わった晩。
❷夕食に箸をつけようとしたら，ポケベルが鳴った晩。
❸大出血しているのに，輸血用血液が底を突いた晩。
❹宴会で誰もおらず，一人で緊急手術の麻酔をかける晩。
❺２日後に，また当直がくる晩。
❻当直病院に到着したら，すでに救急車が何台も止まっていた晩。
❼家に戻って夜中になってから，今晩は当直だったと気づいた晩。
❽当直室と手術室と霊安室とを２往復以上した晩。
❾明日，学会発表だというのにまだスライドができていない

晩。 （夜が怖い）

† **ふじ(ち)のやまい【不治の病】incurable illness** ☞民間療法
戦前なら結核，戦後では癌がその代表だった。医学の進歩とともに，結核も癌も，またエイズも，もはや死に直結する疾患ではなく，不死の病に対する加持祈禱や民間療法を糧とする輩の死活問題となっている。今や不治の病は未知の病に見出すほかなく，鳥インフルエンザに期待が集まっている。
（怪しい祈禱師）

ふせいみゃく【不整脈】dysrhythmia, arrhythmia ☞抗不整脈薬
脈が乱れること。心電図では規則性の少ない波形ほど危険と記憶しておけばよい。例外は，心電図が直線の場合である。だだし，心電図の電極が外れていただけの患者では，心肺蘇生法は行わないほうが無難。 （VF-VT-AF-PAT）

ぶた【豚】pig, swine
「全身すべて食べられないところはない」というほどに洗練された動物。 （ジストマ）

ふつかよい【二日酔い】hungover
アルコール大量摂取後の第三相。昂揚期，抑制期に続いて起こる自己嫌悪期。 （一気飲み）

ぶつりがく【物理学】physics
物の道理について研究する学問。physic の複数形ではない。
（一つの石）

ぶどうとうようえき【5%ブドウ糖溶液】5% glucose solution, dextrose 5% in water（D5W）
薄味の砂糖水のこと。英語全盛の医学界で，突然「ゴプロ・

ツッカー」などと言われると，戸惑いを隠せなくなるのは，
私だけだろうか。　　　　　　　　　　　　　　（ツーカーの仲）

ふにんしょう【不妊症】infertility
避妊の必要がない人。　　　　　　　　　（明るい家族計画）

ふみんしょう【不眠症】insomnia
❶眠っているのに，寝た気がしない不幸な病気。暇な人は不
眠症に苦しみ，超多忙な人は不眠症になれたらと願っている。
　　　　　　　　　　　　　　　　　　　　　　　　（寝る子）
❷当直室のベッドに腰掛けた途端に，ポケットベルが鳴るこ
と。　　　　　　　　　　　　　　　（羊が一匹，羊が二匹…）

ふゆ【冬】　☞四季

プリンター【電動謄写版】printer
印刷に成功するよりも，失敗することのほうが多く，大量の
反故をつくる OA 関連機器。　　　　　　　（グーテンベルク）

フルストマック【危険的充満胃】full-stomach　☞胃
充満胃と訳される。中空の臓器である胃に，食物や胃液など
が詰まった状態。胃の烏賊飯状態，ソーセージ状態と考えれ
ばよい。広義には食道に連続する中空臓器内に，食物，糞便
などがたっぷりと詰まった状態。したがって，胃全摘術を受
けた患者でも，フルストマックと呼ばれることがある。
　たっぷりと詰まった食物や消化液が，耐えきれず逆流して
気管内に入ると誤嚥性肺炎を起す。このような患者で気管
内挿管を行うのは，麻酔科医にとって最もスリリングな瞬間
である。　　　　　　　　　　　　　　　　　　（腹八分）

プレキュラリゼーション【前古典的筋弛緩薬化】precurari-zation

「プレキュラしてから挿管ね」などと用いられる。よほど正確な注射器を使用して，慎重に溶解しないかぎり，コンマ1 mg 単位の投与は不可能なのだが，「絶対的に安全かつ有効な投与量」などについての発表にお目にかかると，そういう施設には天才的な溶解師（妖怪医師かも？）がいるのだろうと思わされる。さらに，挿管するまでの時間を，「1分だ，2分だ，いや3分待ってからだ」などと指導しているのに至っては，カップ麺の出来上がりを待っているようにすら思わせる。
(Blade Runner)

フレッシュマン【新人】freshman

新入医局員のこと。一般に入局したての一年生を指すためfresh man といわれるが，体育会系出身のガッチリとした麻酔科医は，卒後何年経っても flesh man と呼ばれる。
(××大学麻酔部主将)

フロッピーインファント【脱力乳児】floppy infant

「ぐにゃぐにゃ赤ちゃん」などと訳される，筋肉の緊張度のない乳児のこと。フロッピーだからといって，コンピュータに入れる赤ちゃんではない。
(軟体動物)

フロッピーディスク【軟性盤】floppy disk

記憶媒体の一種。原稿，スケジュール，ゲームなどのデータ保存に用いられるが，どのディスクに何を入れたかを記憶する当人の記憶媒体（つまり，脳）の性能のほうが劣るため，ファイルを探しまくることになる。また，大事なときにかぎって壊れることを誰もが経験していることから，締切りを過ぎた，書いてもいない原稿について，うまく取り繕う有力な手段にもなる。
(粗忽者)

プロフェッショナル【誇自己職】professional
自分の好きなことをしてお金を稼げる人のこと。その職業領域は広く，医療，スポーツ，モデル，寿司職人，戦争，殺人などいろいろある。　　　　　　　　　　　　（フリーター）

プロポフォール【乳白色的静脈麻酔薬】propofol
栄養のある白色の静脈麻酔薬。残った薬液は細菌の培地に用いることもできるので無駄がない。さすがのプロポフォールも，細菌を眠らせることはできないらしい。　　（NAZECA）

ぶんべん【分娩】delivery　☞出産
妊婦だけが行える分身の術。妻である必要はないが，10か月間の準備期間を要する。　　　　　　　　　　（服部半臓）

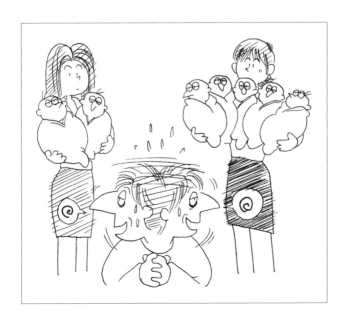

ぶんぼうぐ【文房具】stationery

［ノート］notebook
学生時代にちょっと使ったことがある文房具の一つ。現在はもっぱら XEROX と呼ばれる。なお，この XEROX を手にすると，そのことですべての勉強（記憶）がすんでしまったような錯覚を覚える。果たして，コピー料金と授業料のどちらが高額か，興味のあるところである。なお，現在では，単に「ノート」といった場合はノートブック型コンピュータを指すことが多い。

［鉛筆］pencil
ノート同様，学生時代にちょっと使ったことがある文房具の一つ。生産量は激減しているが，マルチプルチョイス（マルチョイ）試験があるかぎり消えることはない。答案の記入以外に，答えを占うのにも用いられる。　　　　　　（七宝）

†［ボールペン］ball-point pen
病院や学会でロゴ入りのものをもらってもそれほどありがたみはないが，いざ自分で買おうとすると意外と高価なのに驚く筆記器具。　　　　　　　　　　　　　　　　　　（オート）

へいきんじゅみょう【平均寿命】average life expectency

❶人間が生きられる保証期間のようなもの。ただし，その全期間にわたって，機能面までしっかりしているという保証はない。興味深いことに，一般に機械類は保証期間をすぎると修理費がかかるが，人間の場合，保証期間をすぎると医療費が安くなる。　　　　　　　　　　　　　　（保証書つき）
❷生まれてくる子供が享受できる，あるいは苦しむと期待される平均期間。誰も 70 年も 80 年も先のことなどわからないが…。　　　　　　　　　　　　　　　　　（厚生省統計局）

へいきんち【平均値】mean, average
数値の上下をならして，一つにまとめた数値。もっぱらデータの欠点を補うのに用いられる。たとえば，0歳と100歳の患者の平均年齢は50歳である。　　　　　　　（統計学者）

ペインスコア【疼痛評価点数】pain score　☞痛み
痛みの客観的指標。通常，痛みのない状況を0，激痛を10として現在の痛みを評価させるが，ときとしてブロック後にもかかわらず点数が上昇し，医師を困惑させることがある。
医師「今の痛みは，どれくらいですか？」
患者「ウーン，4かな？　5かな？　それとも6ぐらいかな？……多分4くらいです。」
……数分後
患者「やっぱり6くらいだと思います。」
やれやれ，優柔不断な患者には本当に苦労させられる。
　　　　　　　　　　　　　　　　　（まじめな pain clinician）

ベストセラー【万民買本】best seller
❶ふだん本など買わない人にターゲットを絞り，かつ売ることに成功した本のこと。　　　　　　（シドニー・シャルダン）
❷多くの人が買うが，ほとんどの人が読みきらずに終わってしまう本。　　　　　　　　　　　　　　　　（売れない作家）

ペースメーカ【人工的心拍調整器】pacemaker
ジェネレータと呼ばれる本体と，ワイヤー部分からなる心臓の収縮頻度を調整する器械。最も速い者が勝つという生存原理に従う。A，V，AVなどがある。もちろんAVは adult video の略ではない。その様式は5文字の略語で表されるが，理解している者は少ない。MRI検査は受けないほうが無難である。　　　　　　　　　　　　　　　　　　　（田原結節）

へそ【臍】umbilicus, navel

❶赤ちゃんと母親の接点。臍の緒が切れたときから、親と子の断絶は始まる。「お前のかあちゃん、でべそ」はこれ以上ない侮蔑の言葉。❷臍は、人間の前後および中心の指標となる。肥満とともに、臍は地面を向くようになる。また、機嫌を損ねたときなどは、横に曲がってしまう。妊婦ではしばしば臍としてのくぼみは失われる。❸お茶を沸かす道具としても用いられ、やや非効率的であるが、臍茶として珍重される。金庫の役割も果たす（へそくり）。後悔したときに噛んだりもする（ほぞをかむ）が、誰の臍を噛むかは不明。（臍曲り）❹話題が上品か下品かを決める身体の分かれめ。三流週刊誌の場合は、主として臍より下の話題を提供している。臍より下を叩くのを low blow といい、臍より下の話をする人のことを lowbrow という。　　　　　　　　　　　　（丹田）

ベータしゃだんやく【β遮断薬】beta（adrenergic）blocker

気管支痙攣や心不全を起こし、さらに低血糖の症状をわかりにくくする薬物。かといって、投与を中止すると心筋梗塞や高血圧症の増悪を起こすことになる。　　　（インデラル）

べっどじょうあんせい【ベッド上安静】bed rest

寝床の上で、じっとして何もしないでいること。

（セックスレス・カップル）

ベルト【落下防止帯】belt

もっぱら胴のくびれがなくなった人が、過去にどこにウエストがあったかを示すためにつける帯状の標識。力士が超幅広のベルトを何重にもしているのはこのため。また、空手や柔道では、強くなると色が白から黒に変わる。　　　（行司）

ヘルニア【異常脱出】hernia

この言葉を聞いて，どこのヘルニアを思い浮かべるかで，その人の専門科が推定できる。

例：脳ヘルニア	脳外科医，集中治療医，救急医
鼠径ヘルニア	小児外科医，腹部外科医
瘢痕ヘルニア	腹部外科医
椎間板ヘルニア	整形外科医
心臓ヘルニア	胸部外科医　　　　（たで食う虫）

へんしつしゃ【変質者】psychopath

賞味期限も過ぎていないのに，すっかり変わってしまった人のこと。　　　　　　　　　　　　　　　　　　　　　　　　(H)

†へんしゅうしゃ【編輯者，偏執者】editor, monomania

❶車で飛び回って，口と耳を使って情報を集めるのが，昔ながらの編「輯」者。❷デスクにふんぞり返って，電話とメールでサラ金まがいの原稿取り立てをするのが仕事と心得ているのが「偏執」者。　　　　　（今よろしいでしょうか？）

へんしゅうしゃへのしゃじ【編集者への謝辞】words of thanks to the editor

著者が前書きや後書き中に書く，編集者への感謝の言葉といわれる。「本書が上梓できたのもK氏の叱咤激励のたまものである」などと書かれるのが通例だが，これは「確かに俺が書くのも遅かったが，おまえの取り立ても相当なものだったな」という意であるという。　　　　　　（執筆者の敵）

†へんたい【変態】metamorphosis, sexual pervert

❶社会のシステムや動植物の形態・生態が変わること。❷「変態性欲者」の略。しかし，その実体が解明されることはなかった。❸形態よりも性質が変化した人の場合は「変質」者と呼ばれる。　　　　　　　　　　　（オウィディウス）

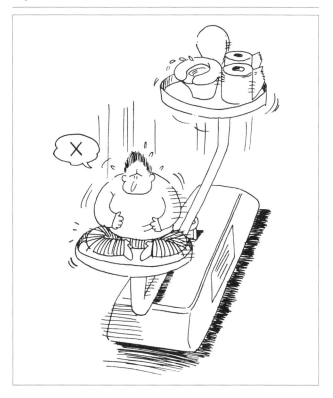

べんぴ【便秘】constipation　☞下痢
❶トイレに行く回数と，トイレットペーパーの使用量と，水道料金が減少し，体重が増加する状態。（腹ふくるる業なり）
❷水不足，トイレットペーパー不足といった時代に適応するために起きた病態。　　　　　　　　　　　　（水道局）

ほ

ぼうけん【剖検】autopsy, necropsy
麻酔科医を必要としない手術。最高の視野が得られるような

切開法を用いて行われるので，臓器の完全な摘出も可能。健康保険は使えない。 （観察医）

ほうし【奉仕】service
❶無償といいながら，お金を払わなければひどい扱いを受けること。レストランなどでは，まったく受けた覚えのないサービスの料金が請求される。❷歳末に行われる年中行事の一つ。 （兵役）

ぼうにょう【乏尿】oliguria ☞利尿薬
輸液か利尿薬投与かの選択を迫られる状況。必ず意見が対立する。妥協の産物として，両者の同時施行なども行われる。尿道カテーテルが閉塞しているときに利尿薬を投与すると，膀胱破裂の危険がある。尿道カテーテルの接続が外れている場合に利尿薬を投与すると，脱水となる危険がある。 （水道局）

ぼうりょく【暴力】violence
❶その物理的行為を被った側からみた場合の行為の呼称。行為を行った側にとっては正義の鉄拳であることが多い。 （ガンジー）
❷力と理論，あるいは正義を同一概念と考えて行動すること。 （警視庁御用達）

ポケットベル【傍若無人発音器】beeper ☞玩具
子供のおもちゃ。大人が持つと，よい知らせで鳴ることはまずない。 （大阪の光）

ポケベル【小型連絡機】pocketbell
人を呼び出したり，平穏なときを乱すための一方的な通信機器。ビービー鳴るので，病院内では beeper と呼ばれることもある。女子高生の場合には「ブルッたぁー」と表現する。

だいたい，都合の悪いときに鳴ることが多い。特に，救急車が到着して，その数分後にポケベルが鳴る場合には要注意である。
（ドコモ・カシコモ）

ほしいもの【欲しいもの】what I want
❶電車やレストランで，うるさい携帯電話をオフにできるリモコン。❷電車の中でシャカシャカと周りに音を撒き散らしている若者のイヤホンやヘッドホンの音量を最大にできるリモコン。❸思いっきり足を広げて座っている人の足を，とことん広げるようなゴム。❹禁煙個所で喫煙している人のタバコを，ハッカパイプ（発火パイプでもいい）に変えてしまう魔法。
（ドラえもん）

ほしょうきかん【保証期間】guarantee period
どんな手術であれ，絶対についてこないもの。
（患者取扱説明書）

†ぼっけもんごー【ボッケモン GO】Bokémon Go
見つけるやいなや，ここぞとばかりに一気に病巣に迫り，病巣を根こそぎ摘出してしまう，鹿児島発の手術アプリ。かつての外科手術手技書が，いまや攻略本となって多数出版されている。はまった外科医は，滅多に経験できない超レアな疾患を求め，朝のランニング中にもスマホを離すことはない。病巣を示し現わすことから，示現流とも呼ばれている。
（チェストー・島津）

ホテル【鉄筋旅籠】hotel
たった一泊で法外な値段をとられる暴利宿泊施設。ちょっとした都心のホテルに1年間泊まったとすると，家賃総額は1千万円を軽く超える。
（JTB 推薦）

ほね【骨】bone

❶脊椎動物がただの肉の塊になってしまわないようにしている支柱のようなもの。クラゲのように骨のない人間もいる。人間が死んだあとは，その一部分が壺に納められ，その人がこの世に存在していた証拠として土の中に埋められる。鶏や豚，牛の場合には，スープのもととなる。　　　　（鉄骨飲料）

❷身体の形状を保ち，筋肉や関節の機能によって運動時の支えともなり，ヘルメットのごとく脳も守り，あるいは血液を産生したりと，見かけによらず多機能な，カルシウムを豊富に含んだ生体の構成物の一つ。❸整形外科医の生計を支えるもの。　　　　　　　　　　　　　　　　　　（Os Cal）

❹関節を構成しながらそれ自体は曲がらず，いくら苦労して"骨を折った"といっても，本当は折れていないもの。

（スケルトン）

❺医学的には「ホネ」というよりも「コツ」と呼ばれることのほうが多い。コツといったほうが，硬い感じがするし，叩いたときの音を想像させて理解しやすい。ちなみに，医学用語は，訓読みよりも音読みが優先されることが多い。たとえば，筋肉はキンニクと読み，スジニクとは読まない。舌はシタではなくてゼツ，肝はキモではなくてカンといった具合である。　　　　　　　　　　　　　　　　　　（カルボーン）

ホラーえいが【恐怖映画】horror movie

残虐な犯罪を増加させる効果があるといわれている娯楽の一種。しかし，どんなホラー映画も，アウシュビッツ，原爆投下などのドキュメントはもとより，茶の間に殺害方法の詳細を伝えるワイドショーにさえかなわない。　（Friday the 13th）

ホルターしんでんず【Holter 心電図】ambulatory electro-cardiography　☞心電図

心電図をとるという口実のもとに，患者の私生活について調査すること。　　　　　　　　　　　　　　　　　（私立探偵者）

ボールペン【球筆】 ☞文房具

ぼわずいゆのほうそく【ポワズイユの法則】Poiseuille's equation
前立腺肥大があると，おしっこが出にくいことを説明するための法則。 （高齢男性）

ほんのう【本能】instinct
❶人間のもつ行動規範のうち，もっぱら社会的に悪とされているもののこと。 （善人なおもて）
❷人間の不幸は本能を趣味に変えてしまったところから始まる。食欲はグルメを，性欲は風俗業を生んだ。生存欲はしばしば失われ，争いがなければないで自らの手で自分の命を奪うことすらある。 （人間失格）

ポンピング【手動急速注入】pumping
「外科医への怒り」「絶え間ない吸引音への恨み」「残された輸血単位数への不安」「血液センターからの距離と時間がもたらす焦り」「ようやく下がらなくなった血圧とヘマトクリット値への希望」「終わらなかった手術はない，という信条に支えられた忍耐」「睡魔が訪れる隙もない肉体的精神的な緊張と疲労」…などとともに行われる，ときに孤独な祈り。 （大阪の光）

ほんやく【翻訳】translation ☞監訳
❶時間潰し，趣味の一種。学生時代の翻訳文は採点されるが，翻訳本は売り上げで評価される。❷他人の考えを自分の考えであるかのように述べる技術。ときには，原文よりもわかりにくくなる。
　遺伝子レベルでの翻訳の誤りは，しばしば致命的となるが，書籍の翻訳の場合は，だまっていればわからない。 （悪徳出版社）

† ボーン・レコード【肋骨レコード】Музыка на рёбрах (ロシア),
X-ray audio
冷戦時代のソ連の海賊版レコード。骨の音を収録しているわ
けではなく，使用済みのＸ線フィルムに，禁止されていた
西側音楽（主にロック）を刻んだことから，この名がある。
被写体は肋骨に限らない。　　　　　　（音楽聴くのも命がけ）

格　言

「排水の腎」
水腎症などが起きたときに，ドレナージをすること。

「八方美人」
美容整形の理想を示した言葉。

「鼻薬をかがせる」
耳鼻科医の日常業務。

「歯なし半分」
高齢になると，約半数の者は歯がなくなるということ。

「鼻より団子」
鼻腔内異物をとりだしてみたら団子であったという，想像も
できないことが起こることの譬え。「鼻からぼた餅」も同義。

「歯に金着せぬ」
保険診療だけで行われた場合の歯科治療。

「腹がはっては麻酔ができぬ」
フルストマックの患者の麻酔は，できるだけ避けたほうがよ

いという戒め。

「腹に一物」
腹部大動脈瘤をもつ患者のこと。

「針の穴から，堤もくずれる」
たった一針かけまちがえただけで，血管グラフトから血が漏れたり，消化管の縫合不全を起こすこと。

「棺を蓋（おお）いて事定まる」
患者が亡くなり病理解剖が済んで，ようやく診断がつくこと。

「人はパンツのみにて生くるにあらず」
パンツ1枚で生活してはいけない，という戒め。

「人は見かけによらぬもの」
身体所見から考えた診断と，確定診断が異なっているときの言いわけ。

「人を呪わば穴二つ」
挿管困難症で，どうしても気管内チューブが食道に入ってしまうこと。

「百年河清を俟つ」
いつまでたってもドレーンからの出血が治まらないこと。

「笛吹けど踊らず」
いくら教授が口を酸っぱくして指導しても，助手や研修医がちっとも言うことをきかないさま。

「豚は死んで弁を留め，人は死して心を残す」
豚の心臓からは人工弁がつくられ，人の心臓は臓器移植に用

いることができる，ということ。

「太く短く」
静脈カテーテルは太くて短いほど流れがよいことをいう（ポワズイユが発見した）。または，冠動脈バイパス術の極意を示す。

「粉骨細心」
ボーングラフトを採取するときには，骨を砕かないように注意せよという意。

「下手な鉄砲数撃ちゃ当たる」
考えのない医療をいう。

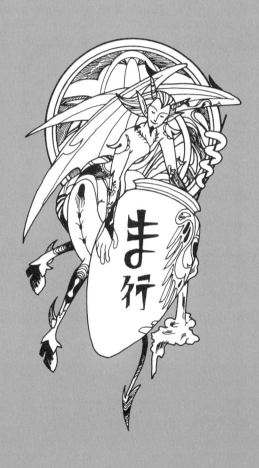

ま

マーゲンチューブ【独英複合胃管】Magen-tube, Magen-sonde（ドイツ）　☞**胃管**
外来語のようだがれっきとした日本語。医学領域の隠語。ドイツ語 Magen（胃）と英語 tube（管）による合成語。正しくは，Magensonde。言語学者の多くは「胃管（いかん）」を勧めている＊。

＊このての合成語は最近多く，サッカーチーム名で「サンフレッチェ（日本語の「三」にイタリア語で「矢」を意味するフレッチェをつける）」や「フリューゲルス（ドイツ語で「翼」を意味するフリューゲルに英語の複数形を表す「s」をつけた）」などの例がある。しかし，どう考えてもわからないのは，名古屋グランパスエイトである。そもそもサッカーチームの名に足のない動物，シャチ（グランパス）をもってくるセンスが妙だし，エイトも奇怪。サッカーは 11 人だ。名古屋市の市章がマルにハチだからだろうけどね。　　　　　　　　　（F 伸夫）

ますい【麻酔】anesthesia　☞**飛行機**
❶現代に生きる忍術の一種。「麻酔をかける」という言葉に隠されている深い意味をくみ取らなければならない。「(惚れ薬の) 粉をかける」「魔法をかける」といった言葉と同様の意味が含まれている。全身麻酔の術では，人の意識を奪ったり，覚醒させたりを自由に行うことができる。脊椎麻酔の術では，下半身の感覚や運動機能を奪い，戦闘能力を喪失させることができる。麻酔科医はそれぞれ得意な術をもっており，秘伝として弟子に伝える。教授は本来なら上忍，助教授は中忍，研修医は下忍を意味する。上忍はもっぱら政治に関与し，術を施すのは人に頼まれた時以外はまれである。術開始時と終了時だけに関与し，術中は下忍あるいは中忍を影武者としてたてることもある。中忍は下忍がその任務に失敗したとき

に，術を施す。中忍はしばしば他施設に潜り込み，そこの情報収集を行う。その組織の攪乱を行ったり，上忍を陥れたりし，まんまと上忍になりすますこともある。下忍は消耗品のごとく扱われる。　　　　　　　　　　　（服部半蔵の子孫）

❷ある一定時間，人の意識を奪ったり，四肢の麻痺などを起こしておくと報酬が受けられる医療行為。ただし，それが永久的に持続した場合には，賠償金を払う必要がある。

（危ない橋）

ますいかい【麻酔科医】anesthesiologist, anesthetist ☞好ましからざる人物，元医師

❶手術室では普段「縁の下の力持ち」などとおだてられているものの，手術の成功は外科医の腕であり，失敗は麻酔のせいにされるという，損な役回りの医師。

　人を相手にするとはいえ，感覚脱失状態の人間とさまざまなモニター類を介して接することから，生身の人間よりもコンピュータを愛する傾向がある。それではいけないということで，ペイン外来で感覚のある患者と接するようにしたものの，ひとたびコンピュータを最良の伴侶と考えるようになった麻酔科医からは不評をかっている。ちなみに"医師と結婚したい女性の会"の統計によると，男性麻酔科医の85％が不感症の女性を好む傾向があるという。　　　（多感な女）

❷決して名医百選に入ることのない医師。麻酔課，麻薬科と誤記されることがある。人間の穴という穴に管を挿入することを得意とする。ただし，気管に入れようとした管を食道に入れることもある。　　　　　　　　　　　　（迷走管医）

❸患者の呼吸を止めるのを，なんとも思わない医師。挿管時には，早く呼吸が止まらないかとイライラと待っていたりするが，心臓が止まったときは，ちょっとヤバイかなと思う。「ちょっと痛いですよ」と言いながら，思いっきり太い針を，患者の背中や首や手にぐいぐいと刺す医師。　　（針小棒大）

❹バッキングしたといっては怒鳴られ，輸液過剰で肺水腫に

なったといっては責められ，醒めが悪いといっては文句を言われる医者のこと。　　　　　　　　　　　　　（悲観主義者）

❺よい麻酔科医とは，最小限の薬物を用いて，最大限の効果を得ることのできる麻酔科医である。悪い麻酔科医とは，自分の投与した薬物の副作用の治療のために，さらに薬物を投与し，麻酔だか薬物のごった煮だかわからなくしてしまう麻酔科医である。最悪の麻酔科医とは，薬物のごった煮に加え，最新鋭のモニター機器を数多く使用し，それをあたかも最先端の麻酔と信じている麻酔科医である。　　（ハイテク信奉者）

ますいかいのぶんるい【麻酔科医の分類】the classification of anesthesiologist

［小児麻酔科医］pediatric anesthesiologist
20 ゲージのカテーテルを太すぎると思う麻酔科医。カフのついている気管内チューブをみて，なんで気管内チューブに風船がついているのかと訝る。　　　　　　　　　（グレゴリー）

［心臓麻酔科医］cardiac anesthesiologist
心臓が止まったら，心肺蘇生をするよりも休憩をとろうと思っている麻酔科医。動脈カテーテル，肺動脈カテーテルや，経食道心エコーがないと麻酔をかけられないと思っており，フェンタニル以外は，麻酔薬と認めていない。　　（カプラン）

［産科麻酔科医］obstetric anesthesiologist
二人の人間に同時に麻酔をかけることができる麻酔科医。男性患者の相手はしてくれない。　　　　　　　　（オストハイマー）

［麻酔科医］anesthesiologist
　　長時間手術ニモマケズ
　　大出血ニモマケズ
　　感染症ニモ熱傷手術ノ暑サニモマケヌ
　　丈夫ナカラダヲモチ
　　金ハナク
　　決シテサボラズ
　　イツモシヅカニ血圧ヲハカッテヰル

一日二乳酸りんげるエキ４りっとるト
血液ト少シノ加熱製剤ヲ投与シ
アラユルコトヲ
麻酔料ヲ勘定ニ入レズニ
ヨクミキキシワカリ
トキニワスレ
麻酔器ノ横ノもにたーノ蔭ノ
小サナすぺーすニヰテ
東病棟ニ呼吸不全ノコドモアレバ
行ッテ挿管シテヤリ
西病棟ニ陣痛ニクルシム妊婦アレバ
行ッテ硬膜外かてーてるヲ挿入シテヤリ
南病棟ニ死ニサウナ人アレバ
行ッテ心肺蘇生ヲシナクテモイヽトイヒ
北病棟ニ医療訴訟アレバ
ツマラナイカラヤメロトイヒ
まーげんぞんでカラハイエキヲナガシ
るんバッタトキニハオロオロアルキ
ミンナニデクノボートヨバレ
ホメラレモセズ
クニモサレズ
サウイフモノニ
ワタシハナッテイイノダラウカ　　　　　　　（宮沢賢三）

ますいかきょうじゅ【麻酔科教授】Professor of Anesthesia
☞教授

患者を診る時間より，人と面会している時間のほうがずっと
長く，点滴を入れる回数より，学会に出席している日数のほ
うが多い麻酔科医。余った医局員の整理を強力に進める。ま
た，手術室で過ごす時間より，教授室で過ごす時間のほうが
ずっと長いのに，手術室で偉そうな顔をしている。

（教授ほど素敵な商売は…）

【麻酔科医に関する証言】

外科医１：ああ，離被架の向こう側にいる人でしょ。ときどき患者さんが動いてびっくりするけど，そのときにいるんだってこと，思い出しますよ。術中管理をやっているんだってね。だったら，もっと手術をやりやすくしてもらいたいよね。出血させないとか，早く手術が始められるようにするとか，早く醒ますとか，術後病棟で主治医 call にならないようにするとかさ！　できない？　アフターファイブの予定，いっぱいなんだよね。

外科医２：必要悪。

外科医３：いやぁー，いてくれて助かりますよ。術中，術直後の患者の状態の risk hedge 役ですからね。

ポリクリ学生と非執刀医：術野が一番よく見えるところにいて邪魔。

外回り看護師：無影灯操作，手術台の操作，縫合糸やガーゼの補充，輸液ボトルの補充，患者さんのベッドの移し替えまで，何から何までやってくれるから大助かり。術中看護記録も麻酔記録を写せばバッチリ。さしずめ「医師免許のある看護師」ってところね。

当直看護師（延長手術後あるいは時間外救急手術後）：早くとっとと醒めさせんかい！

患者：いったい何をしている人たちですか？

ある麻酔科医：「傷だらけの人生」さ。

（謎のロシア人）

ますいかけんしゅうい【麻酔科研修医】anesthesia resident
患者を見ている時間より，麻酔チャートにモニターの数字を書き写している時間のほうが長く，点滴に成功した回数より，

失敗した回数のほうが多い麻酔科医。余ったカテーテルの在庫整理に献身的に協力する。自分の家で過ごす時間より，病院で過ごす時間のほうがずっと長いのに，病院でもらう給料は一か月の生活費よりずっと少ない。　　　　　（春闘勝利！）

ますいき【麻酔器】anesthesia machine　☞気化器
酸素と亜酸化窒素と，甘いにおいのするガスを混合する機械。高価なものほど大型で，ついている気化器の数や，ボタンの数が多くなる。ベンツよりよほど高価だが，町を乗り回すわけにはいかないのが残念。　　　　　　　　　（オメーダ）

ますいきろく【麻酔記録】anesthesia record
❶術中に麻酔科医が覚醒していたか，患者に麻酔がかかっていたかを記録する碁盤の目のような用紙。そこに，丸だの黒丸だの二重丸だの，バツだのを記入する。判読は困難なことが多い。　　　　　　　　　　　　　　　（本因坊）
❷自動化の波が押し寄せる現在も，いまだに「手書き」の価値が認められる逸品。5分に1度，覚醒状態（麻酔科医の）を確認するために存在する。自動血圧計のなかった時代には，血圧計も覚醒レベル（麻酔科医の）を測定するのに用いられた。自動血圧計が普及し，さらに自動記録装置も普及した暁には，覚醒度（もちろん，麻酔科医の）を確認する手段がなくなると，不安がっている外科医が多い。　　（いねむり小僧）
❸（1）「医師として真実を記録しなければならない」という"正義感"と，（2）「この患者の麻酔はこうあるべきだった」という反実仮想の"学問的良心"，さらに（3）「誰も目撃者はいない」という完全犯罪をもくろむ"悪魔的天才"の，三つ巴のせめぎ合いの記録。欧米の写実主義的なものとは異なり，わが国のものには私小説的な心理的要素が強く反映する。このうち，（1）と（2）の要素の強いものは，最近「ドーネンする」*といって，社会的に糾弾される傾向にあるが，外科医が術前のムンテラに使用する，いわゆる"手術安

全神話"形成にこの種の記録が果たした役割は大きい。

＊「ドーネンする」の用例
　ライター（トランスデューサーからオンラインで入力された
　　データと麻酔記録を見比べながら）：ここどーなってんねん？
　プラカン：これドーネンでんねん
　ライター：ドーネンてなんねんでん？
　プラカン：ドーネンはうどんでんねん（うどんとは，関西では
　　日常性の表象）
　（このあとプラカンは"今日の嘘"について，医局員の前で謝
　罪を要求されることになる）
　　　　　　　　　　　　　（留学から帰ってみればエトレンが消えていた）

ますいじこ【麻酔事故】anesthetic accident
麻酔科医が，マスコミや小説の中で活躍することのできる唯
一の設定。　　　　　　　　　　　　　　　　　　（元整形外科医）

ますいしどうい【麻酔指導医】Board certified anesthesiologist
❶しばしば，外回りなどと呼ばれる。山手線ではあるまいに。
　　　　　　　　　　　　　　　　　　　　　　　　（JR 職員）
❷指導する対象や内容が不明確だが，何かいいことがあるか
もしれないので，取得しておいたほうがよい資格。
　　　　　　　　　　　　　　　　　　　　　　　（資格マニア）
❸自分だけの麻酔法を会得した麻酔科医のこと。その管理法
が，真に患者に利益をもたらすかどうかは別問題であり，単
に今までやってきた方法であったり，奇抜な独善であったり
することも。また，その名に反して指導できない者も多いこ
とから，最近では「麻酔私道医」と書くべきだという意見も
ある。　　　　　　　　　　　　　　　　　　　　　　　　（J）

マスコミ 【迎合的噂流布機関】mass communication

❶厳然と実態があるかのように思われながら，現実には存在しないものの一つ。　　　　　　　　　　　　　　　（朝目新聞）

❷時代を先取りしているようなふりをして，大衆や雰囲気に迎合している伝達媒体。報道の自由と称して，広めなくてもよいことを広め，そのために起きた弊害をまた記事にするという有機農法的な自給自足構造をもつ。一説に masturbatory communication の略とも。　　　　　　　　　（ノーコメント）

†❸報道内容が批判的に扱われる場合には，ゴミのようなマスコミ，略して「マスゴミ」とも。ただし，実際に記事を書いている記者の多くは，下請けプロダクションのアルバイトやフリーランスであり，メディアへの帰属意識が薄い彼らには，批判の声も馬耳東風である。　　　　　　　　　（ミニコミ）

†## まちいしゃ 【町医者】town physician　☞にせ(偽)医者

本物の病人は総合病院に任せ，健康な患者をみる開業医。あの先生は人の話をよく聞いてくれる，と評判のいい場合は偽医者である可能性が高い*。　　　　　　　　　　　（本日休診）

*理論のアヴィセンナ，臨床のラーゼスと称された，アラビアの医師ムハンマド・イブン・ザカリヤー・ラージー（ラーゼスはラテン語訛）には『なぜに藪医者や素人，それから婦人までが，最も学のある医師たちよりも治療によく成功するか』と題された小冊子があるという（前嶋信次『アラビアの医術』平凡社）。「シェヘラザード」の項（117 ページ）も参照。

マックがた 【Mac 肩】Mac shoulder

パソコン購入直後や，学会前など，コンピュータの使用頻度の多い時期に起きる肩痛，肩凝りなど。視力低下，頭痛，指の痛みやこわばりといった随伴症状が現れることもある。使用するコンピュータにより Mac 肩，DOS 肩などと分類される。通常は自然治癒する。　　　　　　　　　（浪越太郎）

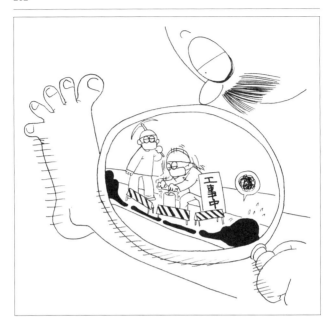

まっしょうけっかんしっかん【末梢血管疾患】peripheral vascular disease
都内の道路のようにいつも工事中で，道幅が狭くなって血流が停滞していること。外科的に下肢を短くする手術がしばしば行われる。　　　　　　　　　　　　　　　（交通情報センター）

マニュアル【取扱説明書】manual
治療の手順を示す手引き書。マニュアルどおりにいかない患者がいれば，それはマニュアルが悪いのではなく，その患者が悪いのである。　　　　　　　　　　　　　　　　（ワシントン）

まばたき【瞬き】wink, blink
眼球表面を涙で潤したり，外界からの異物の侵入を防ぐために行われる行為。一側性に，やや長い時間をかけてこの行為

が行われた場合には，深い意味があることがしばしばである。両側性で，ずっと長い時間をかけて行う場合には，瞑想しているか，眠りかけているかのどちらかである。　　　（修行僧）

まやく【麻薬】narcotics

医学的に使用するには法律的な手続きが面倒であるが，それ以外の世界では比較的簡単に使用できる薬物。病院で使用してもあまり儲からないが，外の世界では，いい金儲けの材料となる。　　　（警視庁）

†まんびき【万引き】shoplifting

自らの勉学のため，ひいては患者のため，高額な医学書を手に入れるためにやむなく行う行為。その向学心には情状酌量の余地ありだが，一方で，合コンのためには多額の飲食代を惜しみなく浪費する。内科学書が高いと新聞沙汰になったのは昔，今や医学書も消耗品と化し，ずいぶん低価格になった。それでも高いと，2,000円の書籍が万引きされた。そこで出てきた批判は万引きにではなく，簡便な書籍を何冊も読むよりは，1冊しっかりした教科書を読むべきだ，というその学習姿勢に対するものであった。もっとも，そのような教科書がないということも問題になった。　　　（蛍雪）

み

みかく【味覚】taste

食物は腹を満たすものではなく，味を楽しむものであるという文化的感覚。　　　（たで喰う虫）

みぎ-ひだりしゃんと【右-左シャント】right-to-left shunt

❶極端な思想の持ち主は，極右から極左へ，またその対極へと，ちょっとしたことで容易に転向すること。(いつか来た道)
❷血液の一部が肺循環のなかを何回も繰り返して循環し，な

かなか体循環に出てこない現象。心房中隔欠損症や心室中隔欠損症などでみられる。いつまでも大学にいて社会に出て行こうとしない留年生のようなもの。　　　　　　　　（反復学習）

みず【水】water　☞体液

❶人間の身体の主要成分。親密だと思っていたのに，そっけなくされると，水臭いとその正体をあばかれてしまう。

（水子の霊）

❷H_2O。2つの水素原子と1つの酸素原子からなる物質。小学生でさえ分子式が書けるが，その性状は複雑であり，気体，液体，固体と容易に姿を変えることができる。比重，熱量など，多くの物理学的基準となる。人間を含めた動植物の主要構成成分であり，個体において水不足となれば，脱水症状を起こし，死に至ることさえある。雨の少ない夏には，水不足は社会的現象となり，炊事，洗濯，トイレや入浴などの生活に支障をきたす。一方，多すぎれば多すぎたで問題を起こし，水分過剰は心不全の原因となる。洪水により町は破壊され，溺水により人は死亡する。しかし，古代エジプトにおいては，ナイル川の氾濫は測量技術や数学の発達の基盤となった。人間と水は，切っても切り離せない関係にある，ということである。　　　　　　　　　　　　　　（見ず知らず）

みせいねん【未成年】adolescent

煙草やアルコールを隠れて楽しむ権利をもつ人種。（風紀係）

みたす【満たす】fill

満たすものにより，その意味するところは大きく異なっている。

　満足：足先までいいことで満たすこと。
　満腹：腹の中を食べ物で満たすこと。
　肥満：肥料で満たすこと。土葬した場合には地中細菌に，
　　　　鳥葬した場合には鳥に喜ばれる。　　　　（満タン）

みつごのたましい【三つ子の魂】the triplets' souls
排卵誘発剤の使用により，最近増加してきた。　　（五つ子）

ミトコンドリア【糸粒体】mitochondria
細胞内に寄生する微小生物。英語ではマイトコンドリアと発音する。　　（パラサイト・イブ）

みみ【耳】ear
❶頭部の側面にある聴覚と平衡感覚をつかさどる器管。外，中，内に分けられる。穴は聴診器や耳掻きを入れるのに用いられる。穴の奥には鼓膜が存在し，チュービングや体温測定のために用いられる。耳介は，穴を開け，ピアスやイヤリングを付けるために用いられる。過去においては，耳を切り取ることは，敵の首を取ることに相当し，塚も作られた。京都の耳塚は有名。側頭部と耳介を利用して，鉛筆やボールペンを挟むことができる。

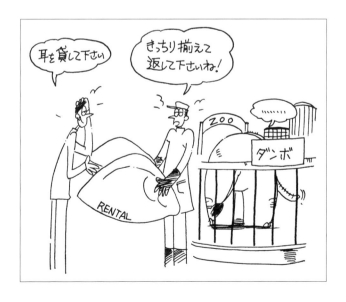

同じことを繰り返し聞いているとタコができる。しかし，百回聞いても，1回見ただけの経験に劣る。耳で学問する者を耳鼻科医という。女性の場合，あまり耳学問をすると年をとりやすく，耳年増となる。耳に水を入れると驚くと同時に，眼振が現れる。

貸し借りも行われる。どうしてもと頼まれれば，耳を貸さなければならない。借りたものは耳を揃えて返さなければならない。貸すほどのことでなければ，耳を傾けるだけでよい。少なくとも，耳をかっぽじって聞かなければならない。たとえ信じられなくても，耳を疑ってはならない。

鼓室形成術の麻酔は，眠気を戦い抜く忍耐力をつけるため，しばしば新人麻酔科医が担当する。　　　　　（耳なし芳一）

❷外界からの音声による情報を受容する臓器。ただし，いくら聞いても，受信料はとられない。恋人に内腔を清掃してもらう器管。　　　　　（ダンボ）

❸お小言を聞いているうちに，タコができてしまう臓器。眼鏡をかけるための突起物でもあり，耳鼻科医が好んで細いチューブを挿入する薄い膜，槌，砧，鐙というしゃれた名前のついた小骨（コボネ），カタツムリのような迷路，三行半（ミクダリハン）ならぬ三半規管などから構成されている。

（ミミ）

みみのふじゆうなひと【耳の不自由な人】deaf
都合の悪いことには，耳をかさない人のこと。　　（馬の耳）

†みんかんりょうほう【民間療法】old wives' remedy　☞不治の病
患者の気持ちはとらえても，快復には結びつかないあやしげな治療法。中国の後漢時代でも，「消魔（手足をあんまする治療法）を使えば，病気はそれでなおるもの。あやしげな神を祈っても，なんの益もありません」〔竹田晃 訳『捜神記』（平凡社東洋文庫）〕と否定されていた。　　　　　（MZK）

む

† **むいそん【無医村】doctorless village**
前世紀までは，医師のいない村の意。現在では，人がいなく
なる村の意。無医村をなくすべく，厚労省は医師の派遣制度
を模索したが，あるシンクタンクは，さまざまな要因から無
駄な努力であると分析し，そのうえで，対策は不要との結論
を出した。だって，若者は都会に移り，残るは超高齢者。こ
れもじきにお迎えがきて，無医村は無人村になるからである。
「無為村」に同じ。　　　　　　　　　　　（ゴースト・オシム）

むくち【無口】taciturnity, do not talk much
❶禍の元がない人。❷手話が上手になる条件。❸黙秘権をと
ことん行使する人。　　　　　　　　　　　　　（静かなドン）

むさんそしょう【無酸素症】anoxia
極限の息こらえの結末。　　　　　　　　　　　　（純正気）

† **むしん【無心】innocence, acardia, request**
❶やましいことや穢れがないこと。❷心臓移植中に心臓がな
い状態。❸お金がないときにすること。　　　　　　（妄念）

むすこ【息子】son
❶自分のＹ染色体ときわめて似通ったＹ染色体をもつ二回
りあるいは三回りくらい年下の子。❷自分と同じ悪い癖を生
まれながらに身につけてしまった不幸な子。　　　　（豚児）

† **むつうぶんべん【無痛分娩】painless labor, painless child-
birth, painless delivery**
なまじっかな姿勢でのぞむと，病院がとても痛い目に遭う分
娩法。　　　　　　　　　　　　　（守護聖女リブラーダ）

† **むのう【無能】incapable**
能力がないこともわからない状態。無知を知ることが真の知識の始まりとする「無知の知」が哲学なら,「無能の能」は,隠者や犬儒派を超える,AI 社会における心休まる究極の生き方。　　　　　　　　　　　　　　　　　　　（ディオゲネス）

† **むぼう【無謀】reckless, rash**　☞フルストマック
❶フルストマックの挿管困難患者で迅速導入を行うこと。❷体格指数（BMI）50 の患者で脊髄くも膜下麻酔を試みること。❸輸血準備なしに生体肝移植を行うこと。（インパール）

ムンテラ【口頭療法】Mundtherapie（ドイツ）
❶医者「説明しました」。患者「脅されました」。
　　　　　　　　　　　　　　　　　　　　（Blade Runner）
† ❷同じ結果でも,これが上手いかどうかによって訴訟になるかどうかが決まる。　　　　　　　　　　　　　　（サギ息子）

め

め【目,眼】eye, oculus
❶外界からの視覚的情報を受容する器官。それ自身が画像を選択する能力をもち,つい刺激的な場面に焦点を合わせてしまう。視覚は死角に通じる。　　　　　　　　　　（無資格者）
❷心の窓といわれるとおり,心の内面を反映する臓器。涙を浮かべるための臓器でもある。外界からの情報をピンホールカメラのごとく網膜に映す機能をもつ。日本人は不出来な目をもつことが多く,眼球に直接レンズをあてたり,目の前にレンズを置いて視力を矯正している場合が多い。
　　　　　　　　　　　　　　　　　　　（鬼太郎のおやじ）

めいそうしんけい【迷走神経】vagus nerve
第 10 脳神経。一体どこに行くかわからない,迷走する神経

という不名誉な命名をされている。その大部分をなす副交感神経は，まるで交感神経のそえもののように扱われる。重要な役割を果たしているのに，医学的に差別を受けている気の毒な神経。ドイツ語読みは「ワグス」，英語読みは「ヴェイガス」。
（日陰者）

めいよきょうじゅ【名誉教授】professor emeritus
教授として永年勤続したということに対して与えられる無償のタイトル。「名誉×金＝一定」の法則に従う。次に必要なのは勲章である。死ねば，新聞の死亡欄に掲載される。
（勲一等受章者）

めいよよく【名誉欲】desire for honor
生存意欲が満たされた人がもつ余分な欲。勲章や賞状の数で競われる。
（亡者）

メス【外科用包丁】knife　☞電気メス
切開に用いる外科器具。英語でナイフなどというと，キッチンナイフを想像し，医療の神秘性が薄れるので，ドイツ語を用いてメスという。患者もナイフで切られるのは喜ばないが，メスで切られるのは喜ぶ傾向にある。同じものを切るのでも，外科医が使うのはメス，シェフが使うのはナイフ，板前が持つのは包丁，お相撲さんが切るのは手刀と相場が決まっている。
（三文オペラ）

めんえき【免疫】immunity
すっかり慣れて，気にもならなくなってしまうこと。免疫がない場合には，潔癖と呼ばれる。昔は免罪符というものがあったが，どうも罪を免れるというわけにはいかなかったらしい。それと同様に，免疫があるからといって，疫から逃れられるわけではないらしい。
（ジェンナー）

めんえきけい【免疫系】immune system　☞エス・エヌ・エス（SNS）
自己に優しく，非自己に対しては非常に厳しいもの。(T&B)

めんえきよくせいざい【免疫抑制剤】immunosuppressant
自己に対して優しいだけでなく，他人にも少しは優しくしてあげなさいと促す薬物。　　　　　　　　　　　　　　（移植医）

めんかいしゃぜつ【面会謝絶】No visitors
病院関連の四文字熟語の一つ。医師や弁護士とは会っても，検事や報道陣とは会わないこと。（ワイドショー・レポーター）

もうもく【盲目】blind　☞色盲
恋をしている状態。　　　　　　　　　　　　（レイ・チャールズ）

もくじ【目次】content
❶「あとがき」とこれさえ読めば，本をすべて読んだという気にさせてしまうもの。　　　　　　　　　　　　　　（きせる）
❷したがって，当辞典には存在しないもの。　　　　　　（落丁）

もくひょう【目標】target
達成のために努力するよりも，計画するときのほうがずっと楽しいもの。　　　　　　　　　　　　　　　　（サラブレッド）

モーターサイクル【自動二輪】motorcycle
臓器移植のドナーを作成するための高速二輪移動機械。
　　　　　　　　　　　　　　　　　　　　　　　（ハーレー）

もといし【元医師】ex-physician
ペーパー・ドクターのこと。医師免許は持っているが，お金

をとって患者を診察しなくなった人。または医師免許は持っていたが，違法行為のために，もはや診療を続けることができなくなった人。
［元外科医］ex-surgeon
フランス料理を食べる際，手を空中に差しだし，誰かが適当なナイフやスプーンを渡してくれるのを待つ癖のある人。
［元麻酔科医］ex-anesthesiologist
駅のベンチで眠っている人を見ても，つい気管内挿管したくなってしまう反射を身につけた人。
［元整形外科医］ex-orthopedic surgeon
焼鳥を食べるとK-ワイヤーを思い浮かべ，骨付きの肉を食べると思わず骨の断面を見てしまう人。
［元脳外科医］ex-neurosurgeon
禿げている人を見ると，つい開頭したくなってしまう人。
［元眼科医］ex-ophthalmologist

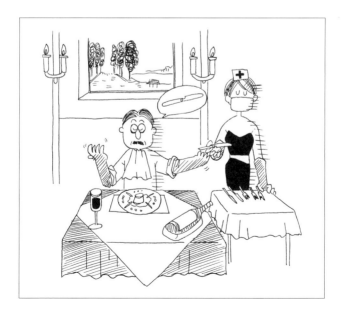

「人の目を見ながら話しなさい」と言われると，つい至近距離に寄って眼底まで見ようとする人。
［元耳鼻咽喉科医］ex-otolaryngologist
地声が大きくなってしまった人。
［元精神科医］ex-psychiatrist
以前から何もしない人。これからも何もしない。

(昔とった杵柄)

モニター【患者医師監視装置】monitor

ディスプレーとも言う。パソコンに接続されたものは，モニターとはいっても心電図や血圧を表示してくれるわけではない。

　モノクロとカラーがあるが，前者は今や骨董品専門店でしかお目にかかることはできない。近年大型化する一方で，デスクを占有する面積が広くなるのには閉口させられる。電磁波による健康への影響が懸念されており，さらに麻酔科医の視力低下の原因ともなっている。喉頭展開しても声帯が見えない場合，これが最も疑わしい原因であることは，ほとんど認識されていない。液晶タイプのものは，サイズや重さといった点で有利なため人気がある。この場合，カーソルの位置がわかりにくく，宝探しの好きな人に特に愛好される傾向がある。

(モノクロ・トリニトロン)

モニタリング【患者監視，人工数値発生器】monitoring

❶一部の麻酔科医にとっては，麻酔をかける対象となっている。

(人間嫌い)

❷生体情報を数値化したり，画像化したりして断片的な情報をとりだす技術。技術のみで，医学的判断を伴っていないことに注意を要する。モニタリングの進歩は，麻酔チャートやICUチャートに記録すべき事柄を増加させ，手術室や集中治療室のスペースを狭くしたが，患者の予後を改善させたかどうかについては議論がある。

(非文明論者)

ものさし【物差し】ruler
❶日本人が 1 年間にどれだけのビールを飲んだか表現するときに用いられる東京ドーム（昔は丸ビル），❷無駄になった紙の量を表すときに用いられる富士山の高さ，❸ものの小ささを示すときに用いられるピースの箱，❹麻酔の深さを表すときに用いられる MAC など。ともかく親しみやすい指標のこと。 （イーガー）

モルヒネ【古典的鎮痛薬】morphine
そのよさを知る者はこよなく愛し，その表面的悪評に耳をそばだてる者は毛嫌いする鎮痛薬。 （売人）

†モンスターペイシェント【怪物患者】monster patient
本来は，「アダムス・ファミリー」または「モンスターズ・インク」のサリーやマイクが病院を受診した場合になされる患者分類。いつの頃からか，自己中心的で理不尽な要求を暴言・暴力にて達成しようとする患者/患者家族をもこう呼ぶようになったが，そうした輩は，反社会的集団と同じで，暴力患者と呼ぶのが正しい。自分たちの理解を超える存在として，社会の側が拒否したモンスターと同じにするのはモンスターに対しても非礼である。 （怪物愛護団体）

もんみゃく【門脈】portal vein
肝硬変になると内圧が上昇する血管。血液は，肛門だの，脾臓だの，皮膚だのと抜け道を探すのに忙しくなる。静脈のくせに，肝臓を養っている出来すぎの血管である。

（メドゥーサの頭）

格 言

「枕を高くして眠る」
気管内挿管時には sniffing position をとれという教え。また，
気管内挿管をうまく行ってもらうためには，枕の高さが大切
であるという患者への教訓。

「麻酔科 3 年，外科 8 年」
麻酔の専門医試験は 3 年目で受けられるが，外科認定医に
なるためには 8 年くらいは必要であること。

「身から出たカビ」
カンジダ，アスペルギルスなどのこと。

「水に流す」
経尿道的手術の極意をいう。

「虫の息」
緊急挿管の適応をいう。

「名医に上手いものなし」
雑誌にでている名医に本当の名医はいないということ。

†「餅は餅屋」
専門医制度のこと。

「物は試し」
試験開腹，試験開胸のこと。

†「文殊の知恵」
たった 1 機の高速増殖炉を廃炉にするのにも周到な根回し

が必要なことから，チーム医療を行うには最低 3 人の意見を取りまとめなさい，という教え。

「門前の小僧」
多くの手術を見ているうちに，自然と手術が上手になること。よく手術を見なさいという教え。

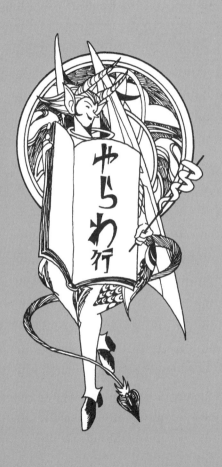

やくぶつどうたいがく【薬物動態学】pharmacokinetics
これが得意な医師は患者を診ず，血中濃度と数式だけを眺めており，これを応用したい医師にとっては難攻不落な学問分野。名医には不要で，匙加減だけで十分だといわれる。

(大阪の光)

†ゆいがどくそん【唯我独尊】selfishness
正しくは「天上天下唯我独尊」。釈迦が誕生した折に発したとされる言葉。彼は，自らの悟りのために娑羅双樹の下で涅槃に入る。その後，彼の教えは多くの人を生きる苦しみから救うこととなる。

(上野国大学)

ゆういさ【有意差】significant difference
統計を用いなければでてこないような，あいまいな差。そのくせ，わずかでも有意差があると，100％真実のように錯覚させる力をもつ。

(鰯の頭)

ゆうきのしるし【勇気のしるし】proof of courage
夜中の緊急オペにつき合って花と散った麻酔科医たちを讃える歌（「リゲイン」のテーマにのせて力強く歌われる）。
♪緑の術衣は勇気のしるし
　24時間オペできますか
　エトレン　エトレン　僕らのエトレン
　マッキントッシュは正義のしるし
　はるか夜中にオペできますか
　プラクチカント　プラクチカント
　麻酔科のプラクチカント…

（セリフ）
ルールを無視した手術の進め方
私には許せない…
いったい血は止まるのか，止まらないのか…
［セリフの部分には日ごろの思いを込めるのがコツ］
（留学から帰えるとエトレンが消えていた）

ゆうしょく【夕食】supper　☞朝食，昼食
当直の夜は，何軒かの店を順繰りに食べることになる。一般
的に，そば屋，中華料理屋，洋食屋のうちのどこかと相場が
決まっている。どの店のメニューも，しっかり頭の中に入っ
ているが，やはりよれよれになったメニューを手にとって，
考えるふりをしてから注文しないと気がすまない。

（毎度ありー）

ゆえきりょうほう【輸液療法】infusion therapy
細胞を水浸しにすること。用いられる液体には，医師の好み
によって，しょっぱい辛口から甘党向けのものまで各種ある。
（左党）

ゆけつ【輸血】blood transfusion　☞大量輸血
❶他人あるいは自分の血液を，体外から血管内に入れること。
輸血の威力については，昭和天皇の闘病生活において証明さ
れた。最近は，血液を赤血球や血小板，血漿などの成分に分
け，さらに冷凍したりということまで行われる。新鮮凍結血
漿は，初めての冷凍食品として吸血鬼の間でもてはやされて
いるという。ただし，血球成分がないのでキレはあるが，コ
クはないらしい。　　　　（ドラキュラ伯爵の食料調達係）
❷外科医が不始末をしでかした際に，保存液を混合して，冷
蔵庫や冷凍庫に保管しておいた血液を患者に投与すること。
エイズや肝炎のウイルスまで，一緒にしっかりと保存されて
いることがあるので注意を要する。投与する血液と，投与さ

れる患者にも相性があり，これは，血液型性格判断や結婚相談よりもシリアスな問題であって，運が悪いと致命的になることがある。また，賞味期限を過ぎたものはなるべく用いないほうがよい。 (料理研究家)

ゆちゃく【癒着】adhesion
術後に膠原線維などが発達し，臓器や組織を意味もなく結合させてしまうこと。再手術時に時間がかかったり，出血量が増す原因。産業界と政界，医師と製薬会社や器械メーカーとの間で生じる癒着も同様で，どちらもこれを剥がすのは困難といわれる。 (黒い霧)

ゆめ【夢】dream
❶決して実現しないこと。夢と現実は，アキレスと亀のごとき存在である。夢がかなったと思うとき，それは現実となり，新たな夢が生まれている。❷抑圧されていた潜在意識の現れ。 (フロイト)

†ゆるきゃら【ゆるキャラ】yuru-chara ☞肥満
肥満が忌み嫌われる昨今だが，幼児番組のキャラクターや各地のマスコットキャラクターの共通点はぽっちゃり。しかし，ぽっちゃり系とどんなに可愛く言っても，デブはデブ。国を挙げてのメタボ追放キャンペーンがある一方でのゆるキャラ人気は，検診における腹囲測定に対する恐れの裏返しである。 (でぶっしー)

よ

よくじょうしん【翼状針】 ☞蝶形針

†よぼう【予防】prophylaxis
❶臨床医の仕事をなくすような医療。❷後の祭りにならない

よう，早く始めるほどよいもの。乳癌家系であれば，乳癌に
なる前に乳房切除術を行う。胃癌になる前に胃全摘，肺癌に
なる前に肺全摘……究極は，疾患にかかる前に自ら生命を摘
み取り，これで病気にはならないと安心すること。

(アンジェリーナ・J)

よぼうちゅうしゃ【予防注射】prophylactic injection, preventive injection

痛めつけ，繁殖力を奪い，白血球や免疫系にとっての噛ませ
犬的な存在と化した微生物を，人や動物に接種すること。

(ジェンナー)

ら

†らくしょう【楽勝】easy victory

予定手術が予定時間内に終了すること。 (国有鉄道)

ラシックス【超有名的利尿薬】Lasix

一般名 furosemide（フロセマイド：決して「風呂狭いど！」
と叫んでいるわけではない）。英語の発音はレイシックス。
とりあえずこれを静注しておくと，当座はおしっこが滝のよ
うに出るため，オシックスとも言う。夜間 ICU の当直医が
看護師に起こされずに眠りたいときの睡眠薬として絶大な信
頼を得ている。 (魔除け売り)

らんし【卵子】ovum, egg

「たまごの子供」ではなく，ただの「たまご」のこと。鶏の
場合は，卵を産むというが，なぜか人間の場合には排卵とい
う。「女性は 28 日ごとに卵を産む」と言ってはいけないの
だろうか？ (目玉焼き)

らんそう【卵巣】ovary

壊れた鳩時計のようなもの。人の場合，28日周期で排卵するはずだが，ときどき狂って重大な結果を招くことがある。

(鳩鳥時計店)

り

りにょうやく【利尿薬】diuretic ☞乏尿，ラシックス

尿量さえ保てればと，外科医や麻酔科医の精神的安定のために投与されることが多い。外科医にとっては，術後の浮腫が最大の適応となっている。外科病棟では，浮腫→水分制限→尿量減少→利尿薬→血圧低下→輸液→利尿薬というサイクルがしばしば繰り返される。尿量が少ないと夜中に看護師に起こされることがないため，当直医にとっては睡眠薬となる。

(利尿薬中毒者)

リメイク【再作成】remake

❶美容整形手術に失敗して，再び整形手術を受けること。❷以前つくられた映画やテレビドラマの名作を，新たにキャストを変えてつくり直すこと。

　ここでは，❷の例をいくつか掲げる。

「老婆の休日」：年老いた老婆が，もと新聞記者だった青年とゆっくりと休日を楽しむという映画。

「かさばらんか」：モロッコから脱出を図る昔の恋人。荷物が多くてかさばらんか？

「失認の侍」：頭を叩かれ，失認になってしまった七人の侍の物語。

「そこのけ姫」：強引なお姫さまの物語。

「胆泥物語」：胆石で苦しむ人の悲劇。

「乱暴」：元グリーンベレーであった筋肉もりもりな勇士の孤独な反逆を描く。

「グロッキー」：チャンピオンになり損ねたボクサーの物語。

「君の名は？」：アルツハイマー病にかかった女性，真知子の
　物語。

「ロフト・ワールド」：屋根裏部屋の密かな楽しみ。

「思ひ出ぽろぽろ」：失恋の悲しい思い出をつづったオムニバ
　ス。

「あんたシャブる」：覚醒剤撲滅のために戦う FBI の物語。

「子連れ女将（おかみ）」：甲斐性のない旦那と別れ，子供を
　けなげに育てている女将の一代記。

「太陽がいっぱい」：殺人を犯し，複視となった青年の苦悩。
　ラストシーンが印象的。　　　　　　　　　　（フェイク）

リモコン【遠隔操作】remote control
自分では手を触れないで，ものを自由に操ること。すぐれた
教授のみがもつ能力。　　　　　　　　　　　（空気投げ）

りゃくご【略語】abbreviation
素人や他科の医師を煙に巻くための言葉。同じ略語でも，使
用される状況によって，その意味はまったく異なることがあ
るので注意を要する。以下にいくつかの例をあげる。

例 1：BT
　膀胱腫瘍　　　　bladder tumor
　脳腫瘍　　　　　brain tumor
　体温　　　　　　body temperature
　血液温　　　　　blood temperature
　技術学士　　　　Bachelor of Technology

例 2：DOA
　到着時心停止　　dead on arrival
　ドパミン　　　　dopamine
　米国陸軍省　　　Department of the Army

例 3：ASA
　米国麻酔科学会　　　　American Society of Anesthesiol-
　　　　　　　　　　　　ogists

アスピリン	acetylsalicylic acid
朝日新聞	
米国規格協会	American Standards Association
フィルム感度指数	
アマチュア水泳協会	Amateur Swimming Association

例4：PAC

心房性期外収縮	premature atrial contraction
肺動脈カテーテル	pulmonary artery catheter
米国政治活動委員会	Political Action Committee

一方，同じ事象を表すのに，いくつかの略語が用いられる場合もあり，混乱を招いている。

例：

心室性期外収縮　　PVC≠polyvinyl chloride

　　　　　　　　　＝PVB＝VEA＝VPC

　　　　　　　　　＝PBC≠primary biliary cirrhosis

特殊な略語もある。

GSW	gunshot wound　銃創
BOO	bladder outlet obstruction　膀胱出口部閉塞
RTF	return to the floor　病棟帰室
EBBS	equal bilateral breath sounds　両側性呼吸音均等
BYO（B）	bring your own（bottle）　酒は各自持参のこと
IOU	I owe you（発音より）　借用証
AC-DC	両性愛　　　　　　　　　　　　（略語家）

りゅうがく【留学】study abroad　☞海外留学

❶読めず，聴こえず，しゃべれずと，ヘレン・ケラーのような三重苦の心境に陥る行為。❷ただの出来の悪い日本人なのに，日本国の代表のように扱われて当惑させられ，わが国の外国語教育の欠陥が，一身に集まったように感じる状況。ただし，当時のつらかったことを人に話しても，自慢にしか聞

こえない。❸二重国籍の子供を産みたいときにする海外旅行。
（洋行帰り）

りゅうきゅうだいがく【琉球大学】University of the Ryukyus
日本の最南端にある国立大学。沖縄大学ではなく，琉球大学
というところに，地元民の自負と誇りを感じる。(蛇味線弾き)

りゅうねんせい【留年生】long-stay student
❶学校が好きで好きでたまらず，なかなか進級したり，卒業
しようとしない人。❷学力と教育レベルのミスマッチの産物。
❸稼ぐよりも，払うほうが好きな人*。　　（モラトリアム人間）

*『十（とお）の物語』によると，1,000万円程の寄付をしない
　と，成績に関係なく留年になる地方もあるという。寄付しても
　留年させると裁判沙汰となり，施設の経営事情が露わになる場
　合がある。

りょうしん【良心】conscience
最後の「ボスミン心注」。　　　　　　　　　　　（救急医）

りょうり【料理】cooking
生きたままの，あるいは死んだ動植物を切り刻み，火の中，
熱湯，熱した油の中に入れて，組織の変性を起こし，さらに
塩化ナトリウム，ブドウ糖，酢酸，香辛料などを添加して，
人間が食するのに適した状態とすること。ときには，細菌を
用いて腐敗を進行させてから食するという，驚くべき技法も
用いられる。　　　　　　　　　　　　　　　（料理の哲人）

りょうりする【料理する】cook
弱いものを，自分の都合のいいように処理すること。ただし，
外科医の場合には，「料理する」とはいわず，「手術する」と
いうのが一般的。　　　　　　　　　　　　　　　（シェフ）

りんご【林檎】apple ☞甲状軟骨

アダムが食べた禁断の木の実。今もアダムの子孫たちの咽喉に引っ掛かっている（Adam's apple）。もし，誰かがちゃんとハイムリッヒ法を施していれば，こんなことにはならなかっただろう。ちなみにマッキントッシュはりんごの一品種。アップル社のロゴマークには，アダムが一口かじったところがちゃんと欠けている。　　　　　　　　　　　（りんご追分）

りんしょうこうがくぎし【臨床工学技士】medical engineer（ME）　☞エム・イー

ME といっても，ピンク・レディーの片割れや，自分のことではない。病院内にあって，電気が通うものすべての保守管理を行う人だと誤解されている人。そのため，ときには医師やナースの私物であるテレビの修理や，ビデオの調整までやらされる。　　　　　　　　　　　　　　　（YOU AND ME）

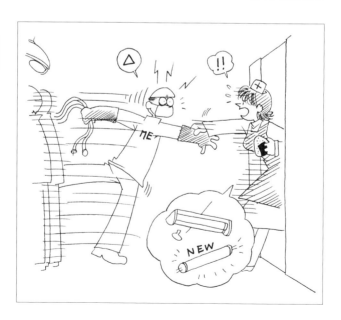

りんじょうなんこつ【輪状軟骨】cricoid cartilage

❶神様が麻酔科医のためにお創りくださった，喉頭部にある軟骨。最大の役目は，外から圧迫したときに食道を閉塞することである。❷フルストマック患者で胃内容物の逆流を防いだり，気道確保できない場合に，輪状甲状膜穿刺をするときの目安として役立つ。 （Sellick）

る

るいせん【涙腺】lacrimal gland ☞涙

女性や高齢者，スポーツ選手ではゆるみがちである。妙齢の女性がこの機能を最大に発揮した場合には，男性に言葉を失わせるだけの迫力がある。涙が出たときにはじめて，眼から鼻に抜けるという意味が実感される。 （涙の引退）

ルームサービス【部屋奉仕】room service

サービス料金を食べているような食事のこと。

（税金，サービス料を除く）

れ

れいがい【例外】exception

自分の気に入らないもの，あるいは自分が特別に気に入ったもの。法則につきものの存在。ときには例外のほうが多い法則もある。 （私がルールだ）

レーザー【眼毒的破壊光線】LASER

Light Amplification by Stimulated Emission of Radiation の略称。局所的に高熱を作り出すことにより組織を破壊する。LとRの区別がつかない人は，よく切れるからレーザーrazor だと思っている。 （Shick & Gillette）

レーザーポインター【赤色閃光照準器】laser pointer
講演中にスライドの上でぐるぐる回し，観衆の注意をそらす道具。　　　　　　　　　　　　　　　　　　　　　　（陽動作戦）

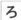

ろうか【老化】aging
❶昔はできていたことができなくなること。例として，「当直をして徹夜すると，1週間くらい回復しない」「トランプの神経衰弱でペアがとれなくなる」など。❷昔はできなかったことが，できるようになること。例として，「電車に乗ってシルバーシートに堂々と座れるようになる」「昔話ができるようになる」「人前で平気で入れ歯をはずせる」「何の苦痛もなく早起きする」など。　　　　　　　　　（恍惚の人）

ろうさせいきょうしんしょう【労作性狭心症】effort angina
ふだん肉体労働をしていない人が急に働くと発作を起こす病気。最近は，奥ゆかしくも胸痛を起こさずに，そっと心筋虚血を起こしていることも知られてきた。　　　　　（沈黙は金）

ろうじん【老人】the elderly, the aged
髪の毛の本数と，皺の数が逆転し始める人たち。　　（冷や水）

†ろうじんりょく【老人力】elderly energy　☞逆走
介護施設ではもちろん，社会のあらゆる場面で発揮される高齢者の力。制御機能のおとろえから自制が効かない分，そのパワーは大きく，自己中毒ゆえに歯止めがきかない。一億総活躍社会において，このパワーをどう使うか，政府は頭を悩ませているとか。　　　　　　　　　　　（アロンソ・木肌）

ろうときょう【漏斗胸】funnel chest
胸でお茶が沸かせるような状態。　　　　　　（ぶんぶく茶釜）

ろうにん【浪人】ronin

昔は傘貼り，最近では予備校通いを本業とする人。

(時代劇ファン)

ろっこつ【肋骨】costa, rib

キリスト教圏では女性のもと。形成外科では耳をつくるのにも用いられる。

(スペア・イブ)

† ろぼっとしゅじゅつ【ロボット手術】robot surgery ☞手術
支援ロボット，ダビンチ手術

患者には，外科医の代わりにロボットが手術を行うと思われているが，米国企業が制作した手術支援システム da Vinci を介した手術をいう。極東の技術大国でも同様のシステムはできあがったが，いざ命名する段になり，その手術精度に焦点を当てたブラック・ジャック派，小児を怖がらせてはいけないというドラえもん派，高齢者に根強い支持をもつアトム派と入り乱れ，決定にはいたらず，市場に出回るのはかなり先…(カレル・チャペックの書棚にあった『長い長いお医者さんの話』初版本に挟まれていたメモから)。

(園芸家 12 ヵ月)

† ろぼっとますい【ロボット麻酔】robot anesthesia

自らの意思ではなく，長時間手術の好きな脳外科医やわがまま外科医の意のままに操られて行われる麻酔のこと(カレル・チャペックの書棚にあった『長い長いお医者さんの話』初版本に挟まれていたメモから)。

(園芸家の一年)

ろんぶん【論文】paper, article ☞捏造論文

知名度を上げたり，地位を上げたり，博士号をもらうための必要書類。何名かの連名で提出されることが多いが，そのうちの数名は，その論文の存在さえ知らないことがある。

　原稿料をもらう論文の価値は低いとされる一方，原稿料をもらわない論文の価値は高いと考えられている。原稿料と論

文の価値は反比例し、「原稿料×論文の価値 = 一定」の式で表される。掲載料（つまりマイナスの原稿料）を払って掲載される論文は，論文の価値もマイナスとなる。ただし，論文の価値を何で評価するかについては議論がある。医学論文の場合，その論文を読んだために何人の人間が救われたか，医療の質が向上したかなどを評価すべきであるが，適当な評価法はない。現在，比較的高く評価されるのは，自国語でなく，外国語，特に英語で書かれた論文である。 （代書屋）

わ

ワイシャツ【Y 襦袢】white shirt

本来は，ホワイトシャツのこと。転訛してワイシャツとなった。したがって，カラーワイシャツなどという言葉は形容矛盾も甚だしい。正しくは 'colored shirt' である。なかには，シャツの名前は，Y シャツだの T シャツだの，アルファベットをつけるものだと思っている人もいるかもしれない。

（イギリス屋）

ワープロ【自動漢字変換清書機】word processor

字面を見ただけでは，おそらく何のことかわからないカタカナ略語の一つ。「わー，プロ！」と，職業人の腕を讃えているのではない。ワープロで書いた手紙でも，「乱筆，乱文お許し下さい」と書くのが礼儀。 （パチプロ）

わらい【笑い】laugh, risa（スペイン）

❶その行為の向けられた対象により，その人の人間性や品格が判定できる行動。度がすぎると，涙がでたり，ときには呼吸困難に陥ったり，腹痛を訴えたりする過激な感情表現でもある。慢性的には顔のしわを増やし，老化を早める。

（ベルグソン）

†❷能動的に笑わせるか，受動的に笑われるかで，立場はまっ

†【ワイルドの箴言】

同性愛の罪で獄につながれたオスカー・ワイルドだが，彼の箴言には今日の医療に通じる鋭い視点が示されている。21世紀に残したい19世紀の医学辞典である〔訳は西村孝次（青土社）による〕。

抗菌薬投与量：「中庸とは致命的なものである。やりすぎてこそ成功する。」

教科書：「形而上学の真理とは仮面の真理である。」

健康情報サイト：「民衆は，知るに値することを除いて，あらゆることを知ろうとする飽くなき好奇心をもっている。」

診断：「それが客観的に見えれば見えるほど，実はますます主観的なものである。」

セカンドオピニオン：「人が真に偏らない意見を出せるのは関心のない事柄だけである。」

チーム医療：「義務とは他人に期待するものであって，自分で実行するものではない。」

高リスク患者の手術：「最悪の結果を生むのは常に最善の意図である。」

PCAへの看護師の関与：「母性愛というものはたいへん感動的ではある，もちろん，しかしそれはしばしば奇妙なほど利己的だ。つまり，ずいぶん手前勝手なところがある。」

問診：「もし人が真実を語れば人は必ず，早かれ遅かれ，正体を見つけ出されることになる。」

たく異なる。芸人は笑わせなければならず，笑われてはならないし，笑わせられずに笑われるのは恥ずかしいことである。ただし，売笑は法律で禁じられるようになり，笑い絵や笑い

本は隠れて見るものになった。 　　　　　　　　　　（笑い虫）

わるぐち【悪口】speak ill
真実を誇張して語ること。 　　　　　　　　　　（告白者）

†ワンメータ【基本料】basic fare
タクシーでは初乗り料金。地方により異なり，東京都内では410円。麻酔科では最初の2時間の料金。いったんメーターが上がりだすと，急速に上るので注意が必要である。
　　　　　　　　　　　　　　　　　　　　　（保険点数評価委員）

ワンルームマンション【独身者専用住宅】single room apartment
家賃の高いウサギ小屋。 　　　　　　　　　　（CHINTAI）

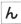

†んだ【運だ】lucky！
なすべき事をなし，あとの結果は天に任せ，いい結果の出たときに心の内で発する方言。対外的には，自らの力を示すために運を否定し「んにゃ，運じゃなか」と言う場合が多い。
　　　　　　　　　　　　　　　　　　　　　　　　　（順天）

・・・・・・・・　格　言　・・・・・・・・

「やらずぶったくり」
インオペ（inoperable）のこと。

「雄弁は銀，沈黙は金」
集中治療室で騒いでいたが，ついには挿管されてしまった患

者に送る言葉。

「欲学びよく遊べ」
悪徳医者になる方法。

「横槍を入れる」
腹腔鏡下手術の基本を示す。

「立身出生」
立ったまま子供を産むという新しい分娩方法。

「老婆は一日にしてならず」
人間はすぐには年をとらないということ。女性の場合は，おばさんという過程を経てから，老婆になる。

「論功交渉」
論文を書いた功績をもとに，昇進を求めること。

「禍を転じて福となす」
臓器移植のこと。

「ワ氏で動ぜず」
エイズ，肝炎など恐ろしい伝染病が増えてきたので，梅毒くらいでは動揺しないということ。

「われ痛む，故にわれ在り」
痛みは人間特有のものであり，人間の存在証明になるという意。

「われ鍋にとじ蓋」
頭蓋形成術のこと。

英文格言

英語の格言にも，古くからの英知が凝縮された言葉がたくさんある。日常診療の糧となるものをいくつか掲げる。

'A bad workman always blames his tools.'
下手な外科医に贈ることわざ。

'A stitch in time saves nine.'
あのときちゃんと止血していれば，再開腹などしなくてすんだのに。

'Blood is thicker than water.'
循環血液量保持には，出血量の 3～4 倍の乳酸リンゲル液が必要なことをいう。

'Do not put off until tomorrow what you can do today.'
どんな手術も明日まで待たずに夜中に済ませてしまう外科医のモットー。

'Easy come, easy go.'
セボフルランによる麻酔導入と麻酔からの覚醒が速いこと。

'It is no use crying over spilt milk.'
気管内挿管時に誤嚥を起こしたらとりかえしがつかないこと。

'Old habits die hard.'
スキサメトニウムによる気管内挿管は捨てがたいこと。

'Time flies.'
予定手術時間をすっかり超過してしまった外科医のせりふ。

'Time is money.'
麻酔時間が延長し，麻酔料が高くなること。

'When the cat is away, the mice will play.'
教授や部長の学会出張中に，助手や研修医が羽根をのばすこと。

'When there is bile, there is a hole.'
胆汁が漏れていれば，必ず胆道に穴があいている。

'While there is life, there is hope.'
どんな重症患者でも命があれば，助かる見込みがあること。

'You cannot teach an old dog new tricks.'
老教授に経食道心エコー法だの超音波ガイド下神経ブロックだのを教え込むことの困難さをいう。

欧文索引 *項目末尾のカッコ内に和文見出し語を付記した。

数詞

5% glucose solution（5％ブドウ糖溶液）256

12-lead electrocardiogram（12誘導心電図）129

A

abbreviation（略語）303

ABC of intubation（気管内挿管のABC）65

ABC of resuscitation（救急蘇生のABC）68

abdominal aortic aneurysm（AAA）（腹部大動脈瘤）254

abdominal pain〔腹(部)痛〕255

abnormal value（異常値）18

abstinence（禁酒）77

abstinence from smoking（禁煙）75

acardia（無心）287

accident（事故）121

acid-base balance（酸塩基平衡）114

acne（面皰）217

action potential（活動電位）52

acute alcohol intoxication（急性アルコール中毒）69

acute renal failure（ARF）（急性腎不全）69

adhesion（癒着）300

admission（入院）218

admission into a school（入学）220

adolescent（未成年）284

adrenal gland（副腎）254

adult（成人）164

aging（加齢，老化）57, 308

AI doctor（AI医師）30

AIDS（acquired immunodeficiency syndrome）（後天性免疫不全症候群）32

air（空気）78

air conditioner（空気調節器）31

air embolism（空気塞栓症）79

airplane（飛行機）243

alarm（驚愕装置）6

alcohol（気分昂揚飲料，酒精）7

alcohol dependence（アルコール依存症）8

A-line（動脈ライン）207

allergy（拒絶反応）8

alopecia（禿頭）237

ambulatory electrocardiography（Holter心電図）267

ambulatory surgery（外来手術）48

amnesia（健忘）　93

analgesia（鎮痛）　196

anatomist（解剖学者）　48

anatomy（解剖学）　48

androgen（男性ホルモン）　186

anemia（貧血）　252

anesthesia（麻酔）　274

anesthesia machine（麻酔器）　279

anesthesia record（麻酔記録）　279

anesthesia resident（麻酔科研修医）　278

anesthesiologist（麻酔科医）　275, 276

anesthetic accident（麻酔事故）　280

anesthetist（麻酔科医）　275

anger（怒り）　13

angina pectoris（狭心症）　72

animal experiment（動物実験）　206

annual membership fee（年会費）　227

anorexia（食欲不振）　143

anorexia nervosa（拒食症）　73

anoxia（無酸素症）　287

antacid（制酸薬）　162

anti-arrhythmic agent（抗不整脈薬）　97

antique scope（骨董鏡）　101

antiwar disease（反戦病）　242

anxiety（不安）　253

aorta（大動脈）　182

aortic stenosis（AS）（大動脈弁狭窄症）　182

aphasia（失語症）　124

apoptosis（予定脱落）　6

apo-ru（阿呆る）　6

appendectomy（虫垂切除術）　191

appetite（食欲）　143

apple（林檎）　306

Arbeit［ドイツ］（副業的勤労）　8

ARDS（adult respiratory distress syndrome）（成人呼吸窮迫症候群）　31

arrhythmia（不整脈）　256

arterial blood gas(es)（動脈血ガス）　207

arterial catheter test（動脈カテーテル検査）　206

arterial line（動脈ライン）　207

artery（動脈）　206

article（論文）　309

artificial insemination（人工授精）　148

artificial intelligence（AI）（人工知能）　149

artificial ventilation（人工換気）　148

artist（芸術家）　82

ascending aorta（上行大動脈）　139

aspiration pneumonia（誤嚥性肺炎）　98

assistant（助手）　144

associate adult（准成人）　138

associate professor（助教授）　142

astrologer（占星術師）　168

astrology（占星術）　168

atherosclerosis（動脈硬化症）　207

athlete（運動選手）　30

atlas（環椎）　6

atlas（図譜）　5

atrial fibrillation (af)（心房細動）　156

atropine（典型的迷走神経遮断薬）　6

attached hospital to the medical school（大学付属病院）　181

atypical angina（異型狭心症）　14

autologous blood transfusion（自己血輸血）　121

automobile（自動車）　125

autopsy（剖検）　264

autumn（秋）　119

A-V shunt（A-V シャント）　31

average（平均値）　261

average life expectency（平均寿命）　260

avoid with respect（敬遠する）　82

B

bacteremia（菌血症）　75

ball-point pen（ボールペン）　260

bank（銀行）　76

basic fare（基本料）　312

be blamed for irrespective matters（迷惑的責任転嫁）　210

bed rest（ベッド上安静）　262

beeper（傍若無人発音器）　265

beer（麦酒）　251

belt（落下防止帯）　262

best seller（万民買本）　261

beta (adrenergic) blocker（β 遮断薬）　262

bile（胆汁）　186

biochemistry（生化学）　161

biomedicine（近代医学）　77

birth（誕生）　186

birth certificate（出生証明書）　135

birth control（避妊）　246

birthday（誕生日）　186

bleeding（出血）　132

bleeding diathesis（出血傾向）　132

bleeding tendency（出血傾向）　132

bleeding time（出血時間）　132

blind（盲目）　290

blink（瞬き）　282

blood（血液）　87

blood donation（献血）　90

blood gas（血液ガス）　87

blood loss（出血量）　133

blood pressure (BP)（血圧）　86

blood transfusion（輸血）　299

blood type（血液型）　88

Board certified anesthesiologist（麻酔指導医）　280

board examination（指導医試験） 125

body（肉体） 217

body fluid（体液） 180

body temperature（体温） 180

Bokémon Go（ボッケモン GO） 266

bone（骨） 267

bone cement（骨セメント） 101

bradycardia（徐脈） 144

brain（脳） 227

brain death（脳死） 228

brain dock（脳ドック） 228

brain drain（頭脳流出） 160

breakfast（朝食） 193

bribery（贈収賄） 172

brilliant（頭脳明晰） 159

bronchial asthma（気管支喘息） 64

bullet train（新幹線） 146

burn（熱傷） 224

business trip（出張） 137

butterfly needle（蝶形針） 193

C

cachexia（悪液質） 3

caesarean sectiony（帝王切開） 46

camera（写真機） 54

cancer（癌） 57

canine（犬） 22

canister（白色顆粒含有瓦斯吸収器） 53

capnometer（炭酸瓦斯測定器） 53

car（自動車） 125

carcinoma（癌） 57

cardiac anesthesiologist（心臓麻酔科医） 276

cardiac arrest（心停止） 154

cardiac contractility（心収縮力） 149

cardiac echocardiography（心エコー法） 145

cardiac massage〔心(臓)マッサージ〕 152

cardiac output（CO）（心拍出量） 155

cardiac surgeon（心臓外科医） 152

cardiogenic shock（心原性ショック） 147

cardiologist（心臓内科医） 152

cardiomyopathy（心筋症） 147

cardiopulmonary bypass（CPB）（人工心肺，心肺バイパス） 148, 155

cardiopulmonary resuscitation（CPR）（心肺蘇生法） 155

cardioversion（瞬間不整脈治療法） 57

carina（気管分岐部） 65

case report（症例報告） 142

cat（猫） 224

cause of death（死因） 117

cellular phone（携帯電話） 83

central nervous system（CNS）（中枢神経系） 191

central venous cannulation（中
　心静脈カニュレーション）
　190

cerebral ischemia（脳虚血）
　227

cerebrospinal fluid pressure（脳
　脊髄液圧）228

cesarean section（C/S）（帝王切
　開）199

chairman（座長）112

chalk（白墨）195

changing position（体位変換）
　180

character（人格）146

chest roentgenogram（胸部 X
　線写真）72

chest X-ray film（胸部 X 線写真）
　72

chicken（鶏）221

chickenpox（水痘）158

chief assistant（医局長）14

child（子供，小児）102, 140

child care（育児）14

Chinese medicine（漢方薬）63

chugen（中元）189

cigarette（煙草）183

Cinderella boy（藁しべ童子）
　154

classification of anesthesiologist
　（麻酔科医の分類）276

clip（医療用微細洗濯挟み）81

clock（時計）209

coagulation factor（凝固因子）
　71

cocaine（経鼻的密売局所麻酔

薬）98

coffee（珈琲）103

coinage（造語）172

college student（大学生）49

colon（大腸）182

color blindness（色盲）119

color-coding（色分的麻酔薬誤
　用防止法）56

combined spinal-epidural
　anesthesia（硬脊麻）34

common cold（風邪）50

communication ability（コミュ
　力）103

commute（通勤）196

computer（金銭吸収的電脳）
　105

computer mania（電脳御宅）
　105

commuter's pass（定期券）199

commuter's ticket（定期券）
　199

conference（会議）46

confusion（錯乱）112

conscience（良心）305

consciousness（意識）15

constipation（便秘）264

consumption tax（消費税）141

content（目次）290

contraception（避妊）246

contract（契約）84

contrast study（造影検査）170

controlled hypotension（低血圧
　麻酔）200

controlled ventilation（調節呼
　吸）195

cook（料理する） 305

cooking（料理） 305

copy（複製） 103

cornea（角膜） 49

coronary artery（冠動脈） 62

coronary artery spasm（冠動脈
攣縮） 62

cosmetic surgery（美容整形外
科） 250

costa（肋骨） 309

cough（咳） 166

cow（牛） 27

craniotomy（開頭術） 47

crease（皺） 145

creature（生物） 165

credit card（なしくずし手形）
81

cricoid cartilage（輪状軟骨）
307

crisis management（危機管理）
66

critic（批評家） 246

critically ill patient（重症患者）
128

cruelty（残酷，残忍性） 114,
115

curiosity（好奇心） 94

CVP (central venous pressure)
（中心静脈圧） 126

cyanosis（危機的皮膚色） 187

D

da Vinci（ダビンチ） 183

da Vinci surgery（ダビンチ手

術） 184

day surgery（外来手術） 48

daydream（白昼夢） 236

deadline（締切り） 127

deaf（耳の不自由な人） 286

Dean of Medicine（医学部長）
13

death（死） 115

death certificate（死亡診断書）
127

death due to overwork（過労死）
57

death due to traffic accident（交
通事故死） 95

death with dignity（尊厳死）
174

definition（定義） 199

deliberate hypotension（低血圧
麻酔） 200

delivery（出産，分娩） 135,
259

dementia（痴呆，認知症） 188,
222

dentist（歯科医） 118

denture（義歯） 66

deoxyribonucleic acid（DNA）
（デオキシリボ核酸） 201

depression（鬱病） 28

desire for honor（名誉欲） 289

desire for money（金銭欲） 77

despair（絶望） 167

destiny（運命） 30

devil（悪魔） 4

dextrose 5% in water（D5W）
（5%ブドウ糖溶液） 256

diabetes insipidus (DI)（尿崩症） 221

diabetes mellitus (DM)（糖尿病） 204

diagnosis（診断） 154

diaphragm（横隔膜） 36

diarrhea（下痢） 90

differential diagnosis（医師占） 15

difficult intubation（挿管困難症） 170

director of hospital（病院長） 249

director of nursing（総師長） 172

discharge（退院） 180

disinfection（消毒） 140

district disease（地方症） 188

district meeting（地方会） 188

diuretic（利尿薬） 302

Do not resuscitate order (DNR 指示) 199

do not talk much（無口） 287

DOA (dead on arrival)（来院時心肺停止） 199

doctor（医師，医者） 15, 16

doctorless village（無医村） 287

dog（犬） 22

donut（環状油揚西洋菓子） 210

double-blind trial（二重盲検試験） 217

double-lumen tube（高価二重気管支挿入管） 184

doughnut（環状油揚西洋菓子） 210

dream（夢） 300

dropout（退学） 181

drug（薬） 79

drug administration（投薬） 207

ductus arteriosus（動脈管） 207

dura（硬膜） 97

Dura-Pan（偶発的赤面的硬膜穿刺） 208

dysrhythmia（不整脈） 256

E

ear（耳） 285

easy fatigability（易疲労性） 23

easy victory（楽勝） 301

editor（編輯者） 263

education（教育） 70

effort angina（労作性狭心症） 308

egg（卵子） 301

elbow（肘） 243

elderly energy（老人力） 308

electrocardiogram (ECG)（心電図） 154

electrocautery（電気メス） 201

elevator（電動昇降機） 35

E-mail（電子メール） 202

emergency medicine（救急医学） 68

emergency surgery（緊急手術）

75

ending notebook（終活帳） 35

endotracheal intubation（気管内挿管） 64

Engel's coefficient（エンゲル係数） 35

English（英語） 31

ENT doctor（耳鼻咽喉科医） 126

entrance examination（入試） 220

ephedrine（簡易昇圧昇気分薬） 34

epidural anesthesia（硬膜外麻酔） 97

epiglottis（喉頭蓋） 96

epilepsy（癲癇） 201

epistaxis（鼻血） 240

eponyms（名祖） 216

ER（emergency room） 10

escalator（電動梯子） 33

esophageal intubation（食道挿管） 143

esophagus（食道） 142

esports（e スポーツ） 10

essen-suru（秘匿的飲食） 33

estimated time for surgery（手術予定時間） 132

ether（古典的引火性麻酔薬） 34

eutelegenesis（人工授精） 148

euthanasia（安楽死） 8

evaporation（蒸発） 140

evidence（根拠） 34

examination（試験） 120

ex-anesthesiologist（元麻酔科医） 291

exception（例外） 307

executive bureaucrat（高級官僚） 94

exercise（運動） 29

exercise tolerance test（運動負荷試験） 30

ex-neurosurgeon（元脳外科医） 291

ex-ophthalmologist（元眼科医） 291

ex-orthopedic surgeon（元整形外科医） 291

ex-otolaryngologist（元耳鼻咽喉科医） 292

ex-physician（元医師） 290

exploratory laparotomy（試験開腹） 121

express mail（速達） 173

ex-psychiatrist（元精神科医） 292

ex-surgeon（元外科医） 291

extubation（抜管） 239

eye（目，眼） 288

eyeglass(es)（眼鏡） 58

eyesight（視野） 127

F

fabrication（捏造，捏造論文） 225

face（顔） 48

facsimile（FAX）（電送複写機） 252

failure（失敗）　125

fall（秋）　119

false doctor〔にせ(偽)医者〕　218

false nurse〔にせ(偽)看護師〕　218

false teeth（義歯）　66

Famicom（家族会話）　252

family（家族）　50

fanatic（狂信）　72

fast（断食）　185

fatigue（疲労）　251

Fe（鉄）　201

fear（恐怖）　72

feeling（感情）　60

female（女性）　144

female doctor（female anesthesiologist）〔女医(女性麻酔科医)〕　138

female high school student（女子高校生）　143

fetal distress（胎児仮死）　181

fifty per cent（50%）　100

fill（満たす）　284

five per cent（5%）　103

flail chest（動揺胸）　208

floppy disk（軟性盤）　258

floppy infant（脱力乳児）　258

fool（馬鹿）　235

forceps（鉗子，摂子）　60, 167

forehead（額）　244

four seasons（四季）　119

fowl（鶏）　221

fracture（骨折）　101

fresh frozen plasma（FFP）（新鮮凍結血漿）　150

freshman（新人）　258

frozen shoulder（四十肩）　122

fruit（果物）　79

full-stomach（危険的充満胃）　257

fulminant gonorrhea（劇淋）　85

funeral（葬式）　172

funnel chest（漏斗胸）　308

G

gallstone（胆石）　186

gastrectomy（胃切除術）　19

gastric juice（胃液）　10

gastric tube（胃管）　13

gastrointestinal tract（GI tract）（胃消化管）　17

gastroscopy（胃内視鏡）　22

gene（遺伝子）　21

gene-chi（遺伝子っち）　21

general anesthesia（全身麻酔）　168

geriatric anesthesia（高齢者麻酔）　98

geroanesthesia（高齢者麻酔）　98

get up early（早起き）　241

gigantism（巨人症）　73

go to bed early（早寝）　241

god（神）　53

godfather/godmother（名祖）　216

gold（金）　74

golden week（黄金週間）　104

golf（十八穴球）　104

gourmet［フランス］（食通）　81

gout（痛風）　196

graduation examination（卒業試験）　174

graft-versus-host disease（GVHD）（移植片対宿主病）　18

graph（図表）　81

groin（鼠径部）　173

guarantee period（保証期間）　266

guideline（ガイドライン）　47

gum(s)（歯ぐき）　236

gut（腸）　193

guts（気力）　74

H

haiku（俳句）　233

hair（髪）　53

halothane（肝炎有名的麻酔薬）　242

hand（手）　197

hand surgeon（手の外科医）　201

happiness（幸福）　97

happy morning（幸せな朝）　117

hard disc（硬円盤）　239

head nurse（師長）　123

headache（頭痛）　159

healing（治癒）　188

healing power（治癒力）　192

health（健康）　90

health insurance card（健康保険証）　92

health-conscious disease（健康志向病）　90

hearing（聴力）　195

heart（心臓）　150

heart failure（心不全）　156

heart transplantation（心臓移植）　152

Helicobacter pylori（ピロリ菌）　251

hematemesis（吐血）　209

hemodialysis（血液透析）　88

hemodilution（血液希釈）　88

hemophilia（血友病）　90

hemophobia（血敵病）　89

hemorrhage（出血）　132

hemorrhagic shock（出血性ショック）　133

hemorrhoid（痔）　116

hemostasis（止血）　120

hepatectomy（肝切除術）　61

hepatic failure（肝不全）　62

herb medicine（漢方薬）　63

hernia（異常脱出）　263

herpes zoster（帯状疱疹）　182

Hiari-hatto incident（ヒヤリハット）　242

Hibiscrub（桃色消毒薬）　246

hiccough（吃逆）　127

hiccup（吃逆）　127

high school student（高校生）　49

high tax payer（高額納税者）

93

high-dose fentanyl anesthesia
（大量非経口阿片剤的鎮痛
剤麻酔） 183

hobby（趣味） 137

holiday（休暇） 68

hope（希望，期待） 67

horror movie（恐怖映画） 267

hospital（病院） 249

hotel（鉄筋旅籠） 266

house officer（研修医） 92

human（霊長類現生人類） 244

human being（人間） 221

human experimentation（人体
実験） 153

human immunodeficiency virus
（HIV）（ヒト免疫不全ウイ
ルス） 245

hungover（二日酔い） 256

husband（夫） 38

hyperbaric oxygen therapy
room（高圧酸素室） 93

hypertension（高血圧） 94

hypoxemia（低酸素血症） 200

hypoxia（低酸素症） 200

I

ICU（International Christian
University, invasive care
unit） 2

ICU syndrome（ICU 症候群）
3

ileus（腸閉塞症） 25

illness（病気） 250

immune system（免疫系） 290

immunity（免疫） 289

immunosuppressant（免疫抑制
剤） 290

incapable（無能） 288

incision（執刀） 125

incontinence（失禁） 124

increased intracranial pressure
（IICP）（頭蓋内圧亢進）
158

incurable illness（不治の病）
256

index finger（人差し指） 245

inertia（慣性） 61

infant（乳児） 220

infertility（不妊症） 257

informed consent（情報相互交
換後受諾） 27

infusion therapy（輸液療法）
299

injection（注射） 189

innocence（無心） 287

insomnia（不眠症） 257

instinct（本能） 268

intelligence quotient（IQ）（知能
指数） 188

intensive care unit（ICU）（集中
治療室） 129

intensivist（集中治療医） 129

internal jugular vein（内頸静脈）
216

internal mammary artery
（IMA）（内胸動脈） 216

international conference（国際
学会） 100

Internet（霞網）　26

intestinal obstruction（腸閉塞症）　25

intestine（腸）　193

intoxication（中毒）　191

intranet（地引き網）　26

intraoperative awareness（術中覚醒）　136

intraoperative death（術中死）　137

intravenous hyperalimentation（IVH）（高カロリー輸液）　93

intravenous infusion（点滴）　202

iron（鉄）　201

irony（皮肉）　245

itacholamine（イタコラミン）　19

J

jaundice（黄疸）　36

jet lag（時差ぼけ）　122

joint（関節）　61

journal（雑誌）　112

junior high school student（中学生）　49

K

karaoke（幻楽団）　56

karoshi（過労死）　57

Kawasaki's disease（syndrome）（川崎病）　57

kidney（腎臓）　151

killer technique（必殺技）　244

kissing ulcer（接吻潰瘍）　167

kiss-mark（強力陰圧的内出血）　66

knee（膝）　243

knife（外科用包丁）　289

knowledge（知識）　188

L

labour（出産）　135

lack of common sense（非常識）　244

lacrimal gland（涙腺）　307

lactated Ringer's solution（乳酸リンゲル液）　220

laparoscopic cholecystectomy（腹腔鏡下胆嚢摘出術）　253

laparoscopic surgery（腹腔鏡手術）　254

laparotomy（開腹）　48

large intestine（大腸）　182

laryngoscope（喉頭鏡）　97

Laryngoscopism（喉頭教）　96

LASER（眼毒的破壊光線）　307

laser pointer（赤色閃光照準器）　308

Lasix（超有名的利尿薬）　301

late（遅刻）　187

laugh（笑い）　310

laughing gas（N_2O）（笑気，亜酸化窒素）　139

learning（学習）　49

length（長さ）　216

lesson（授業）　130

lie（嘘）　27

life（一生，生命）　20, 165

lifetime（一生，生命）　20, 165

lightning（稲妻）　22

liposuction（脂肪吸引術）　126

little finger（小指）　104

liver（肝臓）　61

liver cirrhosis（肝硬変）　59

long-stay student（留年生）　305

loss of appetite（食欲不振）　143

loss of consciousness（LOC）（意識喪失）　15

love（愛）　2

lover（愛人）　3

lucky！（運だ）　312

lunch（昼食）　190

lung（肺）　232

lung physiotherapy（肺理学療法）　235

lung transplantation（肺移植）　232

M

Mac shoulder（Mac 肩）　281

Magensonde［ドイツ］（独英複合胃管）　274

Magen-tube（独英複合胃管）　274

makeup（化粧）　85

male（男性）　186

malignancy（癌）　57

malignant hyperthermia（悪性高熱症）　4

malpractice suit（医療訴訟）　23

man（男性）　186

man and wife（夫婦）　253

manic（躁病）　173

manual（取扱説明書）　282

marriage（結婚）　89

married couple（夫婦）　253

mass communication（迎合的噂流布機関）　281

massive blood transfusion（大量輸血）　183

Master of surgery（手術の名人）　132

ME（medical entertainer）（多才人）　35

mean（平均値）　261

meat（肉）　217

mechanical ventilator（人工呼吸器）　148

medical book（医書）　17

medical book publisher（医学書出版社）　12

medical care（医療）　23

Medical Doctor（M. D.）（医学博士）　13

medical education（医学教育）　12

medical engineer（ME）（臨床工学技士）　306

medical journal（医学雑誌）　12

medical license（医師免許）　16

medical Miss（医療ミス）　25

medical student（医学部学生）
　13

medical tourism（医療観光）
　25

medicine（医学）　12

medicine（薬）　79

meeting（会議）　46

memory（記憶）　64

menstruation（月経）　89

metamorphosis（変態）　263

middle age（中年）　191

middle-age spread（中年太り）
　192

middle-aged man（中年男性）
　192

middle-aged woman（中年女性）
　191

midnight（深夜）　157

Ministry of Health and Welfare
　（厚生省）　95

misdiagnosis（誤診）　101

misprint（誤植）　100

mitochondria（糸粒体）　285

mitral stenosis（MS）（僧帽弁狭
　窄症）　173

modern medicine（近代医学）
　77

molester（痴漢）　187

money（金）　53

monitor（患者医師監視装置）
　292

monitoring（患者監視，人工数
　値発生器）　292

monomania（偏執者）　263

monster patient（怪物患者）
　293

moon（月）　197

morning（朝）　5

morphine（古典的鎮痛薬）　293

motorcycle（自動二輪）　290

motto（標語）　250

mouth（口）　79

moving（引越し）　244

multiple trauma（多発外傷）
　183

Mundtherapie［ドイツ］（口頭療
　法）　288

murder（殺人）　113

muscle（筋肉）　77

muscle relaxant（筋弛緩薬）
　76

musculus quadriceps femoris
　（大腿四頭筋）　182

music（音楽）　39

mycosis（真菌症）　147

myocardial infarction（MI）（心
　筋梗塞）　146

myocardial ischemia（心筋虚
　血）　146

myocardium（心筋）　146

myopia（近視）　76

N

N_2O（笑気，亜酸化窒素）　139

Na（塩中主成分）　216

narcotics（麻薬）　283

nasal discharge（鼻水）　241

nasal hair（鼻毛）　240

nasal mucosa（鼻粘膜） 246

National Medical Licensure Examination（医師国家試験） 15

natrium（塩中主成分） 216

natural intelligence（天然知能） 202

nausea（悪心） 37

nausée［フランス］（悪心） 37

navel（臍） 262

near-drowning（溺水） 201

near-sightness（近視） 76

necktie（帯短襷短） 224

necropsy（剖検） 264

neonate（新生児） 149

neoplasm（癌） 57

nerve block（神経ブロック） 147

neurosurgeon（脳外科医） 227

new drug（新薬） 157

newborn（新生児） 149

newspaper（新聞） 156

nightmare（悪夢） 5

nitric oxide（NO）（一酸化窒素） 20

nitrous oxide（N₂O）（笑気，亜酸化窒素） 139

nitrous oxide-oxygen-sevoflurane anesthesia（GOS 麻酔） 118

No visitors（面会謝絶） 290

noise（騒音） 170

noncardiac surgery（非心臓外科手術） 244

normal function（正常機能） 163

normal saline（生理食塩水） 166

normal value（正常値） 164

nose（鼻） 239

nosebleed（鼻血） 240

nosmania（疾病狂） 125

notebook（ノート） 260

notebook computer（縮小型高価一体型電脳） 228

nude（裸） 223

nurse（看護師） 59

nursing（育児） 14

O

obesity（肥満） 247

obstetric anesthesiologist（産科麻酔科医） 276

ochugen（中元） 189

oculus（目，眼） 288

old wives' remedy（民間療法） 286

olfaction（嗅覚） 68

oliguria（乏尿） 265

Olympic Games（五輪競技会） 39

on call（当直） 204

on diet（ダイエット中） 180

one-lung ventilation（一側肺換気） 20

open heart surgery（開心術） 47

operating room（手術室） 131

operating table（手術台） 132

operating theatre（手術室）
131

operation（手術） 130

ophthalmic surgery（眼科手術）
58

opportunistic infection（日和見
感染） 251

oral examination（口頭試問）
97

orchiectomy（除睾術） 143

order（指示） 122

organ（臓器） 170

organ transplantation（臓器移
植） 171

orthopedic surgeon（整形外科
医） 162

OSCE（objective structured
clinical examination）（お医
者さんごっこ） 37

OSSEE（ika no OSuSEE）（お寿
司屋さんごっこ） 37

otolaryngologist（耳鼻咽喉科
医） 126

ovary（卵巣） 302

overreaction（過剰反応） 50

oversleep（寝坊） 225

ovum（卵子） 301

oxygen（酸素） 114

oxygen saturation（酸素飽和度）
115

oxygenation（酸素化） 115

P

pacemaker（人工的心拍調整器）
261

packed red blood cells（PRBC）
（赤血球濃厚液） 167

pain（痛み） 19

pain score（疼痛評価点数）
261

pain sensation（痛覚） 196

painless childbirth（無痛分娩）
287

painless delivery（無痛分娩）
287

painless labor（無痛分娩） 287

pancreas（膵臓） 157

paper（論文） 309

parasite（寄生虫） 66

parathyroid gland（副甲状腺）
254

parent（親） 39

parking lot（駐車場） 190

parotid gland（耳下腺） 119

pass for the society meeting（学
会参加証） 50

patella（膝蓋骨） 124

pathologist（病理学者） 251

pathology（病理学） 251

patient（患者） 60

pay for writing（原稿料） 92

payday（給料日） 70

pediatric anesthesia（小児麻酔）
140

pediatric anesthesiologist（小児
麻酔科医） 276

pelvis（骨盤） 101

pencil（鉛筆） 260

penis（陰茎） 26

per rectum（P. R.）（経直腸的投
　　与）　83

percutaneous transluminal
　　coronary angioplasty
　　（PTCA）（経皮経管的冠動
　　脈形成術）　83

perfect anesthesia（完璧な麻
　　酔）　62

perfume（香水）　95

period（月経）　89

peripheral vascular disease（末
　　梢血管疾患）　282

persocom（個人的劣等感）　237

persona non grata（好ましから
　　ざる人物）　102

personal computer（PC）（個人
　　的電脳）　237, 238

pharmaceutical company（製薬
　　メーカー）　165

pharmacokinetics（薬物動態学）
　　298

photo（写真）　127

physician（医師，医者）　15, 16

Physician, heal thyself!（医者の
　　不養生）　17

physics（物理学）　256

physiology（生理学）　165

pig（豚）　256

pituitary gland（脳下垂体）
　　227

placebo（偽薬）　67

plastic surgeon（形成外科）　82

platelet（血小板）　89

pneumonectomy（肺全摘術）
　　234

pneumonia（肺炎）　232

pneumothorax（気胸）　66

pocketbell（小型連絡機）　265

Poiseuille's equation（ポワズイ
　　ユの法則）　268

poison（毒）　209

poisoning（中毒）　191

poliomyelitis（小児麻痺）　140

politician（政治家）　163

popular song（歌謡曲）　54

portal vein（門脈）　293

positive end-expiratory pressure
　　（終末呼気陽圧）　130

postgraduate student（大学院
　　生）　49

postoperative care（術後管理）
　　134

postoperative pain（術後痛）
　　134

postoperative visit（術後訪問）
　　134

postural change（体位変換）
　　180

practice guideline（診療ガイド
　　ライン）　157

precurarization（前古典的筋弛
　　緩薬化）　258

pregnancy（妊娠）　222

premedication（前投薬）　169

preoperative conference（術前
　　カンファレンス）　135

preoperative evaluation（術前評
　　価）　136

preoperative examination（術前
　　検査）　136

preoperative visit（術前訪問）
136

presentation at the society
meeting（学会発表） 51

president of the society meeting
（学会長） 51

president of the university（総
長） 173

pressure transducer（圧トラン
スデューサ） 5

Prevention of cruelty to animals
（動物愛護主義） 206

preventive injection（予防注射）
301

printer（電動謄写版） 257

prisoner（囚人） 128

professional（誇自己職） 259

professor（教授） 71

professor election（教授選） 71

professor emeritus（名誉教授）
289

Professor of Anesthesia（麻酔科
教授） 277

promotion（昇進） 139

prone position（腹臥位） 253

proof of courage（勇気のしる
し） 298

prophylactic injection（予防注
射） 301

prophylaxis（予防） 300

propofol（乳白色的静脈麻酔薬）
259

psychiatrist（精神科医） 164

psychological stress（精神的ス
トレス） 164

psychopath（変質者） 263

publisher（出版社） 137

pulmonary artery（肺動脈）
234

pulmonary artery catheter（肺
動脈カテーテル） 235

pulmonary artery occlusion
pressure（PAOP）(肺動脈
閉塞圧） 235

pulmonary edema（肺水腫）
234

pulmonary function test（肺機
能検査） 233

pulmonary infarction（肺梗塞）
234

pulmonary physiotherapy（肺理
学療法） 235

pulse oximeter（電気光的紫藍
発見器，動脈血液色判別器）
242

pumping（手動急速注入） 268

pupil（小学生） 49

pupil（瞳孔） 204

Q

quality of death（死の質） 126

quality of life（生活の質） 161

R

racism（人種差別） 149

rash（無謀） 288

reading（読書） 209

receipt of the society meeting

（学会参加証）　50

reception（懇親会）　105

reckless（無謀）　288

reference article（参考文献）　114

reference value（基準値）　164

reintubation（再挿管）　112

relationship between surgeon and anesthesiologist（外科医と麻酔科医の関係）　85

religion（宗教）　128

remake（再作成）　302

remote control（遠隔操作）　303

renal failure（腎不全）　156

request（無心）　287

resident（研修医）　92

respiration（呼吸）　99

respiratory arrest（呼吸停止）　99

respiratory failure（呼吸不全）　100

responsible translator（監訳）　63

result of medical examination（checkup）〔健康診断（定期検診）結果〕　91

retirement（引退）　26

retrograde amnesia（逆向性健忘）　68

reverse run（逆走）　67

rib（肋骨）　309

right-to-left shunt（右-左シャント）　283

Rikei female uniform（割烹着）　52

risa［スペイン］（笑い）　310

river（川）　57

robot anesthesia（ロボット麻酔）　309

robot surgery（ロボット手術）　309

ronin（浪人）　309

room service（部屋奉仕）　307

ruler（物差し）　293

rumor（噂）　29

S

sabotage［フランス］（木靴る）　113

safety standard（安全基準）　8

salary（給料）　70

saliva（唾液）　183

salve for stupidity（馬鹿につける薬）　236

Scheherazade（暴夜輔導改善師）　117

scrub nurse（手洗い看護師）　198

sea（海）　29

secret（秘密）　248

seed of headaches（頭痛の種）　159

selfishness（唯我独尊）　298

self-respect（自尊心）　122

sepsis（敗血症）　233

septic shock（敗血症性ショック）　234

service（奉仕）　265

sevoflurane（日本的普及型麻酔

薬）167

sexology（性科学）161

sexual desire（性欲）165

sexual harassment（性的嫌がら
せ）166

sexual pervert（変態）263

shame（恥）237

shaving（剃毛）200

Shinkansen（新幹線）146

shivering（身震い）126

shoe（靴）81

shoplifting（万引き）283

sick sinus syndrome（SSS）（洞
不全症候群）205

sickness（病気）250

sigh（溜息）184

signal（信号）147

significant difference（有意差）
298

silence（沈黙）196

silver（銀）75

silver seat（銀色優待席）145

single room apartment（独身者
専用住宅）312

S-K syndrome（S-K 症候群）
33

skin（皮膚）247

skin graft（植皮）143

skull（頭蓋骨）158

sky（空）174

sleep（睡眠，眠り）158, 226

sleep deprivation（睡眠不足）
158

sleepy（眠い）226

smallpox（天然痘）203

smart（頭脳明晰）159

smartphone〔スマートホン（ス
マホ）〕160

smell（嗅覚）68

smoking（喫煙）67

smoking cessation（禁煙）75

sneeze（嚏）79

snoring（鼾）23

SNS（social networking syn-
drome）32

SNS（social networking system）
33

Society for the Prevention of
Cruelty to Animals（SPCA）
（動物愛護協会）206

society meeting（学会）50

soda lime（変色的炭酸瓦斯吸収
剤）174

sodium（塩中主成分）216

software（軟製品）174

son（息子）287

space（宇宙）28

space-occupying lesion（SOL）
（空間占拠性病変）78

speak ill（悪口）312

specialist（専門医）169

species（種）128

specimen（標本）250

sperm（精子）163

spinal anesthesia（脊椎麻酔）
166

spine（脊椎）166

spontaneous respiration（自発
呼吸）126

spring（春）119

staccato［イタリア］(切音符)　159

stamina (体力)　183

standard deviation (SD)(標準偏差)　250

standard value (基準値)　164

STAP (stimulus-triggered acquisition of pluripotency) cell (STAP 細胞)　159

stationery (文房具)　260

statistics (統計学)　203

steal (盗み)　223

stellate ganglion block (SGB)(星状神経節ブロック)　163

stethoscope (聴診器)　194

stethoscopy (聴診法)　195

stomach (胃)　9

stonology (石占)　15

stress (精神的身体的負担)　159

student (学生)　49

study abroad (海外留学, 留学)　46, 304

stylet (可塑的金属棒)　158

suction (吸引)　68

sudden death (突然死)　210

sue (訴訟)　174

suicide (自殺)　122

summer (夏)　119

summer gift (中元)　189

sunburn (日焼け)　248

Sunday (日曜日)　218

sunglasses (色眼鏡)　114

suntan (日焼け)　248

superior mesenteric artery occlusion (上腸間膜動脈閉塞)　140

supervising nurse (師長)　123

supper (夕食)　299

surgeon (外科医)　84

surgery (手術)　130

surgical robot (手術支援ロボット)　131

swan (白鳥)　236

sweat (汗)　5

swine (豚)　256

symposium (饗宴)　156

syncope (失神)　125

syringe (注射器)　190

syringe-pump (薬物注入器)　145

systemic vascular resistance (SVR)(体血管抵抗)　181

T

tabacco (煙草)　183

tachycardia (頻脈)　252

taciturnity (無口)　287

tadpole (御玉杓子)　38

tail (尾)　36

tanka (短歌)　184

target (目標)　290

taste (味覚)　283

tattoo (刺青, 入れ墨)　25

tax (税金)　162

T-bandage (T 字帯)　200

T-binder (T 字帯)　200

teacher (教師)　71

tear (涙)　217

telephone（電話）　203

tell a lie（嘘をつく）　28

tension（緊張）　77

testicle（睾丸）　94

testis（精巣）　165

textbook（教科書）　70

the aged（高齢者，老人）　98,
　　308

the elderly（老人）　308

the first cry of a newborn baby
　　（産声）　28

the first daughter（長女）　193

the first son（長男）　195

the fixed property tax（固定資
　　産税）　102

the triplets' souls（三つ子の魂）
　　285

therapy（治療）　195

thiopental（黄色超短時間作用
　　性睡眠薬）　187

This Baldy（この禿）　102

thoracotomy（開胸）　46

thumb〔親指（母指）〕　39

thunder（雷）　54

thymus（胸腺）　72

thyroid（甲状腺）　95

thyroid cartilage（甲状軟骨）
　　95

thyroid gland（甲状腺）　95

tibia（脛骨）　82

Tokyo（東京）　203

tongue（舌）　123

tooth（歯）　232

toothache（歯痛）　124

total gastrectomy（胃全摘術）
　　19

total hysterectomy（子宮全摘
　　術）　120

total intravenous anesthesia
　　（TIVA）〔（完）全静脈麻酔〕
　　61

total parenteral nutrition（TPN）
　　（完全静脈栄養，高カロリ
　　ー輸液）　61, 93

total spinal anesthesia〔全脊椎
　　麻酔（全脊麻）〕　168

town physician（町医者）　281

toy（玩具）　58

tracheostomy（気管切開）　64

trachoma（盲目的虎晶眉）　210

traditional Japanese cooking
　　smock（割烹着）　52

traffic congestion（交通渋滞）
　　96

translation（翻訳）　268

trauma（外傷）　47

trimethaphan（瞳孔散大的低血
　　圧薬）　211

truth（真実）　149

truth telling〔告知（癌の）〕　100

tuberculosis（TB）（結核）　88

Tuohy needle（トゥーイー針）
　　203

turn over in one's sleep（寝返
　　り）　223

typo（誤植）　100

tyrannicalness（横暴）　37

U

ultimate purpose of the society meeting（学会の終局的目的） 51

ultrasound-guided nerve block（超音波ガイド下神経ブロック） 193

umbilicus（臍） 262

under fluoroscopy（透視下） 204

unhappiness（不幸） 255

unhappy night（不幸な晩） 255

unicellular organism（単細胞） 185

United Kingdom of Great Britain and Northern Ireland（英吉利） 14

University of the Ryukyus（琉球大学） 305

urine（小便，尿） 141, 220

uterus（子宮） 119

uvula（口蓋垂） 93

V

vacation（休暇） 68

vagus nerve（迷走神経） 288

vaporizer（気化器） 64

varicella（水痘） 158

variola（天然痘） 203

vascular graft（血管グラフト） 88

vascular surgeon（血管外科医） 89

vasectomy（精管結紮術） 161

vein（静脈） 141

ventilation/perfusion ratio（換気/血流比） 58

ventricular fibrillation（Vf）（心室細動） 149

vertebra（椎骨） 196

veterinary medicine（獣医学部） 128

violence（暴力） 265

vital capacity（VC）（肺活量） 232

vitreous body（硝子体） 139

vomiting（嘔吐） 36

W

warm heart surgery（暖心手術） 27

watch（時計） 209

water（水） 284

water closet（WC）（水洗便所） 157

weight（重さ） 38

Well people have much illness. Three illness are in good health.（三病息災） 115

what I want（欲しいもの） 266

white blood cell（WBC）（白血球） 239

white coat（白衣） 236

white shirt（Y襦袢） 310

wife（妻） 197

Windows 95（窓達 95） 27

wink（瞬き） 282

winter（冬）　119

withdrawal symptoms（禁断症状）　77

Wolff-Parkinson-White syndrome（WPW 症候群）　184

woman（女性）　144

word processor（自動漢字変換清書機）　310

words of thanks to the editor（編集者への謝辞）　263

working hours（勤務時間）　77

X・Y

X-ray audio（肋骨レコード）　269

yawn（欠伸）　4

yuru-chara（ゆるキャラ）　300

悪魔のささやき医学辞典 新訂増補版　定価：本体 2,000 円＋税

2019 年 5 月 30 日発行　第 1 版第 1 刷 ©

編集者　稲田　英一
　　　　LiSA 編集部

発行者　株式会社 メディカル・サイエンス・インターナショナル

　　　　代表取締役　金子　浩平

　　　　東京都文京区本郷 1-28-36

　　　　郵便番号 113-0033　電話 (03) 5804-6050

印刷：双文社印刷／装丁：トライアンス／イラスト：森山寿史

ISBN 978-4-8157-0163-5　C3047

本書の複製権・翻訳権・上映権・譲渡権・貸与権・公衆送信権 (送信可能化権を含む) は，(株) メディカル・サイエンス・インターナショナルが保有します。本書を無断で複製する行為 (複写，スキャン，デジタルデータ化など) は，「私的使用のための複製」など著作権法上の限られた例外を除き禁じられています。大学，病院，診療所，企業などにおいて，業務上使用する目的 (診療，研究活動を含む) で上記の行為を行うことは，その使用範囲が内部的であっても，私的使用には該当せず，違法です。また私的使用に該当する場合であっても，代行業者等の第三者に依頼して上記の行為を行うことは違法となります。

JCOPY 〈出版者著作権管理機構 委託出版物〉

本書の無断複製は著作権法上での例外を除き禁じられています。複製される場合は，そのつど事前に，出版者著作権管理機構 (電話 03-5244-5088，FAX 03-5244-5089，info@jcopy.or.jp) の許諾を得てください。